中国医学百家

心脏能量代谢临床进展

主编　邢艳秋

上海科学技术文献出版社
Shanghai Scientific and Technological Literature Press

图书在版编目（CIP）数据

中国医学百家·心脏能量代谢临床进展 / 邢艳秋主
编 . -- 上海：上海科学技术文献出版社，2023
　ISBN 978-7-5439-8918-4

　Ⅰ . ①中… Ⅱ . ①邢… Ⅲ . ①心脏—能量代谢—研究
Ⅳ . ① R331.3

　中国国家版本馆 CIP 数据核字（2023）第 158878 号

策划编辑：张　树
责任编辑：应丽春
封面设计：李　楠

中国医学百家·心脏能量代谢临床进展
ZHONGGUO YIXUE BAIJIA·XINZANG NENGLIANG DAIXIE LINCHUANG JINZHAN
主　　编：邢艳秋
出版发行：上海科学技术文献出版社
地　　址：上海市长乐路 746 号
邮政编码：200040
经　　销：全国新华书店
印　　刷：廊坊市海涛印刷有限公司
开　　本：787mm×1092mm　1/16
印　　张：14.25
版　　次：2023 年 9 月第 1 版　2023 年 9 月第 1 次印刷
书　　号：ISBN 978-7-5439-8918-4
定　　价：188.00 元
http://www.sstlp.com

《心脏能量代谢临床进展》
编委会

主　编

邢艳秋　山东大学齐鲁医院

副主编

（按姓氏笔画排序）

丁文静　山东大学齐鲁医院

马丽曼　济南市第三人民医院

王志浩　山东大学齐鲁医院

刘聪聪　山东省警官总医院

闫　荣　山东大学齐鲁医院

孙　燕　山东大学齐鲁医院

李雪辉　山东大学齐鲁医院

杨雪纯　山东大学齐鲁医院

宋一平　山东大学齐鲁医院

张　珍　山东大学齐鲁医院

张　霞　日照市中心医院

张会珍　济南市第一人民医院

凌明英　山东大学齐鲁医院

唐聪敏　山东大学齐鲁医院

章　萌　山东大学齐鲁医院

编 委

邢艳秋，主任医师，博士研究生导师，山东大学齐鲁医院保健科（老年医学科）副主任、老年心血管三病区主任。近 30 年来一直从事心血管疾病的基础及临床研究，尤其是能量代谢调节的研究。近年来已经建立了能量代谢研究团队，并利用获得的国家自然基金（面上项目 2 项）、山东省科技厅（6 项）各类项目和教育部留学回国人员科研启动基金资助，致力于改善能量代谢的机制、能量代谢与衰老、能量代谢与干细胞等领域的研究，相关研究结果在 *Circulation*、*Journal of Biological Chemistry* 等中英文专业杂志上发表论文 100 余篇，其中 SCI 收录论文 30 余篇。作为主 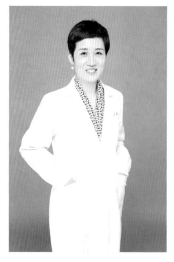 要参与者获得国家科技进步二等奖 1 项，山东省科技进步一等奖 1 项，作为首位获得山东省科技进步三等奖 1 项，在美国心脏病年会、亚洲衰弱与肌少症年会上多次发言，获得山东省卫生系统中青年优秀科技人才（1020）称号。同时也在国内率先举办了数次区域性的能量代谢论坛，具有一定的学术影响力。2019 年筹备成立了山东省医学会干细胞临床研究与应用分会，担任主任委员。

改善心肌代谢和能量供应的药物是目前心血管疾病药物治疗的有利补充和优化治疗的有效选择，合理使用可更好地缓解患者症状，改善患者预后。科学家很早就意识到能量代谢在心力衰竭、缺血性心脏病、肥厚型心肌病等多种心脏疾病中的重要作用，不仅因为心脏是机体能量需求最多的器官，而且有越来越多的研究证实，心肌代谢和能量供应参与了多种心血管疾病的病理过程。能量代谢障碍可作为某些疾病的原因，也可作为疾病的继发后果。近年来，心肌代谢和能量供应生理 / 病理过程的多个中间环节成为预防和治疗心力衰竭、缺血性心脏病等疾病的潜在靶点。用于改善心肌代谢和能量供应的药物，如曲美他嗪、磷酸肌酸、辅酶 Q_{10}、左卡尼汀等通过改变底物的利用、改善线粒体电子传递链的功能、增加能量从线粒体到细胞质的运输等环节，起到优化心血管疾病治疗，改善某些疾病的症状及预后的效果。

本书从心肌能量代谢的生理和病理机制入手，结合国内外指南和研究进展，将改善能量代谢的药物依据作用机制分类，详细总结了各类药物的药理作用及临床研究进展，为增进广大临床医护人员对心脏能量代谢过程及改善能量代谢药物的理解，促进合理、规范的用药起到推动作用；同时，也为心血管基础研究和临床研究的学者提供思路和依据，助力探索心脏代谢诊疗新方法，寻找改善心肌代谢的新靶点和新药物。

本书适用于各级从事心血管相关专业的医师、药师、研究生、护士、非心血管专业的内科医师，是一本实用性极强的临床应用和基础研究指导用书。

张运

序言专家简介

张运，中国工程院院士、中国医学科学院学部委员、FACC、Honorary FASE、FESC、山东大学终身教授。主要研究方向是动脉粥样硬化，承担国家"863"重大项目课题、国家"973"项目课题、国家"十一五""十二五"科技支撑计划、国自然基金创新研究群体基金、国自然重点项目等 30 余项国家和省部级科研课题，迄今发表 SCI 收录论文 500 余篇，H 指数 61。主编专著 13 部，参编专著

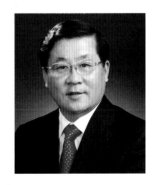

33 部。被引用 6000 余次，八次入选"中国高被引学者"。获国家自然科学二等奖 1 项、国家级科技进步二等奖 1 项、三等奖 3 项，何梁何利基金科学与技术进步奖 1 项、山东省科学技术最高奖 1 项、其他省部级奖励 40 余项。

　　心脏是一个高动力、高耗能器官，正常成年人心脏每日收缩约 10 万次，泵出血液的过程需要消耗大量的能量。心肌细胞通过能量代谢过程，将储存在脂肪酸或葡萄糖中的化学物质转化为机械能，以维持正常功能，充足的能量供应是维持心脏结构和功能正常的基础。因此，各种心脏或者心外因素引起的心脏能量代谢的异常，均会直接影响心脏的结构和功能。由于能量代谢的重要性，人类对于代谢的研究由来已久，也研制出了各种调节心脏能量代谢的药物，在冠心病、心力衰竭等常见的心血管疾病治疗中发挥了显著的作用。

　　笔者自 2002 年底来到位于波士顿 longwood Ave 上的哈佛医学院 Joanne lngwall 教授的团队，跟随田蓉教授做博士后研究，开始接触心脏能量代谢研究，第一次接触心脏核磁共振波谱技术，应用 Langendorff 灌注小鼠心脏模型，研究 AMPK 在心脏能量代谢中的作用机制。并在随后的几年里，陆续发表了心脏能量代谢有关的论文。2003 年回国后，继续关注心脏能量代谢的研究进展，带领团队做了一些能量代谢药物对心脏结构和功能影响的机制研究。

　　在此书中，我们汇总了国内外关于心脏能量代谢药物的进展，也包含我们团队的一些研究结果。以期为从事心血管专业的临床医师、药师及相关医务人员提供参考。全书共分六章，第一章讲述了心脏能量代谢基础，第二章讲述了心脏疾病与能量代谢障碍，第三章讲述了心肌能量代谢治疗药物，第四章讲述了其他药物，第五章讲述了能量代谢与衰老，第六章讲述了干细胞的能量代谢特点及调节。

　　本书主要面向从事心血管专业的医师、药师、非心血管专业医师、护士，亦可作为临床药学专业本科生、研究生的教学参考书。

　　本书的顺利结稿与出版离不开编委会各位专家的鼎力支持，我们在此表示衷心感谢。由于时间紧张，以及我们的编写经验有限，本书从结构和内容上仍不可避免地存在欠缺之处。敬请广大读者不吝赐教，给予斧正。

2023 年 5 月

目 录

第一章

心脏能量代谢基础

众所周知，人类与其他生物体一样，通过新陈代谢与外界不断地进行物质和能量交换来维持生命的基本活动。新陈代谢是生命最基本的特征之一，其包括物质代谢和能量代谢两个方面。机体通过物质代谢，从外界摄取营养物质，同时经过体内分解吸收将其中蕴藏的化学能释放出来转化为组织和细胞可以利用的能量，人体利用这些能量来维持生命活动。通常将在物质代谢过程中所伴随的能量的释放、转移、贮存和利用称为能量代谢（energy metabolism）。

机体从外界摄取的营养物质经消化吸收，初步分解为碳水化合物、脂肪、蛋白质、微量元素、水及维生素等，其中碳水化合物、脂肪和蛋白质是机体的主要能源，也称为能量代谢的底物；能量底物氧化产生能量的过程称为能量消耗或能量释放（energy expenditure）。机体各种能源物质在体内氧化时所释放的能量，有50%以上迅速转化成为热能的形式，主要用于维持机体的体温。其余不足50%的能量是可以用于做功的"自由能"。这部分自由能主要的生成部位是组织器官，而自由能的载体是三磷腺苷（adenosine triphosphate，ATP），能量贮存于ATP的高能磷酸键中。在机体能量转化的过程中，ATP既是一种重要的贮能物质，又是直接供能的物质。机体的组织细胞进行各种功能活动时，能量的直接来源是ATP中的贮备能。除ATP外，体内还有另一种含有高能磷酸键的贮能化合物，即磷酸肌酸（creatine phosphate，CP）。当体内物质分解生成的能量增多，细胞内的ATP浓度升高时，ATP会将高能磷酸键转移给肌酸，生成CP。将能量贮存起来；反之，当组织细胞耗能增加，ATP浓度降低时，又将贮存的能量转移给二磷腺苷（adenosine diphosphate，ADP），生成新的ATP。因此，CP常被看作是ATP的贮存库。从能量代谢的整个过程来看，ATP的合成与分解是体内能量转换和利用的关键环节。

能量代谢的主要特征是能量需求和供应源于能量的消耗。总能量平衡时，能量产生和能量消耗达到平衡，人体处在一个稳定的状态。能量平衡是一种动态平衡，比如在运动时，人体需要的能量增加，机体必须通过增加代谢底物的氧化来增加能量的供应以达到新的能量代谢平衡；如果能量代谢底物供应减少，如冠心病导致的心肌缺血时，能量产生减少，不足以满足正常心脏能量的需要，则会导致能量代谢的不平衡并导致心绞痛等症状的出现，同时长期的心脏能量代谢障碍还可导致心肌结构及功能的改变，表现为心室重构、心肌顿抑和心肌冬眠。

心肌能量代谢治疗指的是在不改变心率、血压和冠状动脉血流的情况下，改善心肌细胞能量代谢过程，使心肌细胞获得更多能量物质，保持细胞功能和完整性的治疗方法；可促进人体自身产生更多的能源，消除代谢产物的不良影响，改善心脏病患者的症状及预后。人们早在 20 世纪 20 年代就开启了心肌能量代谢探索的历程，目前常用的心肌能量代谢药物有左卡尼汀、曲美他嗪、辅酶 Q_{10}、1，6- 二磷酸果糖以及磷酸肌酸等。

"Metabolism"（代谢）是希腊语，在古希腊文学中就有提及，意思是从一种形式变化到另一种形式。虽然很难将古希腊文字与心脏代谢联系起来，但是关于心脏功能的第一个观点和概念确实出现在 2500 年前的希腊哲学手稿中，并且据记载，Aristotle 也曾说过，心脏负责产生热量，而热量是生命所必需的。

新陈代谢这一概念的准确解释可以追溯到 Ibn al-Nafis（1213-1288），他记载："身体和它的各部分都处于一个分解和营养的连续状态，所以他们不可避免地经历着持续的改变"。Santorio 于 1614 年出版了 *Art de static medicina*，在书中他描述了人类第一个新陈代谢的实验研究，他发现摄入的大多数食物都通过"无知觉的汗水"丢失了。

人类能量代谢研究的第一个里程碑是氧气的发现。Carl Wilhelm Scheele（1742-1786）于 1772 年首次发现了氧气。他观察到炽热的二氧化锰会产生一种气体，他称之为"火空气"。他在 1777 年出版的第一本著作 *A Chemical Treatise on Air and Fire* 中记载了他的发现。他们的研究为认识新陈代谢打开了大门。

新陈代谢和能量代谢研究的第二个里程碑是 Julius Robert von Mayer（1814-1878）和 Hermann von Helmholtz（1821-1894）提出的能量守恒的理论，现在被称为热力学第一定律的最初版本之一。

细胞呼吸链的三个步骤的发现，为心脏代谢和细胞代谢研究了打开了一个新的篇章。Hans（1850-1920）和 Eduard Buchner（1860-1917）于 1897 年发现了糖酵解过程。呼吸链的第二步是 1937 年由 Hans.Krebs（1900-1988，诺贝尔奖，1953 年）发现并命名的，也被称为"三羧酸循环"或者"柠檬酸循环"。三磷腺苷（ATP）是由 Karl Lohmann（1898-1978）在 1929 年发现的。1937 年，Herman Kalckar（1928-1991）将 ATP 和 ATP 合酶与细胞呼吸链联系起来。美国学者 Fritz Lipmann（1899-1986）证实了 ATP 是细胞内化学能量的主要载体。将近 20 年后的 1961 年，Peter

Mitchell（1920-1992；诺贝尔化学奖，1978）提出了ATP合成的化学渗透假说，奠定了氧化磷酸化研究的基础。以上这些研究发现为能量和新陈代谢领域的进一步研究开辟了道路。

心脏能量代谢研究中一个非常重要的贡献是离体器官灌注技术的建立和应用，由Carl Friedrich Wilhelm Ludwig（1816-1895）在19世纪60年代最先开始应用。Oskar Langendorff（1853-1908）以对离体心脏的灌注实验而闻名，以他的名字命名的"Langendorff"心脏离体灌注模型仍然广泛应用于动物研究中。

Richard John Bing（1909-2010）被称为是心脏能量代谢之父。他构建了冠状窦置管，这种简单的技术为心肌代谢研究开辟了途径。同时，首先阐明脂肪酸在正常跳动心脏的优先供能位置。率先开展了充血性心力衰竭等疾病状态下心脏能量代谢变化。

Lionel Opie在1970年阐述了心脏促进糖酵解和抑制循环游离脂肪酸两种代谢途径的主要调控机制。加拿大Gary D.lopaschuk的团队的研究方向为心脏能量代谢的调控途径，尤其关注脂肪酸氧化和碳水化合物代谢的协同调控机制。

另外有Heinrich Taegtmeyer的团队，主要是关注心力衰竭的分子机制以及糖尿病和肥胖对心脏的影响。Daniel Kelly及其同事在肥胖、糖尿病、心血管疾病等疾病的心脏代谢及调节机制发表了大量关于心脏线粒体功能、代谢途径的分子机制、心脏疾病的分子发病机制等相关的论文。

哈佛医学院附属Brigham & Women's Hospital心内科Joanne A.Ingwall团队致力于心肌细胞ATP的生成及调控机制，她于2002年出版了*ATP and The Heart*一书，详细阐述了ATP在心脏的产生、利用、测量、调控等内容。她的团队包括两名PI，其中一位是来自中国的Rong Tian（田蓉）教授，目前是华盛顿大学实验室主任。

随着新的分子技术和其他高科技方法在心脏代谢研究中的迅速应用，心脏代谢研究进入了一个新时代。例如核磁共振（NMR）光谱学和气相色谱-质谱（GC-MS）可以检测广泛的生物化学代谢物，尤其使低分子的代谢物的检测成为可能。由于质谱与核磁共振相比具有较高的灵敏度，因此越来越多地作为评估代谢物的替代方法。

代谢组学是当代科学发现最快的领域之一。随着这一技术的快速发展，代谢组学会在心血管研究中得到更广泛的应用。目前代谢组学的应用主要有两大平台：液相色谱质谱和气相色谱质谱。GC-MS广泛应用于挥发性、非极性代谢物的分析。应用这种技术将会有助于发现新的代谢标志物，阐明小分子（小RNA）在代谢物中的作用机制，为临床诊断的治疗提供新的途径和依据。

心脏是人体的泵器官，每天跳动十万次，向全身输送血液6～8吨。心脏正常收缩和舒张功能的维持均依赖于心肌细胞产生的高能磷酸化合物供应能量。作为人体所有器官中对能量需求最高的器官，正常人的心脏每天消耗约50kg的ATP来维持心肌细胞的收缩、舒张和离子稳态。

虽然心脏对ATP的需求非常高，每天消耗的ATP大约是心脏本身重量的20倍，但心肌细胞内ATP的储备却非常低。如果心脏ATP的产生停止，储存的ATP只能维持大约12次的心跳。而在运动、缺血等应急情况下，心脏的能量需求还会进一步增加。由于心脏必须持续产生大量的ATP来维持肌肉收缩和离子稳态，因此，心脏这种对于能量的高度依赖性决定了：心脏能量生成的不足会直接导致心脏功能的异常，而心脏相关的各种疾病也都会伴随着心脏能量代谢的异常。

心脏有一个复杂而独特的能量代谢系统来满足心肌细胞的能量稳态，通常人为地把能量代谢的过程分成三个步骤：①底物的利用：心肌细胞能量代谢的底物主要是脂肪酸和碳水化合物（葡萄糖和乳酸），其次是体内代谢产物如氨基酸、丙酮酸及酮体等。所有这些底物都产生乙酰辅酶A（乙酰CoA），并进入三羧酸循环，在线粒体内产生ATP。在正常生理情况下，心肌细胞能量代谢主要底物来自游离脂肪酸，占60%～90%；另外10%～40%的能量代谢底物由葡萄糖、乳酸、酮体、氨基酸代谢提供。但是在应激、运动、缺血等情况下，葡萄糖作为能量代谢的底物所占比例大大增加；②线粒体内氧化磷酸化产生能量：底物利用环节产生的乙酰CoA，进入三羧酸循环，在氧气的存在下，通过呼吸链复合物转移电子势能，使ADP磷酸化生成ATP；③ATP的转运和利用：ATP分子量大，不能通过线粒体膜。ATP与肌酸在肌酸激酶的作用下形成磷酸肌酸和ADP，磷酸肌酸是比ATP小的分子，由线粒体弥散入肌原纤维，是细胞内能量储备的主要方式，在此磷酸肌酸通过肌酸激酶催化重新生成ATP。此过程也被称为肌酸激酶能量穿梭。

心脏能量代谢系统包括以下特征：①高度依赖有氧环境：大部分（约95%）的ATP产生来自线粒体的氧化磷酸化，其余的来自糖酵解。尽管线粒体的两种主要能量底物是脂肪酸和葡萄糖，但所有底物都产生乙酰CoA，进入三羧酸循环，在氧气存在下产生ATP。因此，心脏的能量代谢过程是高耗氧的反应，在缺血缺氧相对或者绝对的情况下，心脏能量产生会受到很大影响；②心脏能量代谢具有相当大的"代谢灵活性"：心肌细胞能量代谢的底物主要是脂肪酸和碳水化合物（葡萄糖和乳酸），但是也可以利用体内代谢产物如氨基酸、丙酮酸及酮体等产生乙酰辅酶，并进入三羧酸循环产生ATP。在应激、运动、缺血等情况下，葡萄糖作为能量代谢的底物所占比例大大增加；③脂肪酸氧化和葡萄糖氧化之间存在相互反馈调节关系：脂肪酸氧化代谢可以抑制磷酸果糖激酶（PFK）活性、抑制丙酮酸脱氢酶（PDH）活性而减少葡萄糖分解代谢。血浆中葡萄糖或乳酸浓度增加，或者血胰岛素水平增加能够促进乙酰 CoA 的合成，进一步刺激丙二酰辅酶 A 的生成，抑制脂肪酸氧化代谢；④有实验研究证实，如果心脏生成相同量的 ATP，单用脂肪酸比单用葡萄糖作为底物心脏耗氧量大 17%。因此，有些改善心肌能量代谢的药物以此为靶点，通过增加葡萄糖代谢或者抑制脂肪酸代谢优化心肌能量代谢，从而改善心脏功能。

本章将分别讲述心脏的主要代谢底物葡萄糖、脂肪酸、氨基酸能量代谢的过程。

第一节　糖代谢

葡萄糖是人体三大主要营养物质之一的碳水化合物经肠道吸收进入细胞的主要形式，也是细胞能量来源的主要形式之一。葡萄糖的代谢在肥胖、糖尿病等常见代谢性疾病中是缺陷的。

血液中的葡萄糖经心肌细胞膜转运至细胞内后，首先经过糖酵解，转化为丙酮酸，再经过氧化磷酸化，最终生成二氧化碳和水。葡萄糖在心肌细胞内的代谢过程受到多种关键酶的调控，在转化成代谢终末产物二氧化碳和水之前，参与和经历各种不同的代谢途径，以适应心脏在饥饿、运动、应激、疾病等多种状态下对能量需求的变化。就 ATP 产生效率而言，在有氧的条件下，每一个葡萄糖分子氧化需要消耗 6 个氧分子，产生 32 个 ATP 分子，因此，葡萄糖的磷 / 氧（P/O）比为 2.58，使葡萄糖成为最有效的能量代谢底物；葡萄糖如果在无氧条件下转化为乳酸，则只有糖酵解环节生成的 2 个 ATP 分子（图 1-1）。

葡萄糖的代谢是从葡萄糖被心肌细胞摄取开始的。Locke 和 Rosenheim 在 1907 年首先研究了离体兔心脏模型中的心肌葡萄糖摄取。心肌细胞对葡萄糖的摄取是通过胰岛素非依赖性转运体（GLUT1）和胰岛素依赖性转运体（GLUT4）实现的，后者是心肌细胞摄取葡萄糖的主要形式。在胰岛素缺乏时，GLUT4 位于心肌细胞内的囊泡中，不能发挥转运作用。只有当胰岛素与细胞质膜上的相应受体结合后，才能启动促进 GLUT4 转位到质膜的信号转导通路，并促进葡萄糖转运到细胞内。心肌细胞内的葡萄糖主要的代谢途径包括：葡萄糖的无氧代谢、葡萄糖的有氧氧化、磷酸戊糖途径，也可以合成为糖原，以下分别介绍。

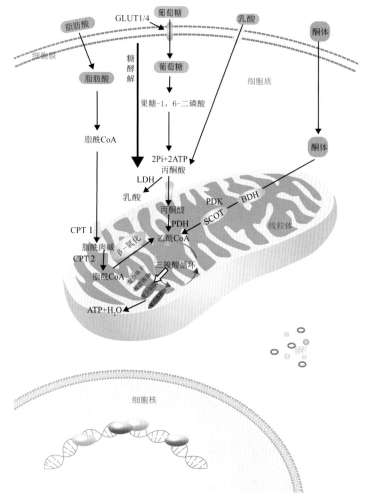

图1-1　葡萄糖的分解代谢

一、葡萄糖的无氧代谢

葡萄糖无氧代谢分为两大反应过程，均在细胞质中进行：第一反应过程是糖酵解过程，第二个反应过程为乳酸生成过程。其中糖酵解过程也是葡萄糖有氧氧化的第一个反应过程，是两个代谢通路的共同途径。

1. 糖酵解　过程通常被分为三个阶段：启动阶段、分解阶段、氧化还原—磷酸化阶段（图1-2）。

（1）启动阶段：葡萄糖在己糖激酶（hexokinase）作用下磷酸化生成葡糖-6-磷酸（glucose-6phosphate，G-6-P），此反应不可逆，催化此反应的己糖激酶是糖酵解过程中的第一个关键酶。这一步反应过程中，消耗了1分子ATP。

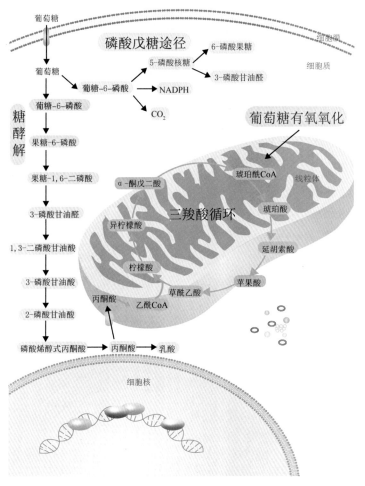

图1-2　糖酵解的代谢途径

葡糖 -6- 磷酸经磷酸己糖异构酶（phosphohexose isomerase）催化转变为果糖 -6- 磷酸，这一步为 Mg^{2+} 参与的可逆反应。

果糖 -6- 磷酸在磷酸果糖激酶 -1（phosphofructokinase-1，PFK-1）作用下转变为果糖 -1，6- 二磷酸（fructose-1，6-bisphosphate，F-1，6-BP），这一过程为 Mg^{2+} 参与的不可逆反应，为第二个限速步骤。这一步反应过程中，消耗了 1 分子 ATP。

（2）分解阶段：果糖 -1，6- 二磷酸由醛缩酶（aldolase）催化裂解成磷酸二羟丙酮和 3- 磷酸甘油醛，此步骤可逆。磷酸二羟丙酮与 3- 磷酸甘油醛在磷酸丙糖异构酶催化下可互相转变。但磷酸二羟丙酮还可转变为 α - 磷酸甘油，后者是联系葡萄糖代谢和脂肪代谢的重要枢纽物质。

（3）氧化还原 - 磷酸化阶段：3- 磷酸甘油醛由 3- 磷酸甘油醛脱氢酶催化，以

NAD^+ 为辅酶接受氢和电子，氧化为 1，3- 二磷酸甘油酸。

1，3- 二磷酸甘油酸在磷酸甘油酸激酶的催化下转变成 3- 磷酸甘油酸，这是糖酵解过程中第一次产生 ATP 的反应过程，该反应可逆。

3- 磷酸甘油酸在磷酸甘油酸酶变位酶的作用下转变为 2- 磷酸甘油酸，此反应也可逆，并且需要 Mg^{2+} 参与。

2- 磷酸甘油酸在烯醇化酶的催化下脱水生成磷酸烯醇式丙酮酸。

磷酸烯醇式丙酮酸在丙酮酸激酶的作用下发生底物水平磷酸化生成丙酮酸，这是糖酵解的最后一步反应，是需要 K^+ 和 Mg^{2+} 参与的不可逆反应，也是糖酵解过程中第二次底物水平磷酸化和第三个限速步骤。

在整个糖酵解反应中，1 分子葡萄糖最终转变成 2 分子丙酮酸，总共生成 4 分子 ATP，消耗 2 分子 ATP。

2. 丙酮酸被还原为乳酸　在无氧的条件下，丙酮酸被乳酸脱氢酶（lactate dehydrogenase，LDH）催化还原为乳酸，所需的氢原子由 $NADH+H^+$ 提供，重新释放 NAD^+ 继续参与糖酵解。

3. 糖酵解的调节　对糖酵解的流量调节取决于三个关键酶，分别是：己糖激酶（葡糖激酶）、磷酸果糖激酶 –1 和丙酮酸激酶，但三个酶的活性受到应激、运动和激素水平等状态的影响，如肾上腺素、胰岛素、胰高血糖素等可以直接或间接影响三个关键酶的活性。

糖无氧酵解时 1 分子葡萄糖转化为 2 分子乳酸，并生成 2 分子 ATP，因此 1mol 葡萄糖可生成 4mol ATP，扣除在葡萄糖和果糖 –6– 磷酸发生磷酸化时消耗的 2mol ATP，最终净得 2mol ATP。因为细胞内 pH 需要维持在接近中性才能保持细胞的结构和功能，因此，无氧酵解产生的乳酸过多时对心脏是有害的。

二、葡萄糖有氧酵解

葡萄糖有氧酵解也称为"葡萄糖有氧氧化"，是利用氧将葡萄糖彻底氧化成 CO_2 和 H_2O，并生成 ATP 的反应过程，也是葡萄糖分解代谢的主要方式。葡萄糖有氧氧化的过程一般分为三个阶段：①葡萄糖在细胞质中经糖酵解生成丙酮酸的过程；②丙酮酸进入线粒体内，经氧化脱羧生成乙酰 CoA 的过程；③乙酰 CoA 进入三羧酸循环（tricarboxylic acid cycle，TCA cycle），经一系列脱氢、氧化脱羧反应，并将转移的电子经线粒体中的电子传递链氧化生成 ATP。糖酵解为丙酮酸的过程在此不再赘述。

1. 乙酰 CoA 的生成　丙酮酸进入线粒体内，在丙酮酸脱氢酶复合体的作用下生成乙酰 CoA 的过程，此过程不可逆。受到两个产物乙酰 CoA 和 NADH 的反馈调节。如下式：

丙酮酸＋ NAD$^+$ ＋ HS–CoA →乙酰 CoA ＋ NADH ＋ H$^+$ ＋ CO$_2$

2. 三羧酸循环　又称为柠檬酸循环（citric acid cycle），是 Hans Adolf Krebs（英 1953 年获得诺贝尔生理学或医学奖）发现的，也命名为 Krebs 循环，是人体三大营养素（糖类、脂类、氨基酸）的最终代谢通路。它是一个由一系列酶促反应构成的循环反应系统，首先由乙酰 CoA 与草酰乙酸缩合生成含有 3 个羧基的柠檬酸，经过 4 次脱氢（3 分子 NADH ＋ H$^+$ 和 1 分子 FADH2），1 次底物水平磷酸化，最终生成 2 分子 CO$_2$，并且重新生成草酰乙酸的循环反应过程（图 1-3）。

三羧酸循环中底物是二碳单位乙酰 CoA，一个完整的循环产生 2 分子二氧化碳、一个 GTP、3 分子 NADH 和 1 分子 FADH2，最终 NADH 和 FADH2 被电子传递链氧化磷酸化生成 10 分子 ATP。因此，如果 1mol 葡萄糖彻底氧化成 CO$_2$ 和 H$_2$O，最终可净生成 32mol ATP。（如果进行 3 磷酸甘油穿梭，减少 2 分子 ATP，最终净产生 30ATP。）

总的反应为：

葡萄糖＋ 30/32ADP ＋ 30/32Pi ＋ 6O$_2$ → 30/32ATP ＋ 6O$_2$ ＋ 36H$_2$O

具体步骤：

（1）柠檬酸合成：在线粒体基质内，由柠檬酸合酶（citratesynthase）催化，草酰乙酸和乙酰 –CoA 合成柠檬酸，是三羧酸循环的重要调节点，ATP 是柠檬酸合酶最主要的变构抑制剂，AMP 可对抗 ATP 的抑制而起激活作用。

（2）异柠檬酸形成：柠檬酸在顺乌头酸酶催化下转变成异柠檬酸此反应可逆。

（3）第一次脱氢——异柠檬酸脱氢酶：在异柠檬酸脱氢酶作用下，异柠檬酸氧化脱羧生成 α–酮戊二酸（α–ketoglutarate），伴随 NADH 和 CO$_2$ 生成，需要镁离子作为激活剂。反应不可逆，是三羧酸循环中的限速步骤，ADP 是异柠檬酸脱氢酶的激活剂，而 ATP，NADH 是该酶的抑制剂。

（4）第二次脱氢—— α–酮戊二酸脱氢酶：在 α–酮戊二酸脱氢酶系催化下，α–酮戊二酸氧化脱羧生成琥珀酰 –CoA、NADH·H$^+$ 和 CO$_2$。α–酮戊二酸脱氢酶系由三个酶（α–酮戊二酸脱羧酶、硫辛酸琥珀酰基转移酶和二氢硫辛酸脱氢酶）和五个辅酶（tpp、硫辛酸、hscoa、NAD$^+$、FAD）组成。此反应是不可逆的。α–酮戊二酸脱氢酶复合体受 ATP、GTP、NADH 和琥珀酰 –CoA 抑制。

（5）底物磷酸化生成 ATP：琥珀酰 –CoA 在琥珀酸硫激酶（succinate thiokinase）的作用下，水解生成琥珀酸。

（6）第三次脱氢——琥珀酸脱氢酶：琥珀酸在琥珀酸脱氢酶（succinate dehydrogenase）催化下氧化成为延胡索酸。该酶结合在线粒体内膜上，丙二酸是琥珀酸的类似物，是琥珀酸脱氢酶强有力的竞争性抑制物。

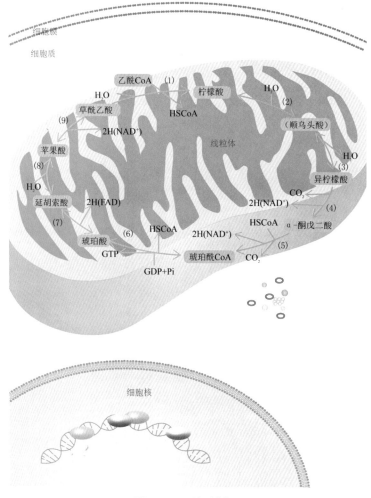

图1-3 三羧酸循环

（7）延胡索酸的水化：延胡索酸在延胡索酸酶催化下生成苹果酸。

（8）第四次脱氢——苹果酸脱氢酶（草酰乙酸再生）：苹果酸在苹果酸脱氢酶（malic dehydrogenase）作用下，苹果酸仲醇基脱氢氧化成羰基，生成草酰乙酸（oxalocetate），NAD$^+$是脱氢酶的辅酶，接受氢成为NADH·H$^+$。

在三羧酸循环中，每循环一次，最终结果为1个乙酰基通过两次脱羧而被消耗，产生的二氧化碳是机体中二氧化碳的主要来源。在该循环中，共有4次脱氢反应，脱下的氢原子则以NADH＋H$^+$和FADH2的形式进入呼吸链中，最后传递给氧生成水，并释放能量合成ATP。

三羧酸循环实际上是糖、脂、蛋白质等有机物在人体内末端氧化的共同途径。因为，首先该循环中的乙酰CoA不仅来自糖的分解，也可来自脂肪酸和氨基酸的分解代谢；其次，体内凡是能转变成三羧酸循环中任一种中间代谢物的物质也都能通过该循环而被氧化。另外，三羧酸循环也为一些物质的生物合成提供了前体分子。例如草酰乙酸是合成天冬氨酸的前体，而 α-酮戊二酸是合成谷氨酸的前体，某些氨基酸还可以通过该途径转化成葡萄糖。

三、有氧氧化的调节

三羧酸循环受到多种因素的调控，乙酰基团的供应是决定三羧酸循环速率的关键因素，无论是通过调节丙酮酸脱氢酶复合体（糖酵解产生的丙酮酸）（图 1-4），还是调节脂肪酸转运和 β 氧化，都会影响乙酰 CoA 的生成。

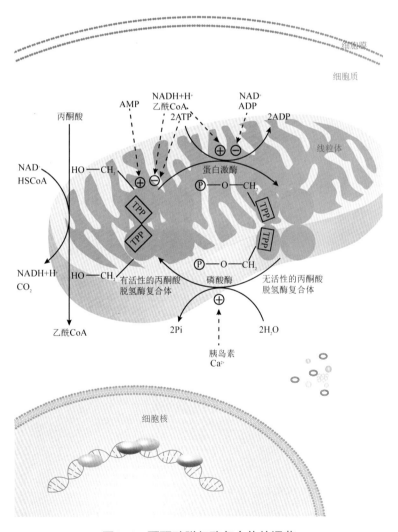

图1-4　丙酮酸脱氢酶复合体的调节

三羧酸循环中的主要限速酶包括：柠檬酸合成酶、异柠檬酸脱氢酶和 α - 酮戊二酸脱氢酶，这些限速酶的主要调节方式包括：①底物的别构激活作用；②产物的别构抑制作用；③能量状态的调节作用。其中异柠檬酸脱氢酶通常被认为是三羧酸循环的限速酶，被 ADP、AMP 激活，被 ATP 和 NADH 抑制。α - 酮戊二酸脱氢酶活性受到 ATP、NADH、GTP 的抑制，被组织中的 Ca^{2+} 激活。同时，酶之间存在相互作用，如柠檬酸抑制柠檬酸合成酶活性，而琥珀酰 -CoA 抑制 α - 酮戊二酸脱氢酶活性。细胞内有完整的调控系统保证机体能量供给。

四、葡萄糖代谢的其他途径

葡萄糖在细胞内还存在其他不产能的分解代谢途径，如磷酸戊糖途径（PPP）、单磷酸己糖旁路（HMS）、6- 磷酸葡萄糖酸途径（6-PP）。

磷酸戊糖途径：该途径使糖分子碳链一次降解一个碳原子，己糖通过两次氧化脱羧反应生成戊糖和 NADPH，然后经过一系列转化反应，将六分子的戊糖重排成五分子的己糖。通过氧化、基团转移两个阶段生成果糖 -6- 磷酸和 3- 磷酸甘油醛，从而返回糖酵解的代谢途径，该途径不产生 ATP，但可生成 NADPH 和磷酸核糖两种重要的产物。

五、糖原的合成与分解

摄入的糖类除满足供能外，大部分转变成脂肪（甘油三酯）储存于脂肪组织，另一小部分合成糖原。糖原作为葡萄糖储备的意义在于，当机体需要葡萄糖时可以迅速动用糖原以供急需，对维持血糖具有重要作用。

葡萄糖单位活化时，生成葡糖 -6- 磷酸需消耗 1 个 ATP，焦磷酸水解成 2 分子磷酸时又损失 1 个高能磷酸键，共消耗 2 个 ATP。糖原合酶催化反应时，生成 UDP 必须利用 ATP 重新生成 UTP，即 ATP 的高能磷酸键转移给了 UTP。综上所述，糖原分子每延长 1 个葡萄糖基，需消耗 2 个 ATP。

糖原分解是指糖原分解为葡糖 -1- 磷酸而被利用的过程。糖原首选解聚为葡萄糖单体，以葡糖 -1- 磷酸为主，肌糖原分解受能量状态和 Ca^{2+} 别构调节，一种调节机制有赖于细胞内的能量状态，AMP 使之激活，ATP、葡糖 -6- 磷酸则抑制其活性。当肌收缩时，ATP 被消耗，葡糖 -6- 磷酸水平降低，而 AMP 浓度升高，激活糖原磷酸化酶，加速糖原分解。静息状态下，肌细胞内 ATP 和葡糖 -6- 磷酸水平升高，抑制糖原磷酸化酶，利于糖原的合成。另外一种调节机制与肌收缩引起 Ca^{2+} 升高有关，神经冲动引起肌肉细胞内质网储存的 Ca^{2+} 释放入细胞质，Ca^{2+} 与磷酸化酶 b 激酶别构部位结合，进而催化磷酸化酶 b 磷酸化，促肌糖原分解，为肌肉收缩提供能量。

第二节　脂肪酸代谢

人体内的脂质包括两类物质，一类为甘油三脂，另一类为类脂，常见并重要的类脂有磷脂、胆固醇、糖脂、脂蛋白等，脂肪酸为甘油三脂、磷脂等的主要成分。游离脂肪酸是甘油三酯分解成的物质，当肌肉活动所需的肝糖耗尽脂肪组织会分解甘油三酯为游离脂肪酸来为机体供能。游离脂肪酸是正常心肌有氧情况下心脏供能的主要底物，占心脏供能的 60% ~ 90%。长链脂肪酸为其供能的主要部分。参与脂肪酸氧化过程的酶、底物、蛋白，以及某些激素、受体对脂肪酸氧化过程具有不同程度的调节作用。目前越来越多的研究开始关注脂肪酸代谢的受体、基因，以及转录水平的调节。

脂肪酸的结构通式为 $CH3（CH2）_nCOOH$，为脂肪、胆固醇酯和磷脂的重要组成成分。脂肪动员是血中游离脂肪酸的主要来源。

一、脂肪的动员

组织中游离脂肪酸的释放受多种激素控制，其中许多激素通过 G 蛋白耦联受体发挥作用。最强有力的脂肪酸释放介质是儿茶酚胺，它与 β - 肾上腺素能受体结合，激活刺激性 G 蛋白（Gs），促使环磷酸腺苷和蛋白激酶 a 活性增加。胰高血糖素、促肾上腺皮质激素、α - 黑素细胞刺激素和促甲状腺激素也通过 G 蛋白诱导脂解。腺苷通过与激活抑制性 G 蛋白（Gi）的受体结合抑制脂解。烟酸也抑制脂解，结合到 G 蛋白受体 GPR 109A，但这种相互作用并不介导这种维生素对脂质代谢的影响。胰岛素是一种主要的脂解抑制剂，激活胰岛素受体 - 信号级联并在许多步骤抑制脂解，其中一个步骤包括蛋白激酶 a 活性的降低。激素诱导脂肪分解的正常过程至少需要三种酶和两种辅助蛋白。储存的甘油三酯被代谢产生脂肪酸，脂肪酸通过三种具有不同底物特异性的不同脂肪酶的作用在血浆中循环。甘油三酯由脂肪甘油三酯脂肪酶（ATGL）与辅活化蛋白 CGI58 复合作用生成甘油二酯，而甘油二酯则由激素敏感脂肪酶作用生成单甘油酯。单甘油酯脂肪酶作用于单甘油酯产生甘油。脂滴蛋白调节这种脂解过程。游离脂肪酸在血浆中不能直接运输，通过与血浆清蛋白结合（每分子清蛋白结合 10 分子游离脂肪酸），被运送至心脏等摄取使用（图 1-5）。

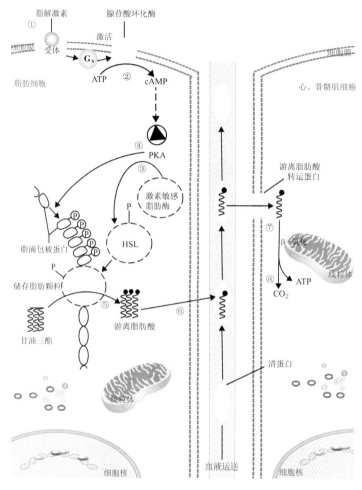

图1-5　脂肪动员

二、脂肪酸的分解氧化

脂肪酸的 β-氧化首先是由诺普提出，后来由达金的后续研究证实了这一点。脂肪酸通过被动扩散进入细胞内，β-氧化是脂肪酸氧化分解的核心过程，以心肌、肝等组织氧化脂肪酸能力最强。一旦游离脂肪酸进入胞质，它们就通过一系列脂肪酰基-辅酶 A 合成酶启动的 ATP 依赖途径酯化为长链脂肪酰基辅酶 A。大多数（90%）长链脂肪酰基 COA 在肉碱棕榈酰转移酶异构体（CPT1 和 CPT2）的推动下直接穿梭到线粒体。CPT1 在线粒体膜外膜将长链脂肪酰辅酶 A 转化为长链酰基肉碱，再由线粒体膜内膜 CPT2 将长链酰基肉碱转化回长链脂肪酰辅酶 A。作为 CPT1 的有效抑制剂，丙二酰辅酶 A 调节通过 CPT1 的脂肪酸水平，而丙二酰辅酶 A 水平主要取决于乙酰辅酶 A 羧化酶（ACC）合成乙酰 CoA 和丙二酰辅酶 A 脱羧酶（MCD）

降解之间的平衡。值得一提的是，通过肉碱穿梭系统，线粒体乙酰 CoA 可穿梭回胞质，进一步影响丙二酰辅酶 A 水平。此外，TCA 循环产生的柠檬酸盐还可以转移到细胞质隔室，在那里它可以激活 ACC1，产生更多的丙二酰辅酶 A，并发送反馈反应，以减少对线粒体的脂肪酸摄取。

在氧供充足的情况下，脂肪酸在心肌内可经脂肪酸活化、转移至线粒体、经过 β 氧化生成乙酰 CoA 及乙酰 CoA 进入三羧酸循环被彻底氧化，最终释放大量 ATP。就 ATP 的生产效率而言，一种具有代表性的脂肪酸分子，即棕榈酸酯的氧化，需要消耗 23 个 O_2 分子，并产生 105 个高能磷酸（ATP）分子。这意味着脂肪酸是效率最低的能量底物，与葡萄糖氧化相比 P/O 比为 2.33，此外，乙酰基辅酶 A 的酯化反应需要 2 个 ATP 衍生的等电点。类似地，将脂肪酸胞质加工成脂肪酰辅酶 A 或甘油三酯（triglyceride，TG）以及将 TG 重新转化为脂肪酸也消耗 2 个 ATP 衍生等电点，这进一步降低了脂肪酸氧化的总能量收益。

脂肪酸分解的过程：上述 4 步反应，脂酰CoA 脱氢、水合、氧化生成 β - 酮酸酰 CoA 及硫解反复进行，最终完成脂肪酸的 β - 氧化（图 1-6）。

脂肪酸不完全氧化，特别是在骨骼肌中，可能会导致脂酰肉碱从线粒体释放到胞质中，随后进入循环。这些脂酰肉碱与胰岛素抵抗的病理生理学有关。

β - 氧化作用的 4 个酶促反应，1 分子软

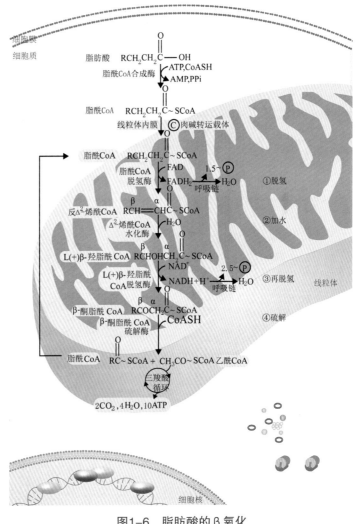

图1-6 脂肪酸的 β 氧化

脂酸彻底氧化共生成 $(7 \times 1.5) + (7 \times 2.5) + (8 \times 10) = 108$ 分子 ATP。在脂肪酸活化的过程中消耗 2 个高能磷酸键，故 1 分子软脂肪酸彻底氧化净生成 106 分子 ATP。

人体内半数以上的脂肪酸为不饱和脂肪酸，不饱和脂肪酸与饱和脂肪酸一样经 β-氧化而被利用，在氧化后，其产生的顺式双键需要其他酶的参与，如亚油酰 CoA（18：2）β 氧化产生顺式 Δ^3 烯酰 CoA 中间产物，需要烯酰-CoA 异构酶将顺式 Δ^3 转变为 β-氧化酶系所需要的反式 Δ^2 烯酰 CoA。另外奇数链脂肪酸经 β 氧化生成丙酰 CoA，经羧化后生成甲基丙二酰 CoA，再转化为琥珀酰 CoA。其他催化脂肪酸的反应如 α-氧化发生在 C2，而不是像 β-氧化发生与 C3、ω-氧化发生于脂肪酸的甲基端。

三、脂肪酸的合成

体内脂肪酸的合成与氧化途径相似，但不是互逆反应，区别主要在于合成在细胞溶胶中进行，辅基因子为 NADPH，且合成过程中生成丙二酰 CoA 需要 ATP，合成途径与代谢途径彼此协调，避免无效循环。首先合成软脂酸的主要原料乙酰 CoA 主要由葡萄糖分解供给，乙酰 CoA 须经柠檬酸-丙酮酸循环（图 1-7）进入细胞质，第一步反应为乙酰 CoA 转化成丙二酸单酰辅酶 A，其后软脂酸经 7 次缩合-还原-脱水-再还原基本反应循环合成，16 碳软脂酸合成需经 7 次循环反应。软脂酸的生物合成经过酰基

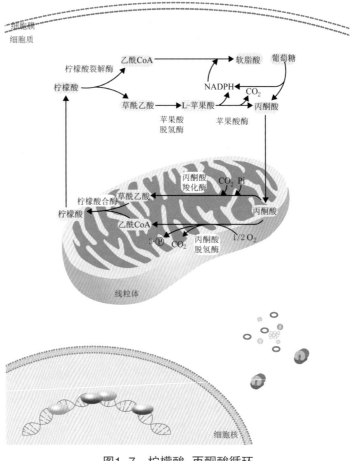

图1-7 柠檬酸-丙酮酸循环

转移、缩合、还原、脱水、再还原、水解，最终生成软脂酸（图1-8）。

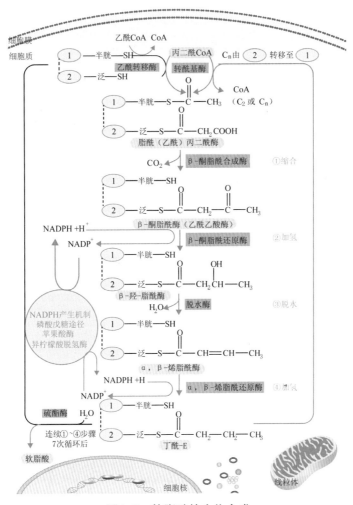

图1-8　软脂酸的生物合成

上述合成途径合成的均为饱和脂肪酸，不饱和脂肪酸中的软油酸、油酸也可由人体合成，但其他不饱和脂肪酸如亚油酸、α-亚麻酸及花生四烯酸等须从食物中摄取，故为必需脂肪酸。

四、脂肪酸合成的调节

凡是引起 ATP、NADPH 及乙酰 CoA 增加的因素，均可促进脂肪酸合成；而促进脂酰辅酶 A 水平提高的因素则可抑制脂肪酸合成。胰岛素为调节脂肪酸合成的主要激素，其通过诱导编码脂肪酸合成酶、NADP-苹果酸脱氢酶等关键酶的基因转录，也可通过刺激 6-磷酸葡萄糖脱氢酶的合成，来促进脂肪酸的合成。而在饥饿状态下，肾上腺素和胰高血糖素则通过增加蛋白激酶 a 活性，使乙酰辅酶 A 羧化酶磷酸化抑制脂肪酸合成。另外脂肪酸也是一种调节因子，长链酰基 CoA 通过激活蛋白激酶 C 及转录因子 PPARγ 和 NFκB，阻断胰岛素信号传导通路中的信号分子活化来抑制胰岛素的作用，对调节糖代谢具有重要意义。

第三节 氨基酸代谢

　　氨基酸是生长和组织修复所需的关键组成，蛋白质不断地被降解成氨基酸，并通过蛋白质周转过程重新合成，维持机体氮摄取和排泄的动态平衡。氨基酸代谢为该过程的核心部分，在本节中我们重点讲述心肌细胞中氨基酸的分解代谢。作为氨基酸分解代谢过程中的主要反应，其脱去氨基的方式主要为转氨基作用和联合脱氨基。

一、氨基酸的转氨基作用

　　氨基酸降解过程中，在氨基转移酶的作用下，其他氨基酸上的氨基转移至 α-酮基上生成非必需氨基酸，即转变为另一种氨基酸，氨基转移酶催化的这个反应也能可逆进行，平衡常数接近 1，除赖氨酸、苏氨酸外，转氨基作用存在于体内大多数氨基酸中，氨基转移酶也称转氨酶，在心肌中含量尤其丰富，因急性心肌梗死后组织坏死，转氨酶大量进入血清，血清中可检测到转氨酶升高，协助诊断相关组织是否发生损伤，对相关疾病的预后具有指导意义。反应式如图 1-9：

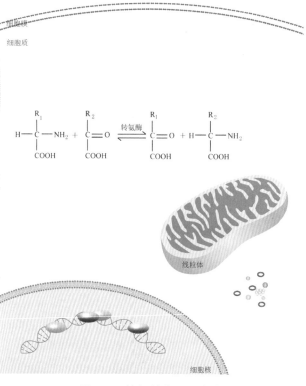

图1-9　转氨基作用反应式

二、联合脱氨基作用

联合脱氨基作用即在前述的转氨酶及 L- 谷氨酸脱氢酶氧化脱羧协同作用下，先使氨基酸的氨基转移至 α - 酮戊二酸，生成 L- 谷氨酸，再脱氨基，最终使氨基酸脱氨生成 NH_3，故称为联合脱氨基作用（图 1-10），该作用主要在肝、肾等组织中进行，心肌中的 L- 谷氨酸脱氢酶活性很低，所以联合脱氨基作用在心肌中难以进行。

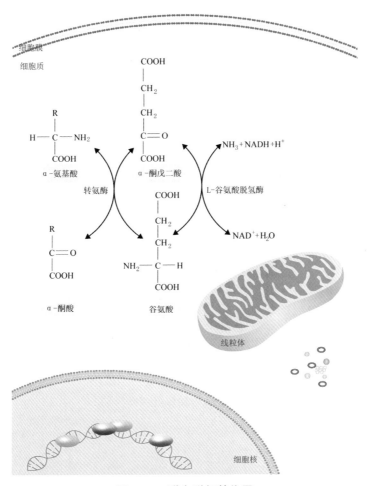

图1-10 联合脱氨基作用

第四节　心肌能量的储存和利用

一、脂肪酸代谢

在心脏能量代谢中，脂肪酸和葡萄糖为其主要底物，其中 50% ~ 70% ATP 来自脂肪酸的 β 氧化。脂肪酸在心肌中被优先利用氧化分解供能，其被多种硫激酶催化，转变成脂酰 CoA，随后分解产生乙酰 CoA，葡萄糖酵解途径磷酸果糖激酶 -1 被抑制。各种营养物质在心肌中被摄取利用有相应的阈值限制，超过阈值越高，被摄取的越多，所以饱餐后心肌也会利用葡萄糖，空腹状态下多利用脂肪酸和酮体，运动后利用乳酸供给能量。目前研究发现脂肪酸堆积及脂肪酸氧化速率过高是导致糖尿病性心肌病发生发展的重要机制。脂肪酸代谢过程中产生具有脂毒性的脂肪酸中间体，如二酰基甘油和神经酰胺，其主要位于线粒体和内质网，加重内质网应激，使错误折叠的蛋白质聚集。另外过量的脂肪酸可促进胰岛素信号通路翻译后修饰，促胰岛素抵抗。神经酰胺也可通过抑制胰岛素和生长因子加重线粒体脂质氧化产生心血管脂毒性。有研究发现血浆中不同神经酰胺比例是冠状动脉粥样硬化性心脏病患者心血管事件死亡风险的重要预测因子，且较 GRACE 评分预测值更优。未来基于神经酰胺比例评估冠心病患者预后有可能成为更优选择。

二、葡萄糖代谢

葡萄糖作为心脏代谢的另一重要底物，其能量代谢方式效率高，脂肪酸代谢和葡萄糖代谢在心肌内的相互调节过程被称为葡萄糖/脂肪酸循环，又称 Randle 循环。脂肪酸氧化与葡萄糖氧化相互影响并相互转化，现在已有较多研究表明，增加葡萄糖氧化或者抑制脂肪酸氧化可调节心脏能量代谢，优化心脏供能，进而改善心功能，如过氧化物酶体增殖物激活受体 α 激动剂、脂肪酸氧化抑制剂曲美他嗪、脂肪酸摄取抑制剂哌克昔林和丙二酰辅酶 A 脱羧酶抑制剂、丙酮酸脱氢酶激动剂、葡萄糖氧化限速酶二氯二乙酸盐等。在胎儿中心脏能量代谢主要源自糖代谢，目前研究发现胎儿高胰岛素血症与葡萄糖毒性和脂质毒性共存有关，此病症通过改变相关蛋白表达、内质网应激导致晚期糖基化产物增加，进而引起内皮功能障碍，影响胎儿心脏发育。

三、氨基酸代谢

氨基酸代谢也可与葡萄糖代谢相互转化，并对葡萄糖代谢具有重要的调节作用，有研究发现支链氨基酸升高可增加心血管事件风险，支链氨基酸主要有亮氨酸、异亮氨酸和缬氨酸，为必需氨基酸，在支链氨基酸分解障碍的模型鼠中，支链氨基酸蓄积可抑制 PDH 活性，抑制葡萄糖氧化并促进脂肪酸氧化，增加心脏对缺血性损伤敏感性，抑制 O- 连 N- 乙酰氨基葡萄糖的修饰，导致葡萄糖摄取、氧化、糖原含量和蛋白质糖基化显著降低，从而加重缺血再灌注损伤。故干预氨基酸代谢过程中的限速酶—支链 α- 酮酸脱氢酶成为改善代谢障碍的重要环节。由于支链 α- 酮酸脱氢酶在线粒体 2C 类型丝苏氨酸蛋白磷酸酶（protein phosphatase 2Cm，PP2Cm）的作用下去磷酸化而激活，在 PP2Cm 敲除鼠中，抑制支链氨基酸的分解代谢，发现氧化应激增加，导致心脏和神经发育异常。

参考文献

[1]Kornberg.Krebs and his trinity of cycles[J].Nat Rev Mol Cell Biol，2020，1（3）：225-228.

[2]Lehninger AL，Nelson DL，Cox MM.Lehninger Principles of Biochemistry[M].New York，NY：Worth Publishers，2020.

[3]Herzig S，Raemy E，Montessuit S，et al.Identification and functional expression of the mitochondrial pyruvate carrier[J].Science，2012，337（6090）：93-96.

[4]Holness MJ，Sugden MC.Regulation of pyruvate dehydrogenase complex activity by reversible phosphorylation[J].Biochem Soc Trans，2003，31（Pt 6）：1143-1151.

[5]Knoop F.Der Abbau aromatischer Fettsuren im Tierkrper[M].Freiburg im Breisgau：Kuttruff，1904.

[6]Dakin HD.The mode of oxidation in the animal organism of phenyl derivatives of fatty acids.Part IV：Further studies on the fate of phenylvaleric acid and its derivatives[J].J Biol Chem，1909，（6）：221-233.

[7]Chiu HC，Kovacs A，Ford DA，et al.A novel mouse model of lipotoxic cardiomyopathy[J].J Clin Invest，2001，107（7）：813-822.

[8]Jaswal JS，Keung W，Wang W，et al.Targeting fatty acid and carbohydrate oxidation-a novel therapeutic intervention in the ischemic and failing heart[J].Biochim

Biophys Acta，2011，1813（7）：1333-1350.

[9]Murthy MS，Pande SV.Mechanism of carnitine acylcarnitine translocase-catalyzed import of acylcarnitines into mitochondria[J].J Biol Chem，1984，259（14）：9082-9089.

[10]McGarry JD，Brown NF.The mitochondrial cartinine palmitoyltransferase system —from concept to molecular analysis[J].Eur J Biochem，1997，244（1）：1-14.

[11]Doenst T，Nguyen TD，Abel ED.Cardiac metabolism in heart failure：implications beyond ATP production[J].Circ Res，2013，113（6）：709-724.

[12]McGarry JD，Mannaerts GP，Foster DW.A possible role for malonyo-CoA in the regulation of hepatic fatty acid oxidation and ketogenesis[J].J Clin Invest，1997，60（1）：265-270.

[13]McGarry JD，Leatherman GF，Foster DW.The site of inhibition of hepatic fatty acid oxidation by malonyl-CoA[J].J Biol Chem，1978，253（12）：4128-4136.

[14]McGarry JD，Foster DW.Regulation of hepatic fatty acid oxidation and ketone body production[J].Ann Rev Biochem，1980（49）：359-420.

[15]Savage DB，Choi CS，Samuel VT，et al.Reversal of diet-induced hepatic steatosis and hepatic insulin resistance by antisense oligonucleotide inhibitors of acetyl-CoA carboxylases 1 and 2[J].J Clin Invest，2006，116（3）：817-824.

[16]Wakil SJ，Abu-Elheiga LA.Fatty acid metabolism：target for metabolic syndrome. J Lipid Res，2009，50（Suppl）：S138-143.

[17]Rui L.Energy metabolism in the liver[J].Comp Physiol，2014，4（1）：177-197.

[18]Dyck JR，Lopaschuk GD.Malonyl CoA control of fatty acid oxidation in the ischemic heart[J].J Mol Cell Cardiol，2002，34（9）：1099-1109.

[19]Ussher JR，Lopaschuk GD.The malonyl CoA axis as a potential target for treating ischaemic heart disease[J].Cardiovasc Res，2008，79（2）：259-268.

[20]Reszko AE，Kasumov T，David F，et al.Regulation of malonyl-CoA concentration and turnover in the nomal heart[J].J Biol Chem，2004，279（33）：34298-34301.

[21]Bilman BT，Summers SA.Ceramides as modulators of cellular and whole-body metabolism[J].J Clin Invest，2011，121（11）：4222-4230.

[22]Chavez JA，Summers SA.A ceramide-centric view of insulin resistance[J].Cell metabolism，2012，15（5）：585-594.

[23]Koves TR，Ussher JR，Noland RC，et al.Mitochondrial overload and incomplete fatty acid oxidation contribute to skeletal muscle insulin resistance[J].Cell metabolism，

2008，7（1）：45-56.

[24]Fillmore N，Levasseur JL，Fukushima A，et al.Uncoupling of glycolysis from glucose oxidation accompanies the development of heart failure with preserved ejection fraction[J].Mol Med，2018，24（1）：3.

[25]Mdaki KS，Larsen TD，Wachal AL，et al.Maternal high-fat diet impairs cardiac function in offffspring of diabetic pregnancy through metabolic stress and mitochondrial dysfunction[J].Am J Physiol Heart Circ Physiol，2016，310（6）：681-692.

[26]Li T，Zhang Z，Kolwicz SCJr，et al.Defective branched-chain amino acid catabolism disrupts glucose metabolism and sensitizes the heart to ischemia-reperfusion injury[J].Cell Metab，2017，25（2）：374-385.

[27]Lu G，Sun H，She P，et al.Protein phosphatase 2Cm is a critical regulator of branched-chain amino acid catabolism in mice and cultured cells[J].J Clin Invest，2009，119（6）：1678-1687.

[28] 冯作化，药立波 . 生物化学与分子生物学（第 3 版）[M]. 北京：人民卫生出版社，2015，131-252.

第二章

心脏疾病与能量代谢障碍

第一节 缺血性心脏病的能量代谢障碍

一、缺血性心脏病的能量代谢特点

缺血性心脏病（ischemic heart disease，IHD）是指氧合血的灌注供应和心脏的需求不成比例，心脏的血液灌注减少，导致心脏的供氧减少，心肌能量代谢异常，不能支持心脏正常功能的一种病理状态。可引起心肌缺血的原因很多，血压降低、主动脉供血减少、冠状动脉阻塞，可直接导致心脏供血减少；心脏瓣膜病、血黏度变化、心肌本身病变也会使心脏供血减少。其中最常见的原因是冠状动脉粥样硬化。

当冠脉血流量和氧气供应不足以满足心脏的氧气需求（即氧气供应需求不匹配）时，就会发生心肌缺血。它不仅包括 O_2 不足，还包括营养物及其底物水平降低和代谢物清除不足。线粒体的氧化磷酸化受损，脂肪酸和碳水化合物的氧化速率也随着冠脉流量的减少而成比例地下降。由于缺乏 ATP，缺血会导致收缩力的迅速丧失和心肌细胞离子稳态的紊乱。

1. 缺血性心脏病的能量代谢机制　由于心肌缺血时缺乏氧的供应，游离脂肪酸（FAs）和碳水化合物的氧化都下降，ATP 的产生减少。糖酵解是有氧心脏中 ATP 的次要来源，但在心肌缺血期间是主要的能量来源。葡萄糖和 FA 氧化对心肌能量产生的相对贡献是心脏功能及其效率的预测因素。因此，体内任何代谢过程的失衡都会对心脏产生负面影响，从而导致心脏疾病。在缺血条件下，冠状动脉循环中脂肪酸水平的增加和细胞分子结构的变化导致脂肪酸氧化占主导地位，成为氧化磷酸化的主要来源。但是，这种依赖 FAs 氧化代谢是低效的。脂肪酸氧化速率的增加可以抑制葡萄糖氧化，从而促进葡萄糖氧化与糖酵解的解耦联。这种解耦联最终会引发质子超载和细胞内酸中毒，加剧细胞内环境的离子紊乱，从而导致心脏能量利用效率下降，增加心脏的缺血性损伤，同时损害心脏收缩能力。在严重缺血时，这会导致细胞内钠和钙超载，从而导致心肌细胞死亡。

心肌缺血触发糖酵解产生的三磷腺苷水解产生 H^+，并可能导致酸中毒。乳酸积累增加细胞内钠离子和钙离子的水平。心肌缺血期间 FAs 及其中间产物的积累会导致代谢和离子紊乱，从而使心肌功能失调，导致心肌异常。因此，调节心脏能量代谢的策略是刺激葡萄糖氧化或抑制 FAs 的氧化。因为一个葡萄糖分子的氧化消耗的 O_2 比 FA 少，所以它使心脏有效地产生能量。直接刺激葡萄糖氧化或抑制脂肪酸氧化可改善糖酵解和葡萄糖氧化之间的耦合，从而减少质子产生并缓解心肌酸中毒，最终提高心脏代谢效率。

2. 缺血性心脏病时异常能量代谢的危害　心肌氧供轻中度减少时，冠脉血流下降30% ~ 60%时，心肌仍以耗氧较多的游离脂肪酸作为能量的主要来源（60% ~ 80%），丙酮酸转化成乳酸，使心肌功能进一步受损。心肌氧耗和ATP生成的速率减少，无氧酵解和乳酸产生增多，导致细胞内pH降低，离子内环境稳定性下降、钙离子超载，细胞收缩功能下降，影响心肌功能。另外，缺血时线粒体中高浓度的游离脂肪酸也可直接或间接抑制丙酮酸的氧化，以高耗氧的方式为心肌提供能量，在某种程度上也加重了心肌缺氧。在缺氧情况下仍以脂肪酸作为主要能量来源会对心肌产生不利的影响：以高耗氧的方式供能会加重心肌缺氧；通过直接抑制PDH来抑制葡萄糖有氧氧化，降低ATP产生的效率，使细胞内乳酸和氢离子含量增加，pH下降，抑制心肌收缩功能；脂肪酸中间代谢产物的蓄积影响细胞膜的屏障和转运功能，导致生理性功能损害。

尽管心绞痛的线粒体氧化能量代谢变化不像在严重缺血时观察到的那样剧烈，但它是轻到中度缺血的结果，是氧供需不匹配的结果。虽然整个线粒体的氧化代谢与供氧减少成正比，但在轻度缺血期间，脂肪酸 β 氧化是剩余氧化能量底物代谢的主要贡献者，损害了碳水化合物的氧化。因此，尽管氧气供应有限，但 ATP 会通过氧低效率的过程合成，因为脂肪酸氧化的效率（每消耗 O_2 产生的 ATP）低于碳水化合物氧化。有趣的是，这与缺血后心脏的能量代谢有相似之处。

心脏缺血－再灌注损伤（IRI）原则上是一种代谢病理，因为它是由缺血发作期间突然停止的代谢引起的，并因再灌注时特定代谢途径的突然重启而加剧。在缺血心脏的冠脉流量（再灌注）重建后，脂肪酸 β 氧化迅速恢复到缺血前水平，而葡萄糖氧化仍然受到抑制。虽然在再灌注期间氧气可能不再受限，但在缺血期间和缺血后利用脂肪酸 β 氧化供能可能会有许多有害后果。脂肪酸 β 氧化诱导的葡萄糖氧化抑制导致糖酵解和葡萄糖氧化之间的解耦联，导致细胞内质子的生成。因此，在缺血期间和缺血后脂肪酸的优先氧化会导致持续的细胞内酸中毒，并进一步加剧缺血诱导的细胞内钠和钙稳态的紊乱。这些变化需要更多的 ATP 用于纠正和重新建立离子梯度，从而减少可用于燃料收缩功的 ATP。

二、缺血性心脏病的能量干预

缺血性心脏病（IHD）的常规治疗主要通过两方面开展，一方面通过改善血液和 O_2 对心脏的供应，另一方面通过降低心脏的 O_2 需求来发挥作用。虽然这些方法最近取得了一些进展，但仍有一些患者不符合或难以接受这种常规治疗。能量干预是 IHD 治疗中最有前途的策略之一，因为能量代谢的改变已知与疾病的进展有关。心脏代谢异常会损害心脏的能量来源，并导致疾病的进展。

1. 缺血性心脏病的能量干预途径　我们总结了目前针对缺血性心脏病的能量代谢治疗途径。一方面，激活能量代谢途径，如糖酵解（如 AMPK 激活剂）、葡萄糖氧化（激活丙酮酸脱氢酶复合物）、酮氧化（增加酮血浆水平）、己糖胺生物合成途径（补充氨基葡萄糖 / 谷氨酰胺）和脱乙酰（给予 NAD^+ 增强剂）。另一方面，需要抑制的能量代谢途径包括苹果酸 – 天冬氨酸穿梭（需要新的特异性可逆抑制剂）、线粒体氧消耗、脂肪酸氧化（CD36 抑制剂、丙二酰 –CoA 脱羧酶抑制剂）和线粒体琥珀酸代谢（丙二酸）。此外，通过维持己糖激酶 II 或肌酸激酶与线粒体的联系，或抑制 F0 F1–ATP 酶二聚体的降解，在胰岛素抵抗期间保护线粒体的嵴结构，可防止线粒体损伤，从而保护心脏。

2. 缺血性心脏病的能量干预优势　优化心脏能量代谢的主要目的是增强来自葡萄糖、糖原和乳酸代谢的丙酮酸氧化，通过将乙酰 CoA 的来源从 FAs 切换到丙酮酸来降低心脏氧化脂肪酸的速率。这将更有效地利用氧气，产生大量的三磷腺苷，减少有害脂肪酸代谢物的不良影响，并减少低流量条件下和缺血后再灌注期间的乳酸盐和 H^+ 产生。一般来说，常规治疗药物可导致症状性低血压、不适当的心动过缓或心力衰竭症状恶化，能量调节剂不影响血压、心率或左心室收缩功能，使其优于常规药物。

能量代谢是产生 ATP 的过程，ATP 是心脏健康的决定因素。在健康的心脏中，ATP 的主要部分是通过 FAs 的氧化获得的，FAs 的使用和其他能量来源之间保持平衡。优化心脏能量代谢，特别是将能量利用从 FAs 转移到葡萄糖，是治疗各种缺血性心脏病的一种有前途的策略。能量底物偏好的这种转变可以通过使用作用于 FAs 和葡萄糖代谢途径的试剂来实现，调节平衡并产生这些途径以有助于整体心脏能量学，从而提高三磷腺苷的产生和利用效率。作为一个新兴领域，在以线粒体动力学为目标调节心脏能量代谢需要对线粒体动力学中的代谢途径有深入的了解，我

们认为非常需要进一步的研究和深入的阐述,以寻找新的和更好的能量策略来治疗
IHD。

第二节 心肌肥厚的能量代谢

一、心肌肥厚的能量代谢特点

心脏具有一定抵抗压力超负荷的能力。在较低压力超负荷时,心肌细胞体积和质量增加,心室壁应力和收缩力增强,使心脏具有一定的收缩力储备,可以抵抗一定的后负荷维持正常的泵血功能。随着心脏后负荷持续增加,细胞耗氧增加,射血时间延长,单位时间内冠状动脉供血量减少,导致心肌缺血缺氧和能量代谢障碍,最终出现心肌收缩力的减退和心脏功能障碍,心肌肥厚由代偿性转化为失代偿性。但是严格区分生理性和病理性心肌肥厚是困难的,它们有关的病理生理学的潜在机制有时会出现重叠。有研究报道通过饮食、药理和基因等方法干预底物代谢,但研究结果并不一致,目前尚无定论。使得证明底物利用变化和收缩功能障碍之间的直接因果关系成为一个重大挑战。

1. 肥厚型心肌病的能量代谢机制 肥厚型心肌病(HCM)是最常见的遗传性心肌病,最近报道的患病率为 1:200。HCM 具有极其广泛的表型变异。相同的遗传特征可以表现为不同的心脏形态学特点,从几乎正常的形态表现或局部(节段)肥厚到主要影响室间隔和(或)侧壁和(或)心尖的显著肥厚。除了肥厚心肌本身导致的舒张异常外,HCM 心脏表现出其他病理生理学特征,例如左室流出道梗阻,也可能导致二尖瓣反流。在 1989 年首次鉴定出肌丝蛋白基因突变后,目前已鉴定出 1400 多种突变,主要在编码肌丝蛋白的基因中。大多数突变(90%)发现于粗肌丝肌球蛋白重链(MyHC,MYH7 基因)和心肌肌球蛋白结合蛋白 C(cMyBP-C,MYBPC3 基因),细肌丝肌钙蛋白 T(cTnT,TNNT2 基因)。HCM 常见细胞表型形成的主要因素是肌丝突变诱导的低效率的肌丝收缩,肌丝 Ca^{2+} 敏感性的增加是次要因素。低效的肌丝收缩导致 ATP 利用增加,细胞内钙稳态和代谢受损。据报道,HCM 小鼠模型和 HCM 病患者的舒张期钙浓度升高,表明肥厚心肌的钙处理受损。此外,在 HCM 疾病初期观察到 PCr(磷酸肌酸)/ATP 比率降低,表明在 HCM 的早期阶段即存在心脏能量代谢的缺陷。在健康的心脏中,肌酸激酶(CK)催化磷酸基团从 PCr 向二磷腺苷(ADP)转移,从而生成三磷腺苷,同时防止胞质中二磷腺

苷积累。据报道，在 HCM 小鼠模型中（二磷腺苷）浓度增加超过 50%。二磷腺苷水平升高而胞质三磷腺苷水平不变已被证明可限制大鼠的心肌舒张。在 HCM 患者，二磷腺苷增加肌丝蛋白的钙敏感性。这些研究支持能量消耗导致 ADP 升高，从而导致舒张功能障碍的观点。因此，HCM 的基因突变可直接导致钙离子敏感性增强，而二磷腺苷水平升高可间接导致钙离子敏感性增强。

2. 心肌肥厚能量代谢的线粒体改变　线粒体是细胞 ATP 产生的关键细胞器，任何形式的心肌肥大都将影响线粒体的能量产生，研究表明心肌肥大时会出现线粒体结构重塑和心肌细胞表面的代谢调节分子的表型转换，即"心肌细胞的胎儿型转换"等变化。作为对压力超负荷诱导的心肌肥厚的反应，心脏更多地恢复到类似胎儿的代谢状况，这表明脂肪酸氧化减少（对碳水化合物氧化能量代谢的依赖性增加）。有人认为，这种底物移动与其他胎儿样特征（例如肌球蛋白重链异构体转换）的重新激活有关，有助于延缓心脏进展为显性收缩功能障碍。运动员或妊娠等导致的生理性心肌肥厚与线粒体氧化代谢能力增加有关，其特征在于线粒体生物起源增多，线粒体呼吸功能和线粒体氧化磷酸化能力增强，以及磷脂酰肌醇 3- 激酶（PI3K）/ 蛋白激酶 B（Akt）介导的能量代谢信号通路的活化有关。随着心脏后负荷持续增加，代偿性心肌肥厚逐渐转变为失代偿性心肌肥厚。心肌细胞表面的能量代谢分子出现表型转换，导致能量代谢从以脂肪酸代谢为主转换为以葡萄糖代谢为主，整体上线粒体氧化代谢减少，能量储备和 ATP 产生减少，葡萄糖摄取和糖酵解增多，葡萄糖氧化不变或减少，出现糖酵解和葡萄糖氧化的分离现象，使糖酵解中产生的质子增多，造成心脏损坏。

受损的肌丝能量代谢会引起线粒体功能障碍，增加活性氧（ROS），导致离子稳态改变和致死性心律失常。增加钙与肌丝的结合（通过增加钙敏感性）会抑制三羧酸循环的活跃状态。高 ATP 消耗增加 ADP 水平，这将降低 NADH 和 NADPH 的水平，从而触发氧化应激。细胞内代谢底物的构成对于调节 ATP 产生和限制线粒体产生 ROS 是必不可少的。在线粒体中，二磷腺苷通过将 NADH 氧化成 NAD^+ 来加速三磷腺苷的产生。同时，钙刺激三羧酸循环（转化 NAD^+ 为 NADH 的比例）来匹配 ADP 介导的 NADH 减少，从而维持 $NADH/NAD^+$ 的氧化还原状态。肌丝钙敏感性的突变将增加 ATP 利用并增加 ADP 水平。二磷腺苷的增加会增加 NADH 和 NADPH 的氧化，扰乱 $NADH/NAD^+$ 的平衡。由于 NADPH 是清除活性氧所必需的，ADP 介导的 NADPH 氧化将降低线粒体清除活性氧的能力。通过这些机制，受损的肌丝能量代谢引发线粒体功能障碍并增加活性氧水平。

3. 心肌肥厚时血管重构对能量代谢的影响　虽然低效的肌节收缩和舒张会增加心脏的能量需求，但致病性血管重塑可能会中断能量供应。肥厚型心肌病患者的心肌灌注异常，在心内膜层比心肌中层和外膜层更明显。据报道，在无症状突变携带者中未观察到微血管功能障碍。在冠状动脉造影正常的肥厚型心肌病患者中观察到冠状动脉血流储备减少，这提示微血管（内皮）功能障碍，是肥厚型心肌病发展的病理机制之一。在心脏的肥厚和非肥厚区域均观察到对腺苷反应的冠状动脉血流减弱（即内皮功能障碍），最肥厚的部分具有最差的灌注储备。组织学分析显示肥厚最严重区域内毛细血管密度降低，相当比例的 HCM 病患者发展为心肌纤维化，预示发展为心力衰竭或恶性室性心律失常的可能。

二、心肌肥厚的能量干预

健康的心脏具有广泛的底物多样性，因为它能够代谢脂肪酸、碳水化合物、乳酸盐、酮体和特定的氨基酸。在正常情况下，心肌细胞通过脂肪酸的氧化产生 2/3 以上的 ATP，剩余的 1/3 通过葡萄糖等其他底物的氧化产生。然而有趣的是，葡萄糖的氧化比脂肪酸的氧化更节能（葡萄糖的 ATP/O 比 = 3.17，而脂肪酸的 ATP/O 比 = 2 ~ 2.5）。在心脏负荷急剧增加的情况下，ATP 的快速供应由几种机制保证：冠状动脉流量的增加和从冠状动脉血液中提取的氧气增加，以及从脂肪酸氧化到葡萄糖氧化的代谢转变（Randle 循环）。这种"葡萄糖－脂肪酸循环"是一种调节底物选择和适应血供的稳态机制。这种从脂肪酸氧化到葡萄糖代谢增加的转变在终末期心力衰竭中很常见。因此，脂肪酸及其衍生物积累到细胞中，导致脂肪毒性，而葡萄糖氧化增加，主要发生在线粒体（"有氧糖酵解"，通过丙酮酸的氧化），以保证能量耗尽的衰竭心脏有更多的能量。然而，在衰竭的心脏中，很大一部分葡萄糖通过无氧糖酵解转化为乳酸，这种能量效率较低。在心脏中，后一种过程可能是由毛细血管密度降低和心脏肥厚导致的相对缺氧的结果。最近的发现表明，二氢脂酰琥珀酰转移酶（DLST）在心脏氧化代谢和肥厚型心肌病中起重要作用，该酶是 α－酮戊二酸脱氢酶复合物（一种三羧酸循环的限速酶）的 E2 亚组分，它在患病心脏中的减少与氧化代谢的减少平行，而它在心脏中的过度表达改善了氧化代谢并防止心脏肥厚和功能障碍。

1. 心肌肥厚能量代谢底物的干预 Kolwicz 应用乙酰辅酶 A 羧化酶 2（ACC2H-/-）基因敲除的动物模型，观察到心脏通过产生丙二酰辅酶 A（线粒体脂肪酸摄取的关键抑制剂），阻止了心肌细胞能量代谢底物的转变，从而抑制了压力超负荷诱导的肥厚过程，而在野生型心脏中，主动脉缩窄后伴随压力增加出现了能量代谢底物的改变，即脂肪酸氧化减少和葡萄糖氧化增加，但在 ACC2H-/-，心脏中没有这些变化，心肌细胞肥大、纤维化和收缩功能障碍显著减弱（图 2-1）。同时这一研究还显示野生型压力负荷增加的心脏中磷酸肌酸与 ATP 的比率略有下降，

PCR/ATP 比率的下降似乎是由于肌酸激酶流量受损和组织总肌酸含量下降所致，表明心脏能量储备受损。越来越多的研究显示即使心肌细胞内能量代谢产物只有微小的变化，但葡萄糖和脂质代谢的代谢中间产物的含量已经发生了改变，而这些中间产物也是代谢调节的重要因子，并且它们的改变会导致心肌细胞病理生理和功能的异常。如葡萄糖代谢的戊糖磷酸途径、二酰甘油途径和己糖胺生物合成途径（HBP），虽然不消耗进入细胞的大部分葡萄糖，但可以显著影响细胞功能。长期以来，HBP 一直被描述为一条"营养感知途径"，虽然它在介导心脏代谢信号方面的作用研究相对较少，但由于 HBP 在调节许多核蛋白和细胞质蛋白的 Ser/Thr 残基的修饰方面发挥着关键作用，因此它在调节单个单糖 N- 乙酰 –D- 氨基葡萄糖（通常被称为 O-GlcNAc）的氧键连接方面发挥着关键作用，因此引起了人们越来越多的兴趣，因为 HBP 在调节许多核蛋白和细胞质蛋白的 Ser/Thr 残基的修饰方面起着关键作用，N- 乙酰 –D- 氨基葡萄糖通常被称为 O-GlcNAc。关于心肌肥厚，许多研究表明，压力超负荷诱导的心肌肥厚似乎增加了通过 HBP 的流量（与葡萄糖利用率的增加一致），此外，心脏特异性基因消融催化 O-GlcNAc 合成的 O-GlcNAc 转移酶可以防止 TAC 诱导的心肌肥厚。最近也有报道称，O-GlcNAc 合成是激活心肌肥厚发生和发展时的转录重编程所必需的。也有研究显示通过增加 GLUT1 在心脏中的表达来增强葡萄糖代谢，可以减轻 TAC 诱导的重构；然而，GLUT1 增加对 HBP 或其他糖代谢旁路的影响尚不清楚。

2. 心肌肥厚能量干预的机制　另外一个研究显示在自发性高血压小鼠模型中，2 个月龄时高血压形成。离体灌流的 SHR 心脏显示葡萄糖摄取和氧化率从 1 个月开始增加，2 个月龄时的心脏代谢物分析显示丙酮酸、脂肪酰基和支链氨基酸衍生的肉碱升高、氧化应激和炎症。SHR 的哺乳动物雷帕霉素（西罗莫司）活性目标从 2 个月开始增加。与无高血压组小鼠比较，1 ~ 3 个月自发性高血压小鼠在体心脏葡萄糖摄取均显著逐渐增加，5 个月龄自发性高血压小鼠左心室质量 / 体重比和内质网应激均升高。在 8 个月大时葡萄糖和脂肪酸使用量增加，并持续到 20 个月，但只在 20 个月时发现心功能下降和心脏容积增加。2 岁（±24 个月）的弥散张量 CMR 成像显示 SHR 心肌纤维和板层结构明显改变。缓慢进行性高血压导致早期心肌代谢改变，这些改变与射血分数（EF）降低一致，甚至先于 EF 降低。左心室肥厚发展较晚。

基于对线粒体脂肪酸氧化的抑制导致心脏肥厚的考虑，最近在大鼠中进行的一项研究表明，脂肪酸代谢的恢复对肥厚的心脏具有有益的作用。这种治疗减少了心肌细胞的横截面积，减少了间质纤维化，同时降低了脑钠肽、钙调蛋白磷酸酶 A 和氧化应激生物标志物的表达。心脏功能和能量代谢也受到可用底物的限制。

实际上，非诺贝特治疗在缺乏适当代谢底物的情况下可动员内源性甘油三酯，并导致细胞氧化还原状态的失衡，导致自由基的产生增加和不利的心脏改变。相反，中链甘油三酯有能力绕过 CD36 并作为脂肪酸氧化的底物，维持细胞内氧化还原状态。

3. 心肌肥厚能量干预的保护作用　代谢重塑似乎是可逆的，因为心脏能量代谢的改善先于左心室肥厚的改善。然而，降低血糖并不能使葡萄糖和脂肪酸代谢的调节蛋白的转录正常化。这种悖论可能是由心脏能量代谢在多个水平上受到调节所致，包括许多翻译后修饰。然而，针对代谢的治疗在 HCM 可能是有效的。对患有 MYBPC3 突变的 HCM 小鼠进行培己西林（Perhexiline）治疗改善了 HCM 表型的一些特征（心脏质量减少），这与代谢改变有关。对有症状的 HCM 患者进行治疗改善了运动能力。培己西林的治疗益处可能是其多重作用的结果。培己西林不是诱导从脂肪酸向葡萄糖氧化的简单转变，而是诱导有机底物和磷酸核苷酸的复杂再平衡，以增加代谢灵活性并维持心脏输出量。代谢药物治疗的益处可能取决于心脏从线粒体脂质氧化转变为葡萄糖氧化的能力。如上所述，肥厚的心脏将其代谢从脂肪酸转变到葡萄糖利用和糖酵解代谢，试图优化能量代谢。线粒体氧化代谢减少，而糖酵解作为 ATP 产生的替代来源增加。因此，晚期 HCM 病患者的体内成像研究表明，能量代谢转变为耗氧较低的葡萄糖代谢。虽然最初是适应性的，但从长远来看，（慢性）代谢转移对心脏是有害的，因为糖酵解增加了丙酮酸和乳酸产生。后者伴随着胞质中氢的积累，最终导致钙升高（即松弛受损）。虽然在疾病的严重（肥厚）阶段有几种途径被激活作为补偿机制，但矛盾的是，这些途径的慢性刺激是有害的。同样，慢性代谢疗法可能对心脏有害。值得注意的是，蛋白质组学和代谢组学的联合分析揭示了肌酸水平非常高的小鼠体内能量产生途径受损，随后出现心脏肥厚和功能障碍。总的来说，这些研究表明，无论是低水平还是非常高水平的肌酸都会干扰心脏功能，并表明存在一个优化心脏能量平衡的治疗窗口。间歇性代谢药物治疗而不是慢性药物治疗代表了一种治疗心肌病更有效和新颖的方法。

总之，目前的研究结果均表明持续的压力超负荷会导致心脏新陈代谢、功能和结构的改变。但是，由于各项研究所使用的模型不同（自发性高血压大鼠与主动脉缩窄）、LVH 发展的时间（慢性与急性），研究结果不尽相同，尤其是早期代谢异常是否可以作为高血压诱发左心室肥厚的预测指标和评估方法，目前研究观察到的高血压早期代谢、功能和结构异常，三者出现的先后的顺序和因果关系也有待进一步证实（自发性高血压大鼠）。

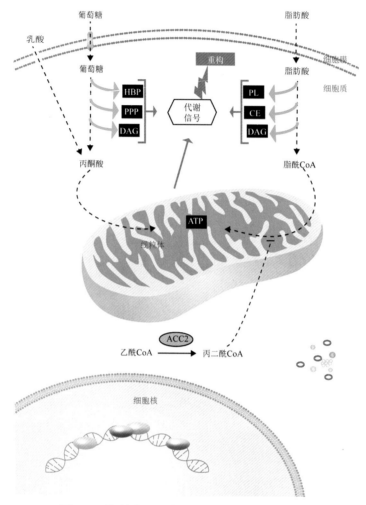

图2-1 代谢信号可能调节心脏重构的假设模型

缩写包括：ACC2：乙酰辅酶 A 羧化酶 2；CE：胆固醇酯；DAG：二酰甘油；HBP：己糖胺生物合成途径；PL：磷脂；PPP：戊糖磷酸途径。

第三节 心力衰竭的能量代谢

一、心力衰竭的能量代谢特点

心力衰竭（heart failure，HF）是指由于心脏的收缩功能和（或）舒张功能发生障碍，不能将静脉回心血量充分排出心脏，导致静脉系统血液淤积，动脉系统血液灌注不足，从而引起心脏循环障碍综合征，此种障碍综合征集中表现为肺淤血、腔静脉淤血。心力衰竭并不是一个独立的疾病，而是心脏疾病发展的终末阶段。最近，随着代谢研究的不断进展，越来越多的实验结果显示心脏代谢的不同变化可能介导心脏收缩和舒张功能障碍。

1. 心力衰竭的能量代谢机制 心脏对能量的需求非常高，基本上没有能量储备。例如，如果心脏的三磷腺苷（ATP）生成停止，心脏储存的高能磷酸盐只能维持大约 12 次的心跳。因此，心脏必须持续产生大量的 ATP 来维持肌肉收缩和离子稳态。

不管是哪种类型的心力衰竭，心脏能量代谢都会受到影响。人体衰竭心脏中 ATP 和磷酸肌酸含量的活体测量（使用 ^{31}P-磁共振光谱）证明了这一点，可能比正常心脏低 30% ~ 40%。心力衰竭患者的心脏磷酸肌酸/ATP 比率降低，并与纽约心脏协会的功能分级相关，预示着这些患者的不良后果。衰竭心脏中的能量不足部分归因于线粒体功能和电子传输链活性的缺陷，但也归因于心脏使用的能量底物的改变，这可能会降低心脏效率。

衰竭的心脏出现线粒体功能和氧化能力受损已经得到证实。大量的动物研究结果显示 HF 时线粒体出现的显著变化：线粒体形态异常，线粒体体积密度降低；线粒体蛋白质组数据也证实心力衰竭时线粒体大多数 ETC 和底物代谢的蛋白水平发生改变，其中大部分下降。

2. 心力衰竭的能量底物变化 心力衰竭中的能量底物变化尚有争议，也尚未完全被了解。通常认为心脏在衰竭时从脂肪酸转换到葡萄糖代谢。然而，更准确的说法可能是心脏从线粒体氧化代谢转换为糖酵解作为 ATP 产生的来源。心力衰竭时脂肪酸氧化减少可能是由于整体线粒体功能和氧化能力的降低，以及与脂肪酸氧化有关的一些酶的转录减少所致。然而，衰竭心脏的线粒体葡萄糖氧化也会显著减少，这是由于线粒体整体氧化能力降低，以及葡萄糖氧化的关键限速酶丙酮酸脱氢酶（PDH）活性降低所致。葡萄糖氧化的减少加上糖酵解率的增加，导致糖酵解和葡萄糖氧化之间的不匹配。糖酵解和葡萄糖氧化之间的这种不匹配导致心脏产生的乳酸和质子增加，这与缺血性心脏病的情况相似。这可能导致细胞内钠和钙超载，并损害心脏功能。虽然非耦联葡萄糖代谢产生的质子可以发生在衰竭的心脏中，但质子堆积和酸中毒要比急性缺血的心脏要轻得多。在严重缺血的心脏中，质子的堆积会降低 pH，这对心肌细胞（pH > 6.5）是致命的。即使是亚致死性的 pH 降低也会极大地降低心脏效率，因为有相当数量的心脏 ATP 不再为收缩提供能量，而是重新建立离子稳态。在慢性心力衰竭中，虽然由于高糖酵解率和低葡萄糖氧化率而产生质子，但这些质子不会积聚，也没有观察到细胞 pH 的下降。然而，这仍然会降低心脏效率，因为与在缺血心脏中看到的情况类似，心脏产生的 ATP 从收缩转向建立任何持续发生的离子失衡，这是因为衰竭心脏中解耦联的葡萄糖代谢导致质子产生增加。在质子积聚方面，缺血性心脏和衰竭心脏之间可能存在严重差异。然而，通过改善葡萄糖代谢耦联（例如通过刺激葡萄糖氧化）来减少质子产生的可能性仍然是缺血性心脏病和心力衰竭的一种可能的治疗方法。

二、心力衰竭的能量干预

1. 心力衰竭的酮体干预　目前大量研究证据已经揭示了酮体在心血管疾病中的保护作用。并且，酮体对心血管的影响似乎远远超出了仅仅为心脏提供能量。通常有 2 种方式进入生酮状态：内源性生酮和外源性生酮。内源性生酮包括生酮饮食（ketogenic diet，KD）或摄取酮前体物质，如 1，3- 丁二醇或中链甘油三酯（MCT）。外源性生酮就是服用补充剂，如酮盐（ketone salts，KS）或酮酯（ketone esters，KE）进行生酮。有学者认为钠 / 葡萄糖共转运蛋白 -2 抑制剂（SGLT-2i）的心血管益处可能与循环酮体轻度增相关，但其因果联系仍有争议。尼尔森的一项研究表明，急性输注 β – 羟基丁酸盐（β –OHB）对 HFrEF 患者进行治疗可改善收缩功能。对患有起搏诱导的心力衰竭的狗进行 β –OHB 的慢性给药抑制了不良重塑。对患有肾综合征出血热的患者进行酮酯｛KE［R-3- 羟基丁醛（R）-3- 羟基丁酸］｝的急性给药使循环 β –OHB 增加了 12.9 倍，并改善了收缩功能。在心力衰竭的小鼠和大鼠模型中，给予酮酯也显示出改善心脏功能和减少心脏重塑的作用。然而，用酮或酮酯输注剂很难长期维持循环酮体水平的升高。SGLT-2 抑制剂可以克服这个问题。虽然 SGLT-2 抑制剂最初是作为治疗糖尿病的药物开发的，但最近显示出对心力衰竭患者具有显著的心脏保护作用。其中一种 SGLT-2 抑制剂可以通过增加循环酮体水平和能量供应，从而改善心力衰竭时的心脏功能，并且可以调节 NLRP3 炎症小体来抑制衰竭心脏的炎症反应。生酮饮食是另一种提高循环酮体的方法。然而，在超压力负荷诱导心力衰竭的小鼠模型中，生酮饮食喂养可使舒张末期容积和收缩末期容积适度改善。

2. 心力衰竭的胰岛素抵抗　胰岛素抵抗对心力衰竭中葡萄糖氧化速率和心脏功能具有负面影响。采用丙酮酸脱氢酶激酶的直接抑制剂二氯醋酸酯来刺激 PDH 复合物活性是在心力衰竭的情况下刺激葡萄糖氧化的有效方法。二氯醋酸通过增强糖酵解和葡萄糖氧化之间的耦合以刺激葡萄糖氧化，改善缺血和再灌注后的心功能恢复。在 Dahl- 盐敏感的大鼠中，补充二氯乙酸盐通过抑制氧化应激和改善心脏储备来延缓从代偿性心力衰竭到心力衰竭的转变，并改善存活率。使用具有超极化的（^{13}C）丙酮酸盐的磁共振波谱和磁共振成像，最近的研究显示在心力衰竭的猪模型中 PDH 通量减少了约 50%。在临床试验中也有相关报道。例如，在患有心绞痛和冠状动脉疾病的患者中使用二氯醋酸会增加左心室每搏输出量并且提高了心肌效率（心功能 / 心肌耗氧量）。与此相一致，二氯醋酸酯通过降低心肌耗氧量、刺激葡萄糖氧化和改善左心室收缩效率来增强纽约心脏协会（NYHA）Ⅲ级和Ⅳ级充血性心力衰竭患者的心功能。刺激胰岛素信号通路是增强衰竭心脏中胰岛素敏感性和葡萄糖氧化的另一种有效方法。例如，使用抗 GCGR 的人单克隆抗体，一种 G 蛋白耦联受体，拮抗胰高血糖素的作用（胰高血糖素受体），可以改善心脏胰岛素敏感性、葡萄糖氧化和心肌梗死后的心脏功能。心力衰竭时心脏胰岛素敏感性进一步受损与糖尿病和肥胖有关，两者都伴有胰岛素抵抗。最近的研究表明，在与肥胖相关的心力衰竭中，不同饮食干预导致的体重减轻通过增强胰岛素信号和胰岛素刺激的葡萄糖氧化率可以改善心脏功能。

3. 心力衰竭的脂肪酸氧化 心力衰竭中脂肪酸氧化的改变是复杂的，文献中报道了脂肪酸氧化的减少、无变化和增加。尽管如此，抑制脂肪酸氧化已被证明可以改善衰竭心脏的功能。脂肪酸氧化抑制剂，如曲美他嗪、乙莫克舍和培己西林，已被证明对心力衰竭患者具有心脏保护作用。这些有益效果被认为是由于葡萄糖氧化增加，继发于脂肪酸氧化抑制，导致心脏能量代谢效率增加。丙二酰辅酶 A 是心脏脂肪酸氧化的内源性抑制剂，通过抑制线粒体脂肪酸摄取而起作用。心脏中的丙二酰辅酶 A 水平由降解丙二酰辅酶 A 的 MCD 和合成丙二酰辅酶 A 的 ACC 调节。在心力衰竭大鼠模型中，对 MCD 的抑制导致心肌丙二酰辅酶 A 水平的增加、心脏脂肪酸氧化速率的降低和心力衰竭的改善。相反，对 ACC 和脂肪酸氧化的抑制也被证明对衰竭小鼠心脏具有心脏保护作用。可能看起来矛盾，有趣的是，这两种方法都改善糖酵解与葡萄糖氧化的耦联，葡萄糖代谢产生的 H^+ 减少。对 ACC 的抑制也与线粒体功能的改善有关。将丙二酰辅酶 A 改善心功能的其他机制可能包括代谢中间产物如乙酰 CoA 的变化，乙酰 CoA 可以介导翻译后修饰如蛋白质乙酰化，后者可以独立调节心肌代谢和其他调节蛋白的活性。然而，最近的研究没有发现线粒体蛋白乙酰化在小鼠压力负荷诱发的心力衰竭中的作用。

心力衰竭的确切能量代谢谱仍然存在争议，因为关于底物偏好仍然存在分歧。例如，心肌脂肪酸、葡萄糖和酮体氧化率已被证明根据所使用的心力衰竭模型和心力衰竭持续时间的不同而不同。其他分子变化也可能导致心力衰竭能量代谢病理的多样性，包括转录调控、翻译后修饰和线粒体生物发生的改变，所有这些变化都是由于心力衰竭的代谢不灵活而发生的。鉴于心肌代谢改变和心力衰竭之间的密切关系，代谢调节仍然是治疗心力衰竭或减少心室重构的一种有前途的方法。

参考文献

[1]Yehualashet AS，Belachew TF，Kifle ZD，et al.Targeting Cardiac Metabolic Pathways：A Role in Ischemic Management[J].Vasc Health Risk Manag，2020，16（3）：353-365.

[2]Zuurbier CJ，Bertrand L，Beauloye CR，et al.Cardiac metabolism as a driver and therapeutic target of myocardial infarction[J].J Cell Mol Med，2020，24（11）：5937-5954.

[3]Wang J，Toan S，Zhou H.Mitochondrial quality control in cardiac microvascular ischemia-reperfusion injury：New insights into the mechanisms and therapeutic potentials[J].Pharmacol Res，2020，156：104771.

[4] 张剑姝，徐明 . 缺血性心肌病与能量代谢研究进展 [J]. 上海大学学报（自然科学版），2019，25（3）：357-364.

[5]Jaswal JS，Keung W，Wang W，et al.Targeting fatty acid and carbohydrate oxidation-a novel therapeutic intervention in the ischemic and failing heart[J].Biochim Biophys Acta，2011，1813（7）：1333-1350.

[6]Martin C，Schulz R，Rose J，et al.Inorganic phosphate content and free energy change of ATP hydrolysis in regional short-term hibernating myocardium[J].Cardiovasc Res，1998，39（2）：318-326.

[7]Nakayama H，Chen X，Baines CP，et al.Ca^{2+} and mitochondrial dependent cardiomyocyte necrosis as a primary mediator of heart failure[J].J Clin Invest，2007，117（9）：2431-2444.

[8]Fillmore N，Lopaschuk GD.Targeting mitochondrial oxidative metabolism as an approach to treat heart failure[J].Biochim Biophys Acta，2013，1833（4）：857-865.

[9]Liu T，Takimoto E，Dimaano VL，et al.Inhibiting mitochondrial Na^+/Ca^{2+} exchange prevents sudden death in a Guinea pig model of heart failure[J].Circ Res，2014，115（1）：44-54.

[10]Nakayama H，Chen X，Baines CP，et al.Ca^{2+}-and mitochondrial-dependent cardiomyocyte necrosis as a primary mediator of heart failure[J].J Clin Invest，2007，117（9）：2431-2444.

[11]Nakamura TY，Iwata Y，Arai Y，et al.Activation of Na^+/H^+ exchanger 1 is sufficient to generate Ca^{2+} signals that induce cardiac hypertrophy and heart failure[J].Circ

Res，2008，103（8）：891-899.

[12]Folmes CD，Sowah D，Clanachan AS，et al.High rates of residual fatty acid oxidation during mild ischemia decrease cardiac work and efficiency[J].J Mol Cell Cardiol，2009，47（1）：142-148.

[13]Liu B，Clanachan AS，Schulz R，et al.Cardiac efficiency is improved after ischemia by altering both the source and fate of protons[J].Circ Res，1996，79（5）：940-948.

[14]Liu Q，Docherty JC，Rendell JC，et al.High levels of fatty acids delay the recovery of intracellular pH and cardiac efficiency in post-ischemic hearts by inhibiting glucose oxidation[J].J Am Coll Cardiol，2002，39（4）：718-725.

[15]Gopal K，Greenwell AA，Ussher JR.Myocardial Energy Metabolism in Non-ischemic Cardiomyopathy[J].Front Physiol，2020，11：570421.

[16]Bertero E，Sequeira V，Maack C.Energetic drain driving hypertrophic cardiomyopathy[J].FEBS Lett，2019，593（13）：1616-1626.

[17]Van-Der-Velden J，Tocchetti CG，Varricchi G，et al.Metabolic changes in hypertrophic cardiomyopathies：scientific update from the Working Group of Myocardial Function of the European Society of Cardiology[J].Cardiovasc Res，2018，114（10）：1273-1280.

[18] 刘蓓蕾 . 心脏疾病与能量代谢关系研究进展 [J]. 疑难病杂志，2018，017（002）：199-202.

[19]Chatham JC，Young ME.Metabolic remodeling in the hypertrophic heart：fuel for thought[J].Circulation Research，2012，111（6）：666-668.

[20]Okere IC，Young ME，Mcelfresh TA，et al.Low carbohydrate/high-fat diet attenuates cardiac hypertrophy，remodeling，and altered gene expression in hypertension[J].Hypertension，2006，48（6）：1116-1123.

[21]Berthiaume JM，Chen X，Young ME，et al.Normalizing the metabolic phenotype after myocardial infarction：Impact of subchronic high fat feeding[J].J Mol Cell Cardiol，2012，53（1）：125-133.

[22]Young ME，Laws F，Goodwin G，et al.Reactivation of peroxisome proliferator-activated receptor{alpha}is associated with contractile dysfunction in hypertrophied rat heart[J].J Biol Chem，2001，276（48）：44390-44395.

[23]Seymour AML，Giles L，Ball V，et al.In vivo assessment of cardiac metabolism and function in the abdominal aortic banding model of compensated cardiac hypertrophy[J].

Cardiovascular Research，2015，106（2）：249–260.

[24]Aubert G，Vega RB，Kelly DP.Perturbaton in the gene regulatory pathyways controlling mitochondrial energy production in the failig heart[J].Biochim Biophy Actq，2013，1833（4）：840–847.

[25]Masoud WG，Ussher JR，Wang W，et al.Failing mouse heart utilize energy inefficiently and benefit from improved coupling of glycolysis and glycose oxidation[J]. Cardiovasc Res，2014，101（1）：30–38.

[26]Bay J，Kohkhass M，Maack C.Intracellular Na$^+$ and cardiac metabolism[J].J Mol Cell Cardial，2013，61：20–27.

[27]Mcclain DA.Hexosamines as mediators of nutrient sensing and regulation in diabetes[J].J Diabetes Complications，2002，16（1）：72–80.

[28]Hanover JA，Krause MW，Love DC.The hexosamine signaling pathway：O–GlcNAc cycling in feast or famine[J].Biochim Biophys Acta，2010，1800（2）：80–95.

[29]Hart GW，Slawson C，Ramirez–Correa G，et al.Cross Talk Between O–GlcNAcylation and Phosphorylation：Roles in Signaling，Transcription，and Chronic Disease[J].Annu Rev Biochem，2011，80（1）：825–858.

[30]Young ME，Yan J，Razeghi P，et al.Proposed regulation of gene expression by glucose in rodent heart[J].Gene Regul Syst Bio，2007，（1）：251–262.

[31]Ngoh GA，Watson LJ，Facundo HT，et al.O–linked beta–N–acetylglucosamine transferase is indispensable in the failing heart[J].Proc Natl Acad Sci U S A，2010，107（41）：17797–17802.

[32]Liao R，Jain M，Cui L，et al.Cardiacspecific overexpression of GLUT1 prevents the development of heart failure attributable to pressure overload in mice[J].Circulation，2002，106（16）：2125–2131.

[33]Li J，Kemp BA，Howell NL，et al.Metabolic Changes in Spontaneously Hypertensive Rat Hearts Precede Cardiac Dysfunction and Left Ventricular Hypertrophy[J]. Journal of the American Heart Association，2019，8（4）：e010926.

[34]Giannakidis A，Rohmer D，Veress AI，et al.Chapter 53：diffusion tensor MRI–derived myocardial fiber disarray in hypertensive left ventricular hypertrophy：visualization，quantification and the effect on mechanical function[M].In：Shenasa M，Hindricks G，Borggrefe M，Breithardt G，Josephson ME and Zipe DP，eds.Cardiac Mapping，4th Edition，Wiley，2012：574–588.

[35]Tran N，Giannakidis A，Gullberg GT，et al.Quantitative analysis of hypertrophic

myocardium using diffusion tensor magnetic resonance imaging[J].J Med Imaging（Bellingham），2016，3（4）: 46001.

[36]Lopaschuk GD，Karwi QG，Tian R，et al.Cardiac Energy Metabolism in Heart Failure[J].Circ Res，2021，128（10）: 1487-1513.

[37]Bertero E，Maack C.Metabolic remodelling in heart failure[J].Nat Rev Cardiol，2018，15（8）: 457-470.

[38]Lopaschuk GD，Ussher JR，Folmes CDL，et al.Myocardical fatty acid metabolism in health and disease[J].Physiol Rev，2010，90（1）: 207-258.

[39]Krahe T，Schindler R，Neubauer S，et al.^{31}P-Cardio-MR-spectroscopy in myocardial in sufficiency[in German][J].RoFo，1993，159（1）: 64-70.

[40]Neubauer S，Horn M，Cream M，et al.Myocardial phosphocreatine-to-ATP ratio is a predictor of mortality in patients with dilated cardiomyopathy[J].Circulation，1997，96（7）: 2190-2196.

[41]Casademont J，Miro O.Electron transport chain defects in heart failure[J].Heart Fail Rev，2002，7（2）: 131-139.

[42]Weiss RG，Gerstenblith G，Bottomley PA.ATP flux through creatine kinase in the normal，stressed，and failing human heart[J].Proc Natl Acad Sci U S A，2005，102（3）: 808-813.

[43]Heusch G，Libby P，Gersh B，et al.cardiovascular remodelling in coronary artery disease and heart failure[J].Lancet，2014，383（9932）: 1933-1943.

[44]Fukushima A，Milner K，Gupta A，et al.Myocardial energy substrate metabolism in heart failure : from pathyways to therapeutic targets[J].Curr Pharm Res，2015，21（25）: 3654-3664.

[45]Allard MF，Schonekess BO，Henning SL，et al.Contribution of oxidative metabolism and glycolysis to ATP production in hypertrophied hearts[J].Am J Physiol，1994，267（2 Pt 2）: H742-750.

[46]Zhang L，Jaswal JS，Ussher JR，et al.Cardiac insulin-resistance and decreased mitochondrial energy production precede the development of systolic heart failure after pressure-overload hypertrophy[J].Cric Heart Fail，2013，6（5）: 1039-1048.

[47]Mori J，Alrob OA，Wagg CS，et al.ANG Ⅱ causes insulin resistance and induces cardiac metabolic switch and inefficiency : a critical role of PDK4[J].Am J Physiol Heart Circ Physiol，2013，304（8）: H1103-1113.

[48]Zhabyeyev P，Gandhi M，Mori J，et al.Pressure-overload-induced heart failure

induces a selective reduction in glucose oxidation at physiological afterload[J].Cardiovasc Res，2013，97（4）：676–685.

[49]Bugger H，Schwarzer M，Chen D，et al.Proteomic remodelling of mitochondrial oxidative pathways in pressure overload–induced heart failure[J].Cardiovascular research，2010，85（2）：376–384.

[50]Ingwall JS.Energy metabolism in heart failure and remodelling[J].Cardiovasc Res，2009，81（3）：412–419.

[51]Neubauer S.The failing heart–an engine out of fuel[J].N Engl J Med，2007，356（11）：1140–1151.

第三章

心肌能量代谢治疗药物

第一节　概述

心肌能量代谢治疗指的是在不改变心率、血压和冠状动脉血流的情况下，改善心肌细胞能量代谢过程，使心肌细胞获得更多能量物质，保持细胞功能和完整性的治疗方法。心肌能量代谢治疗可促进人体自身产生更多的能源，消除代谢产物的不良影响，改善心脏病患者的症状及预后。心肌能量代谢药物的应用已经有近百年的历史，目前常用的心肌能量代谢药物有左卡尼汀、曲美他嗪、辅酶 Q_{10}、1，6- 二磷酸果糖以及磷酸肌酸等。根据心肌能量代谢过程在心肌细胞内发生的部位不同，一般将心肌能量代谢分为底物利用、氧化磷酸化、能量的转运和利用三大步骤，因此，也依据这些药物的作用靶点在细胞内的位置，将心肌能量代谢治疗药物同样分为作用于底物利用、氧化磷酸化、能量的转运及利用三大类别。药物的共同特点是都会增加心肌细胞内能量的生成。作用于底物利用环节的药物主要是：曲美他嗪、左卡尼汀、1，6- 二磷酸果糖；作用于氧化磷酸化环节的药物主要是：辅酶 Q_{10}；作用于能量转运和利用环节的药物主要是：磷酸肌酸。

优化心肌能量代谢的目的是通过抑制脂肪酸的摄取和（或）氧化，增加葡萄糖的氧化代谢，从而推迟或避免心肌细胞损伤，维持心肌细胞稳定，改善心肌缺血及心功能。而代谢性药物可突破传统抗缺血药物，在不改变血流动力学的的基础上，使心肌代谢方式向以葡萄糖为主转换，这样不仅可以降低氧耗，而且能预防细胞内乳酸和 H^+ 的堆积，并限制由于细胞内 pH 下降而造成的"能量浪费效应"。

一、心肌能量代谢治疗药物分类

1. 改变底物利用的药物　心肌细胞能量代谢的底物利用阶段指葡萄糖、脂肪酸等物质在细胞质内通过一系列的反应，代谢为乙酰 CoA 的过程。心脏可利用多种底物产生能量以满足全身供血的需求，如游离脂肪酸（FFA）、葡萄糖、乳酸、酮体和氨基酸等物质。正常情况下，心肌细胞的主要能量来源于脂肪酸（60% ~ 70%）和葡萄糖（30% ~ 40%）氧化磷酸化产生的ATP，极少量的能量由糖酵解和其他底物的氧化磷酸化产生。心肌细胞能量代谢的另一个特点是能量代谢具有灵活性，可根据心肌的能量负荷、底物供应及营养状态等情况利用复杂的调控网络来调整不同底物代谢的比例，达到能量需求，即ATP的动态平衡，从而维持正常的心肌细胞结构和功能。而在冠心病、心力衰竭等疾病状态，心肌细胞内ATP产生减少并影响细胞结构和功能。

左旋肉毒碱（L-carnitine）即左卡尼汀通过增加脂肪酸向细胞内转运而增加脂肪酸氧化磷酸化，使心肌细胞内ATP产生增多；曲美他嗪通过抑制脂肪酸氧化，进而增加葡萄糖氧化，在有限的氧供调节下，优先利用葡萄糖氧化产生ATP，因为葡萄糖氧化是更经济的产能方式，从而达到优化心肌能量代谢的目的；1，6- 二磷酸果糖是葡萄糖代谢过程中的中间产物，可以增加葡萄糖的氧化，进而促进心肌细胞内ATP的生成。

2. 氧化磷酸化药物　心肌细胞内代谢产生的乙酰CoA进入线粒体，经过电子传递的能量传递，生成ATP的过程被称为氧化磷酸化过程，这一过程发生在线粒体内。线粒体的结构和功能直接影响ATP的氧化磷酸化。

辅酶Q_{10}是一个经典的心肌细胞能量代谢治疗药物，它是线粒体电子传递链中一个正常存在的辅酶，外源性辅酶Q_{10}的补充可以增加氧化磷酸化的速率，进而提高ATP的产出。

3. 能量的转运和利用　心肌细胞的能量代谢产物ATP在线粒体内生成后，并不能直接转运出线粒体被利用，而是通过磷酸肌酸穿梭，以磷酸肌酸的形式转运出线粒体，在细胞质内，在肌酸激酶的作用下，再次生成ATP被用于细胞的收缩及各种离子泵的活动。这一过程称为能量的转运和利用。

由此可见，磷酸肌酸在心肌细胞的能量转运和利用中发挥关键性作用，是唯一的中间产物。因此，补充外源性的磷酸肌酸可以作为ATP的前体直接供能，是心肌细胞能量缺乏时最直接和最有效的治疗方式。

二、心肌能量代谢治疗药物的效果评价

心肌细胞能量代谢的治疗虽然有百年的历史，但是目前尚缺乏有效的临床评价指标，心肌细胞内的主要能量物质如ATP、PCR等分子量大、细胞内含量少，降解快，难以穿过细胞膜进入血液中，即使在细胞损失时有少量溢出，也会数秒降解，能够进入外周血液的微乎其微。活体心脏的能量测量如ATP、PCR等指标，目前只

能应用特殊配制的核磁共振或者 PTCT 测量，而这些需要特殊配制的仪器只是在极少数医院用于临床研究，并未用于普通患者。虽然小样本的研究显示心脏的主要能量组成 PCR/ATP 比值是一个评价心血管患者生存时间的准确指标，但是由于临床实施困难，难以普及。开发临床操作方便的心肌能量代谢功能的评价指标是目前该领域研究的瓶颈，尤其是应用血液、尿液等临床方便并且可以重复获得的标本评价心肌能量代谢情况。

大量的基础研究及动物实验中，心肌细胞和心脏组织容易获得，应用高压液相波谱、质谱等仪器均可以测量细胞和组织中的 ATP、PCR、ADP 等主要能量物质的含量；应用 Western Blot、免疫杂交等方法可以测量组织中能量代谢过程中各种酶的活性。而血液中可以检测到部分能量代谢的中间产物，但由于肝脏、肾脏、肌肉等多个器官都是能量代谢旺盛的器官，目前血液学中检测的指标尚难以判断器官来源，所以一般不作为心肌细胞能量代谢情况的评估参考依据。

三、心肌能量代谢治疗药物在心血管疾病指南中的推荐

由于临床疗效评估的困难，所以缺乏大规模临床随机对照研究的结果，目前心肌能量代谢治疗药物只在部分心血管疾病中得到指南的推荐，例如：

1. 冠心病指南　我国最新发布的冠心病指南中，如冠心病合理用药指南（第二版）、稳定性冠心病基层诊疗指南（2020）中，均将能量代谢治疗药物（曲美他嗪）列在其他药物中，内容如下：

曲美他嗪通过调节心肌能量底物，提高葡萄糖有氧氧化比例，能改善心肌对缺血的耐受性及左心功能，缓解心绞痛。可与 β 受体阻滞剂等抗心肌缺血药物联用。

改善能量代谢药物：心肌细胞能量代谢障碍在心力衰竭的发生和发展中发挥一定作用。能量代谢治疗是药物在不改变心率、血压及冠状动脉血流的前提下，通过改善心肌细胞的能量代谢过程，使心肌细胞获得更多的能量物质，来满足保存细胞完整性、实现其生理功能需要的一种治疗方法。与传统治疗方法不同，能量代谢治疗主要是促进人体自身产生更多的能源，同时消除代谢产物的不良影响，是对传统治疗的补充与完善。能量代谢过程中的 3 个环节是能量代谢治疗的关键点，分别为调节底物利用、刺激氧化磷酸化及促进三磷腺苷（adenosine triphosphate，ATP）转运和利用。改善能量代谢的药物在心力衰竭治疗方面进行了有益的探索，但尚缺少大样本的前瞻性研究，常用药物有以下几种：

（1）曲美他嗪：属于抗缺血性药物，可抑制长链线粒体 3- 酮酰辅酶 A 硫代酶活性，减少脂肪酸吸收和氧化，促进葡萄糖有氧氧化，进而提高心力衰竭患者的能量代谢效率。另外，曲美他嗪可通过增强丙酮酸脱氢酶（pyruvate dehydrogenase，

PDH）活性来促进葡萄糖有氧氧化，使糖酵解途径中的丙酮酸进入有氧氧化途径，继而改善心肌细胞的能量代谢。对缺血性心力衰竭患者，曲美他嗪可通过恢复血管内皮依赖性舒张功能、下调血浆炎性反应及心肌钙蛋白水平以减轻心肌损伤。冠心病合并心力衰竭患者应用曲美他嗪有助于改善其 LVEF、NYHA 心功能分级、运动耐量及生活质量，降低心血管再入院和远期死亡风险，故曲美他嗪可用于合并冠心病的 HFrEF 患者（Ⅰb 类，B 级）。对于帕金森病、帕金森综合征、震颤以及其他相关的运动障碍和严重肾功能损害者，禁用曲美他嗪。

（2）辅酶 Q_{10}：直接参与氧化磷酸化及能量的生成，并具有抗氧自由基及膜稳定作用。其在电子传递链中氧化还原物质之间转移电子，以此产生穿过生物膜的电子梯度，通过这一过程促进氧化磷酸化及电子的主动转移，由此形成机体能量贮存的主要物质 ATP，并通过减少心肌单磷酸腺苷（adenosine monophosphate，AMP）损失，提高 ATP 水平，减少钙离子流失，稳定细胞膜及维持钙离子通道完整。Q-SYMBIO 研究入选了 420 例 NYHA 心功能分级Ⅲ或Ⅳ级的心力衰竭患者，当时均正在接受标准的心力衰竭药物治疗，将其随机分为辅酶 Q_{10} 组（100mg，3 次 / 日，$n = 202$）和安慰剂组（$n = 218$）。治疗 2 年后，与安慰剂组相比，辅酶 Q_{10} 组的主要不良心血管事件发生率（15%：26%）、心血管病死率（9%：16%）及全因死亡率（10%：18%）均更低，并改善 NYHA 心功能分级。用法：辅酶 $Q_{10} \geq 20mg$，3 次 / 日。

（3）辅酶Ⅰ（NAD+）：心血管疾病过程中伴随辅酶Ⅰ（NAD+）代谢失衡。研究表明，补充辅酶Ⅰ（NAD+）可特异性提升组蛋白去乙酰化酶 Sirtuins 活性，对组蛋白进行去乙酰化修饰及由此产生的染色质重构与基因转录调控作用（即表观遗传调控作用），抑制心肌凋亡、纤维化、心肌肥大和恢复线粒体稳态，全面抑制心肌重构进程，有效改善心功能，延缓疾病进展。可用于治疗冠心病、心肌炎。

（4）左卡尼汀：又称左旋肉毒碱，属维生素类生理活性物质，是哺乳动物能量代谢中必需的体内天然物质。左卡尼汀早期在临床上较广泛地用于治疗血液透析后肉碱缺乏症。研究显示，大剂量左卡尼汀可改善合并严重心脏病的血液透析患者心力衰竭、心律失常、缺血症状及心功能，帮助患者更好地耐受血液透析治疗。

（5）注射用磷酸肌酸钠：磷酸肌酸是参与细胞能量代谢的重要物质之一，在氧化代谢减慢时为能量供给不足的心肌细胞提供 ATP 再合成的底物，临床上多将注射用磷酸肌酸钠用于治疗心肌损伤。

（6）雷诺嗪：结构与曲美他嗪类似，可减少脂肪酸氧化，提高葡萄糖有氧氧化和心肌 PDH 的活性，从而改变心肌能量供应，改善心功能。雷诺嗪还可用于冠心病心绞痛及心律失常的治疗。

2. 慢性心力衰竭指南　我国最新的心力衰竭指南（中国心力衰竭诊断和治疗指南 2018）中，将能量代谢治疗药物（曲美他嗪、辅酶 Q_{10}、辅酶Ⅰ、左卡尼汀、磷酸肌酸）列在其他治疗药物中，内容如下：

能量代谢：心肌细胞能量代谢障碍在心力衰竭的发生和发展中发挥一定作用，有研究显示使用改善心肌能量代谢的药物如曲美他嗪、辅酶 Q_{10}、辅酶Ⅰ、左卡尼汀、磷酸肌酸等可以改善患者症状和心脏功能，改善生活质量，但对远期预后的影响尚需进一步研究。

3. 急性心肌炎指南　我国关于儿童病毒性心肌炎的治疗指南近年来没有系统更新，只对部分诊断标准进行了修改补充，但 2018 年发布了儿童病毒性心肌炎中医诊疗方案（2018），在该方案的西药治疗部分，将能量代谢治疗药物列在其中，内容如下：

（三）西药治疗

参照《诸福棠实用儿科学》（第 8 版），采用卧床休息、镇静及镇痛处理、免疫抑制剂、免疫球蛋白、对症治疗（抗心律失常、抗心力衰竭），以及其他治疗，包括维生素 C、辅酶 Q_{10}、1，6- 二磷酸果糖、黄芪、抗病毒药物等。

四、本书所介绍的主要能量代谢药物

本书讲述了目前临床常用的心肌能量代谢治疗药物，将从药物的化学性质、药代动力学特征等方面展开讲述，基本如下：

1. 调节底物利用药物

（1）1，6- 二磷酸果糖：①化学性质；②药代动力学特征；③生理及药理作用；④用法和用量；⑤不良反应；⑥禁忌证；⑦药物的相互作用；⑧临床研究与应用。

（2）极化液：①组成及作用机制；②生理及药理作用；③不良反应；④临床研究与应用。

2. 抑制脂肪酸氧化的代谢调控的药物

（1）CPT1 抑制剂：哌克昔林、乙莫克舍。①化学性质；②药代动力学特征；③生理及药理作用；④用法和用量；⑤不良反应；⑥禁忌证；⑦药物的相互作用；⑧临床研究与应用。

（2）3-KAT 抑制剂：曲美他嗪。①化学性质；②药代动力学特征；③生理及药理作用；④不良反应；⑤临床研究与应用。

（3）降低游离脂肪酸含量的药物：烟酸。①化学性质；②药代动力学特征；③生理及药理作用；④用法和用量；⑤不良反应；⑥禁忌证；⑦药物的相互作用；⑧临床研究与应用。

（4）促进脂肪酸氧化的药物：左卡尼汀。①化学性质；②药代动力学特征；③生理和药理作用；④用法和用量；⑤不良反应；⑥禁忌证；⑦药物的相互作用；⑧临床研究与应用。

3. 促进氧化磷酸化的药物：辅酶 Q_{10}

（1）化学性质。

（2）药代动力学特征。

（3）生理及药理作用。

（4）用法和用量。

（5）不良反应。

（6）禁忌证。

（7）药物的相互作用。

（8）临床研究与应用。

4. 增加高能磷酸化合物的药物：磷酸肌酸

（1）化学性质。

（2）药代动力学特征。

（3）生理及药理作用。

（4）用法和用量。

（5）不良反应。

（6）禁忌证。

（7）药物的相互作用。

（8）临床研究与应用。

第二节　调节底物利用药物

一、1，6-二磷酸果糖

1，6- 二磷酸果糖（fructosel-1，6-diphosphate，FDP）也称为果糖二磷酸钠，是细胞内糖酵解过程产生的重要中间代谢产物，也是糖酵解过程中的催化剂，通过调节糖代谢过程中酶的活性产生药理作用。它天然存在于细胞内。自 20 世纪 80 年代，外源性 FDP 开始用于心脏疾病的辅助治疗，取得了良好的临床效果。外源性 FDP 可以通过稳定细胞膜、改善细胞能量代谢、抗氧化等多种作用，为多种因素导致的心肌缺血、缺氧提供细胞保护，是治疗冠状动脉粥样硬化性心脏病以及心肌炎、急性心肌损伤等疾病的重要辅助药物，同时具有不良反应小等优点，具有广泛临床应用前景。本节详细介绍果糖二磷酸的药理作用及心血管疾病的临床应用。

1. 化学性质　果糖二磷酸（分子式为 $C_6H_{11}Na_3O_{12}P_2 \cdot 8H_2O$，化学结构见图 3-1）在细胞内天然存在，通常以果糖 -1，6- 二磷酸三钠盐或果糖 -1，6- 二磷酸三钠盐＋水合物的形式存在。性状为白色结晶；微臭，味微咸；易溶于水，在乙醚、乙醇或丙酮中几乎不溶。

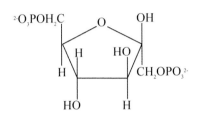

图3-1　果糖二磷酸的分子结构

2. 药代动力学特征　右旋 1，6- 二磷酸果糖（FDP）是糖酵解中间产物，在细胞中通过激活磷酸果糖激酶，丙酮酸激酶及乳酸脱氢酶来调节几个酶促反应。FDP 在不同细胞的浓度是不一样的，人红细胞中 FDP 的浓度为 6 ～ 10mg/L。血浆半衰期为 10 ～ 15 分钟。血浆中 FDP 的消除是由于其组织分布以及被红细胞膜和血浆中激活的磷酸酶将其水解产生无机磷和果糖所致。体内外生化学研究显示药理剂量的 FDP 可作用于细胞膜。促进细胞对循环中钾的摄取及刺激细胞内高能磷酸和 2，3- 二磷酸甘油的产生。另外，FDP 可减少机械创伤引起的红细胞溶血和抑制化学刺激引起的氧自由基的产生。

3. 生理及药理作用　当心肌缺血缺氧时，糖酵解成为产生能量的主要方式。1，6- 二磷酸果糖（FDP）作为糖代谢的中间产物和催化剂，参与糖酵解过程。糖酵解时，无论是葡萄糖还是 6- 磷酸果糖的分解都需要磷酸化，而磷酸化就必然消耗 ATP。果糖二磷酸的其中一个优势是，FDP 可以不经过耗能的磷酸化过程，直接进入病损细胞，参与糖酵解过程，减少心肌细胞的能量消耗；另外一个优势是，FDP 通过作为辅酶增强丙酮酸激酶活性，丙酮酸激酶是糖酵解过程中另一个关键酶。计算一下，FDP 进入三羧酸循环后产生 4 个 ATP，同时消耗 2 个 ATP，最终净产生 2 个 ATP。该过程最大优点在于不消耗氧。也就是说，从代谢产能的效率方面分析，1mol 葡萄糖参与糖酵解会产生 2mol ATP，而 1mol FDP 由于可以绕过耗能磷酸化过程，则可净生成 4mol ATP，并且 FDP 在糖酵解过程中产生的乳酸并无增加。正是

FDP 具有这些优势，所以 FDP 能够优化心肌能量代谢：①不需要经过耗能的磷酸化过程，可以直接进入病损细胞参与糖酵解，减少能源消耗；②减少氧自由基、组织胺等的释放，从而减轻这些有害物质对心肌细胞的直接损害；③加强红细胞韧性，增加红细胞在毛细血管中的变形能力，从而减少红细胞的聚集；④增加 2，3 二磷酸甘油（2，3-diphosphoglycerate，DPG）含量，从而提高红细胞携氧能力，改善微循环血氧供应；⑤改善心肌细胞活性，增强心肌收缩能力，最终改善心脏功能；⑥迅速分解腺苷酸释放 ATP，从而有效终止室上性心动过速；⑦稳定细胞膜，改善心肌自律性和传导性，减少心律失常的发生；⑧增加心脏搏出量，维持血流动力学稳定。

（1）维持细胞能量代谢的稳定性：糖代谢过程分为无氧酵解和三羧酸循环两部分。在机体缺氧或者无氧状态下主要通过糖酵解产生能量。糖酵解过程有 3 个关键酶，分别是己糖激酶、6- 磷酸果糖激酶 -1 和丙酮酸激酶。其中最为重要的是 6- 磷酸果糖激酶 -1，是糖酵解过程的限速酶。在缺血缺氧时，能量产生不足，糖酵解过程就会增加，这一过程的增加会导致各种酸性代谢产物的积累，最终可以引起酸中毒，导致磷酸果糖激酶的活性受到抑制。由于糖酵解过程的限速酶活性被抑制，糖酵解过程就会终止，最终细胞由于产能障碍而出现功能失调、细胞坏死。而 FDP 作为能量代谢的中间产物，可越过这一限速酶而直接参与无氧代谢，从而跳出这一恶性循环，增加 ATP 的生成，进而维持细胞膜稳定。另外，FDP 可以通过作为辅酶而加强糖酵解过程中另一个关键酶（丙酮酸激酶）的活性，进一步加强糖酵解产能。从产能效率上分析，与葡萄糖及 6- 磷酸果糖相比，FDP 由于不需要磷酸化即可参与糖酵解，每分子 FDP 可产生 4 分子 ATP，较葡萄糖净增加 2 分子 ATP，ATP 的生成显著增加，但两者参与糖酵解产生的乳酸是相等的。产能效率增加、而有害的酸性代谢产物并不增加，从而改善心肌代谢、保护心肌、维持心肌细胞的正常结构和功能，从而对缺血性心肌病、冠心病、心力衰竭、心律失常均能起到良好的辅助治疗作用。

（2）稳定细胞膜：细胞膜是细胞的屏障，能够保护细胞内环境稳定，使细胞内的一系列反应得以有序进行。在缺氧状态下，细胞膜的通透性改变，乳酸脱氢酶、K^+ 等外流，Ca^{2+}、Na^+ 等大量内流，破坏细胞膜的稳定性。目前研究已证实，外源性 FDP 可通过细胞膜，进入细胞内。外源性 FDP 进入细胞后，可以通过改变细胞内 H^+ 离子流动，维持细胞内 K^+ 离子的浓度，减少 K^+ 及乳酸脱氢酶等的外流。另外，在过氧化物灌注的离体心脏的研究中发现，FDP 有拮抗钙的作用，降低细胞外游离 Ca^{2+} 浓度，阻止乳酸脱氢酶的损耗，并催化丙酮酸激酶，产生能量，进入线粒体，从而维护细胞膜、溶酶体膜、线粒体膜的稳定性。还有一个是，外源性 FDP

具有很好的抗溶血作用，从而降低红细胞脆性，延长红细胞寿命，提高红细胞的携氧能力和抗氧化能力。

（3）抗氧化：在缺血缺氧时，细胞内能量代谢过程发生障碍，细胞色素氧化酶体系不能将氧还原成水。氧原子失去1个电子变成氧自由基而破坏细胞膜的结构和功能。氧自由基之所以具有杀伤力是因为：①生物膜的重要组成成分脂质发生过氧化，从而使生物膜通透性增加；②抑制膜蛋白活性，受体活性下降，进而使离子泵的功能降低，细胞信号传导系统发生功能障碍；③氧自由基还会损伤线粒体功能，生成ATP减少；④使蛋白质变性、失活，从而酶的活性减低，细胞产生自溶；⑤破坏血管壁的完整性，使其通透性增加，导致水肿和紫癜等；⑥大量氧自由基可致心肌细胞电活动异常，发生恶性心律失常，表现为室性心动过速、心室颤动等。目前研究发现，超氧化蛋白为一种新型的氧化损伤标志物，FDP主要通过浓度依赖的方式减少超氧化蛋白的产生，从而中和超氧化蛋白的氧化作用，最终降低氧自由基的过氧化杀伤作用。

（4）抗凋亡：细胞凋亡是细胞信号传导系统、酶的活性以及基因调节等综合作用的结果，机体内多种因子参与细胞凋亡的调控过程，具体机制还不清楚。细胞凋亡失控，可导致细胞不可逆损伤。目前研究已证实，能量代谢参与了细胞凋亡的调控过程，外源性FDP主要通过稳定细胞膜，改善缺氧状态下细胞的内环境，并且减少钙超载，从而阻断凋亡信号的传导通路，最终减少细胞凋亡的发生。

（5）改善微循环：主要通过以下3个方面实现：首先，在缺血缺氧时，红细胞的变形能力受到限制。目前研究发现，FDP可以降低红细胞脆性、增加红细胞的韧性，加强其在通过毛细血管时的变形能力。另外，FDP还可以抑制红细胞聚集，从而改善缺血缺氧时的微循环障碍。最后，由于FDP可以增加细胞内的2，3-二磷酸甘油酸（2，3-diphosphoglycerate，DPG）的生成，DPG的增加会促使氧合血红蛋白向组织细胞释放氧，使缺血缺氧的心肌得到更多的氧供。

（6）降低细胞内磷和细胞外游离钙水平：首先，缺血缺氧时，外源性FDP进入细胞，在细胞内生成ATP，参与心肌细胞能量代谢。FDP提供能量，促使Ca^{2+}-Mg^{2+}泵将Ca^{2+}泵出细胞外。另外，反复的缺氧、复氧过程会造成心肌细胞钙超载，FDP可以减少缺氧状态时细胞膜除极引发的Ca^{2+}内流。而FDP可以降低这种钙超载。Hassinen等人的研究观察了FDP对心肌能量代谢的影响，用^{31}P磁共振显示：细胞质无机磷降低，磷酸肌酸增加，心肌细胞外游离钙降低。与对照组相比，FDP组使静脉内磷酸盐及钠浓度增加，游离钙浓度显著降低。有实验证实，Krebi-Henseleit液中加入FDP后心肌细胞外游离钙降低约32%。Cargnoni等用原子吸收光谱进行的研究证明，连续应用FDP可以预防因缺血再灌注而引起的线粒体的"钙超负荷"。

（7）改善心功能：FDP可促进心肌细胞的糖的利用，增加心肌细胞内ATP的生成，进而加强心肌收缩力，改善心脏功能。心肌每搏输出量和射血分数增加，动脉平均压力增加，从而在机体缺血、缺氧的条件下，有助于维持血流动力稳定。

4. 用法和用量　儿童剂量：静脉滴注，70 ~ 160mg/kg，不可超过成人剂量。成人剂量：口服，每次 1 ~ 2g，每日 2 次或 3 次；静脉滴注，每次 5 ~ 10g，配成 2.5% ~ 10% 溶液，以速度大约为 10ml/min（1g/min）静脉滴入。治疗低磷酸血症的剂量，应根据磷酸缺乏的程度，以免磷酸超负荷，较大剂量建议每天分 2 次给药，伴有心力衰竭时剂量减半。

5. 不良反应　目前的相关研究提示不良反应少见，偶有过敏反应及过敏性休克发生。目前研究发现的不良反应多为一般过敏反应，表现为胸闷、气短、脸红、丘疹，停药后上述不良反应均可消失。另外，比较常见的不良反应为疼痛：静脉输注时引起的疼痛，部分患者表现地非常剧烈。循环往复的快速摩擦可以解除静脉输注时引起的疼痛。此外，利多卡因与 50% 硫酸镁的混合液湿敷也可以减轻疼痛。

6. 禁忌证　遗传性果糖不耐症患者，对本品过敏者、高磷酸血症及肾衰患者，对果糖过敏者禁用。果糖二磷酸由于其药物成分含有果糖及磷酸，故其不能用于遗传性果糖不耐受及高磷酸血症的患者。由于个人体质原因，偶尔可见过敏反应，一般停药均可缓解，必要时可给予抗过敏治疗。既往临床研究报告果糖二磷酸可致急性肾衰竭，虽比较罕见，但用药前需评估肾功能，肾功能不全者不建议使用。用药过程中及用药后建议及时监测肾功能，研究报告经停药、保护肾药物及血液透析等对症治疗，肾功能可恢复。

7. 药物的相互作用　宜单独使用，勿溶入其他药物。与洋地黄制剂具有协同作用；静脉给药时，本品粉针剂应使用专用溶剂溶解，注射液应单独使用，不能与pH 在 3.5 ~ 5.8 不溶解的药物共用，也不能与含高钙盐的碱性溶液共用。果糖二磷酸钠与多种药物存在配伍禁忌。存在禁忌的药物有：呼吸系统用药痰热清注射液、盐酸溴己新葡萄糖注射液等；消化系统用药有泮托拉唑、奥美拉唑钠、兰索拉唑、硫酸异帕米星注射液等；心血管疾病用药有丹参酮ⅡA磺酸钠、丹参多酚酸盐、门冬氨酸钾镁、呋塞米等；免疫功能调节剂有多烯磷脂酰胆碱、复方甘草酸苷；碱性药如碳酸氢钠注射液；抗病毒药如炎琥宁；肿瘤化疗药如盐酸表柔比星；抗生素如美洛西林钠、头孢地嗪、头孢唑肟钠、阿洛西林钠、头孢哌酮钠舒巴坦钠溶液、甲磺酸帕珠沙星等。以上存在配伍禁忌的药物配伍后多数表现为输液管内发生颜色变化或出现乳白色或棕色或红色浑浊絮状物，另外碳酸氢钠与之配伍后出现气泡，提示发生酸碱反应。对以上药品需要同时使用时，应分别滴注、并在两种药物应用之间输注少量生理盐水或者葡萄糖进行过渡是最安全、有效的办法。

8. 临床研究与应用 既往研究表明，放射性核素标记的 FDP 能够透过心肌细胞膜，并作为底物直接进入病损心肌细胞予以应用，因此 FDP 在心绞痛、心肌梗死、病毒性心肌炎、各种心律失常、心力衰竭、药物毒性心肌损伤等方面都有广泛应用。

（1）在冠心病心绞痛及心肌梗死中的应用：在缺血缺氧时，心肌细胞不能进行正常的有氧代谢，ATP 生成减少，心脏收缩力降低。研究发现，心肌的能量代谢底物和途径随心肌细胞的缺血严重程度而不同。当心肌发生轻度缺血时，心肌细胞的能量代谢过程未发现明显变化；当心肌发生中度缺血时，心肌细胞的糖酵解过程加强，脂肪酸的氧化分解过程增强，葡萄糖的氧化磷酸化受到抑制；当心肌发生严重缺血时，氧化磷酸化过程不能正常进行，糖酵解成为心肌能量代谢的唯一途径，糖酵解所产生的 ATP 成为维持心肌细胞活动的唯一能量来源。

20 世纪 80 年代 Markov 等进行的动物实验首先证实：外源性 FDP 对急性缺血心肌具有保护作用。随后，关于外源性 FDP 的心脏保护作用的系列相关研究不断深入，甚至拓展到了心外器官，如在肝脏、脑等的应用。Markov 等首先将急性心肌缺血犬模型分为外源性 FDP 组及葡萄糖对照组，结果显示，外源性 FDP 组较对照组左心室舒张末压及心输出量明显增加，同时增加了缺血区域内 ATP 的水平。这一研究揭示了外源性 FDP 可改善心肌缺血细胞的能量代谢。随后该研究团队又制作了失血性休克的犬模型，同样采用外源性 FDP 组以及葡萄糖对照组，结果显示在所有葡萄糖对照组的犬心电图检查中均有缺血表现，而外源性 FDP 组没有一例发现心肌缺血；外源性 FDP 组心肌细胞内 ATP 和磷酸肌酸水平接近正常水平，而对照组与心肌缺血时的水平接近。最终得出结论：外源性 FDP 对急性缺血心肌的保护作用是通过调节无氧酵解过程实现。Janz 等研究了犬急性心肌梗死模型，分别给予不同剂量浓度的果糖二磷酸静脉注射，对照组采用生理盐水静脉注射，结果发现：应用果糖二磷酸的组别心肌坏死的范围及缺血的程度均较对照组轻。这一研究证实了外源性 FDP 可使心肌梗死的坏死区缩小，证实 FDP 对心肌梗死治疗有效。

目前，国内学者开展了大量的对 FDP 在冠心病治疗中临床研究，均证实 FDP 对心肌梗死及心绞痛等冠心病治疗有确切疗效。杜世国等探讨 FDP 在急性心肌梗死治疗中的作用，采用 1，6- 二磷酸果糖 100ml，静脉滴注，1 次 / 日，7 天为 1 个疗程，分别于第 1 个疗程及第 3 个疗程结束后观察疗效。结果观察组近期有效率 85%，与对照组 67.5% 相比差异有统计学意义（$P < 0.05$）。观察组远期有效率 90%，与对照组 77.5% 相比差异无统计学意义（$P > 0.05$）。李小宇等观察了 FDP 对急性心肌梗死患者心肌再灌注的心肌保护作用，将 264 例急性 ST 段抬高性心肌梗死患者随机分为 FDP 组（135 例）与对照组（129 例），FDP 组于再灌注治疗前给予 FDP 10g 静脉滴注，观察再灌注后早期 ST 段恢复幅度、T 波倒置情况及住院期间重要心脏事件。结果发现 FDP 组较对照组术后 1 小时 ST 段恢复幅度大（$P < 0.05$），T 波倒置更早（$P < 0.05$）；FDP 组住院期间主要非致死性心脏事件发生率明显低于对照组（$P < 0.05$）。ST 段恢复幅度与 T 波倒置时间与住院期间非致死性心脏事件及死亡率密切相关。研究认为，FDP 应用于再灌注治疗早期，有助于抬高 ST 段的恢复及 T 波早期倒置。AMI 时心肌缺血、缺氧，线粒体功能损害，氧自由基增加，氧自由基就与细胞膜上的不饱和脂肪酸发生反应，生成脂质过氧化物增多，引起细胞膜的完整性和通透性发生改变，膜上离子通道和离子泵的功能失调，缺血心肌由可逆性损伤发展为不可逆性坏死，进而发生心律失常和心功能障碍。外源性 FDP 可以补充缺血心肌的能量供应，激活磷酸果糖激酶和丙酮酸激酶，促进糖酵解过程，增加心肌糖酵解生成 ATP 含量，促进钾离子内流，恢复细胞极化状态，稳定细胞膜，清除氧自由基。对缺血心肌和线粒体结构和功能的维持起重要作用。

（2）FDP 在病毒性心肌炎中的应用：病毒性心肌炎时心肌细胞发生能量的生成、转运及利用障碍，病毒本身和缺血缺氧产生的酸性物质和氧自由基均可以引起心肌线粒体超微结构的改变，出现线粒体肿胀、破坏，同时也可以引起参与三羧酸循环的酶活性降低、呼吸链复合物的活性降低、ATP 酶蛋白表达下降。

多项临床研究表明对病毒性心肌炎患者进行综合治疗的同时，加用果糖二磷酸钠，肌酸激酶（CK）、肌酸激酶同工酶（CK-MB）及肌钙蛋白 I（Tn I）水平显著下降，提示治疗有效。补充外源性 FDP，可以加速糖酵解过程，作用于细胞膜、激活膜上的磷酸果糖激酶和丙酮酸激酶，增加 ATP 浓度，同时促进细胞外钾离子内流，恢复细胞极化状态，进而改善心肌电传导。促进机体在缺血、缺氧、休克以及组织损伤和体外循环等状态下细胞的能量代谢，提高葡萄糖利用效率，抑制氧自由基和组织胺等有害物质的释放，改善心肌细胞的能量代谢过程，维持和改善心肌细胞结构和功能。国内较多的心肌炎临床治疗结果已证实，外源性 FDP 无论在小儿还是成人的心肌炎治疗中，均显著改善心功能，加快心肌酶的恢复以及心电图演变，显著改善预后。特别是在重症心肌炎合并心力衰竭的患者效果更为显著。

（3）在心力衰竭治疗中的应用：心脏能量代谢治疗尚未在心力衰竭治疗中足够重视，FDP 在心力衰竭中的治疗尚未得到广泛应用。FDP 是维持心肌细胞的重要能源物质，一方面提供能量；另一方面使 Ca^{2+} 分布均匀，减少心肌缺血再灌注时氧自由基的生成，从而使心肌过氧化损害减轻；并且 FDP 可减轻心肌再灌注时的钙超载，减轻钙超载引起的心肌强直挛缩，促进心肌收缩和舒张功能的恢复。

心力衰竭时，心肌发生氧供需失衡，心肌细胞主要获得能量的有氧代谢途径受阻，主要经过糖酵解过程提供 ATP。而糖酵解过程生成的乳酸时细胞内 pH 降低，磷酸果糖激酶活性下降，内源性 FDP 生成减少，心肌细胞能量供给减少，造成心肌收缩力减低、心输出量减少，左心室舒张末压升高。外源性 FDP 进入心肌细胞，一方面作为底物提高糖酵解的产能效率；另一方面作为催化剂激活磷酸果糖激酶的活性，进一步提高产能效率。不少临床研究发现，静脉给予外源性 FDP，增强左心室收缩功能、增加心输出量，帮助维持心力衰竭患者的血流动力学稳定。在过氧化物灌注的离体心脏的研究中发现，外源性 FDP 有较强的提高心脏收缩力的作用。多项研究表明，应用 FDP 后，左心室舒张末压降低，心脏指数升高，左心室每搏作功指数提高，心输出量明显升高，肺锲压、肺动脉压显著降低，左心室收缩功能明显增强。肺动脉压下降，对心率和平均动脉压无影响。其机制目前认为是 FDP 通过 Embden-Meyerhoff 过程增加能量的生成。

（4）在心律失常中的应用：国内的多项临床研究证实果糖二磷酸能够减少心律失常的发生，临床中已将果糖二磷酸用于各种心律失常的辅助治疗，并且在妊娠及小儿等特殊人群的心律失常治疗中也取得了较好的疗效。张霞、杨宝娣等临床观察了 COPD 慢性呼吸衰竭患者房性心律失常的发生率，结果发现应用 FDP 组房性心律失常发生率远远低于常规治疗对照组。于振海等观察了果糖二磷酸在妊娠期心律失常中的治疗作用，结果发现 FDP 治疗组有效率显著优于葡萄糖常规能量治疗组，差异有统计学意义。陆敏观察了 FDP 对室上性及室性期前收缩的治疗作用，对照组常规抗心律失常药物治疗，观察组在常规治疗基础上加用 FDP，结果发现有效率显著高于对照组。目前已知的 FDP 辅助治疗心律失常的可能机制有：

1）离子转运过程异常：心肌细胞内钾离子外流，胞内钾离子减少，胞外钾离子增多，动作电位时间缩短，发生心律失常。与此类似，细胞内钙离子增多也会引起心律失常。FDP 为钙泵提供能量，促进 Ca^{2+} 外流、K^+ 内流，恢复细胞膜的极化状态。

2）折返机制：在正常心肌，由于具有不应期，不能形成折返。当心肌缺血时，由于心肌细胞传导的不均匀为折返创造条件。应用外源性 FDP 能够稳定生物膜，减少溶酶体对细胞的破坏；促进钾交换，纠正细胞酸中毒，抑制自由基的产生，减少缺血 - 再灌注损伤。

（5）在药物相关心肌损伤中的应用：研究发现，阿霉素等药物可产生对心肌的毒性损伤，导致心肌细胞凋亡和坏死。FDP 可减轻阿霉素所致心肌损害，可能与其减少一氧化氮（NO）、氧自由基（ROS）等有害物质有关。

另一个常见的心脏毒性药物，夹竹桃因含有夹竹桃强心苷、洋地黄毒苷配基等，抑制 Na^+-K^+-ATP 酶活性，过量服用可造成高血压、室性心律失常等。外源性 FDP 组治疗在数小时内可帮助恢复窦性心律，血钾及血压均正常。外源性 FDP 对抗夹竹桃提取物造成的心脏损伤的机制可能是其能帮助恢复心肌细胞膜上 Na^+-K^+- ATP 酶活性。

另外，在普萘洛尔及维拉帕米中毒的大鼠心脏保护作用的研究中发现，在对中毒大鼠静脉给予不同剂量组的 FDP，结果显示 FDP 组均可改善普萘洛尔或维拉帕米中毒组大鼠的存活时间，机制可能与改善心肌细胞膜上 Na^+-K^+-ATP 酶活性有关。

（6）对手足口病所致心肌损伤：在手足口病中心肌损害治疗中应用 FDP，观察到明确的心肌保护作用，疗效显著优于常规治疗组。

（7）FDP 在外科手术中的作用：在以犬重度心肌挫伤为模型的动物研究中，外伤 30 分钟后给予 FDP 静脉滴注，能够明显减轻心功能受损程度，并加快恢复。另外一项研究，在心脏直视手术动物模型中，FDP 药物治疗的组别在主动脉开放后肌酸激酶（CK）、肌酸激酶同工酶（CK-MB）及肌钙蛋白 I（Tn I）等心肌损伤标志物的上升幅度比对照组明显降低，血浆超氧化物歧化酶（SOD）活性明显增高。这个研究表明，FDP 可有效改善心肌再灌注时的脂质过氧化反应，清除自由基，减轻缺血再灌注损伤。

国内外大量动物及临床研究均已证实，在瓣膜置换手术、冠状动脉旁路移植手术、肺部手术等，外源性 FDP 明确的存在心肌保护作用。国内学者的一项研究显示，对拟行心脏瓣膜置换手术的患者从体外循环机中加入外源性 FDP 溶液，FDP 组白介素 - 6（IL-6）、肌钙蛋白 I（Tn I）水平明显下降，而白介素 -10（IL-10）水平明显升高，也就是说，FDP 通过抑制炎症反应，从而保护缺血再灌注时心肌。另外一项国内研究发现，肺叶或肺段切除手术患者，术前给予 FDP 治疗，术后心律失常发生率及心肌酶学标志物升高的程度均较安慰剂组明显减低。

（8）在缺血缺氧性脑损伤中应用：FDP 在脑缺血等脑部疾病的临床应用的研究逐渐由动物实验开始拓展，多数研究研究认为 FDP 对缺氧缺血性脑损伤有保护作用。其机制可能为：减轻神经元和血脑屏障的损伤，降低丙二醛含量，使超氧化物歧化酶活性升高，改善缺血脑组织的能量代谢，降低细胞内钙离子浓度，减轻细胞内钙超载。国内有临床研究开始尝试应用 FDP 治疗新生儿缺氧缺血性脑病，结果显示治疗组的意识障碍、肌张力异常、原始反射等临床症状恢复时间均比对照组明显缩短，差异有统计学意义。

二、极化液

葡萄糖 - 胰岛素 - 钾盐（glucose-insulin-potassium，GIK）又称极化液，作为

一组经典而又传统的组合药物，主要是通过改善心脏能量代谢来保护缺血心肌细胞的，而且它也是最早用于针对心脏能量代谢的临床方法之一。GIK 作为一种细胞代谢调节剂，最早是在 20 世纪 60 年代由 Sodi-Pallares 等人在急性心肌梗死（acute myocardial infarction，AMI）患者中使用的，他们研究发现 GIK 不仅可以减少心肌梗死患者室性心律失常的发生率，而且可以提高 AMI 患者早期的存活率，其主要机制是增加心肌葡萄糖摄取和糖酵解。接下来的一些临床研究也发现，通过 GIK 治疗，不但缩小了 AMI 患者的心肌梗死的范围，同时改善了缺血后的心脏功能。在 20 世纪 70 年代由 Opie 再次进一步阐述了 GIK 的作用机制，认为 GIK 除了可以通过加强心肌细胞糖酵解途径而发挥作用，还可以通过降低血清中游离脂肪酸的浓度而产生心肌细胞保护作用。随着对 GIK 临床研究的回顾性分析以及通过基础方面的研究，科学家发现，GIK 还具有许多新的作用机制，如抗炎症因子、抑制细胞凋亡、改善微循环、促进细胞修复以及提高心率变异性等多种心血管的保护机制。同时，随着对 GIK 的深入研究，多种改良 GIK 应运而生，在临床中发挥了越来越多的作用。然而近些年一些大型的荟萃分析（Meta 分析）的研究发现，在心肌缺血的早期治疗中应用 GIK 没有显示可以减少心肌梗死面积，而实际上还可能会增加死亡率。因此，似乎 GIK 疗法的代谢调节在急性心肌梗死的治疗中并不是有益的，所以指南中也并未有相关推荐。

1. 极化液的组成及作用机制　GIK 对心肌代谢有一定的影响，根据目前临床中常用的极化液中成分的不同，大致可以归纳为五种类型，下面分别介绍：

（1）常规极化液（G-I-K）：10% 氯化钾 1.0g 和胰岛素 10U 加入 10% 葡萄糖液 500ml 中静脉滴注。每日 1 ~ 2 次，7 ~ 14 日为 1 个疗程。

1）调节心肌细胞葡萄糖的分解代谢过程：糖酵解过程：葡萄糖是心脏能量代谢的最主要的底物之一，而通过糖代谢所产生的三磷腺苷（adenosine triphosphate，ATP）合心脏 ATP 总量的 30% ~ 40%。葡萄糖的分解代谢是心肌细胞葡萄糖代谢的中心环节。在有氧的条件下，葡萄糖在心肌细胞的主要代谢去向是通过糖酵解途径产成丙酮酸，而这个过程是在胞液中进行的，接下来丙酮酸在线粒体膜蛋白的协助下进入线粒体内再进行氧化脱羧反应，生成的乙酰 CoA 再通过三羧酸循环进行彻底的氧化分解，最终被氧化成二氧化碳和水，葡萄糖被彻底的氧化同时也释放出了大量的能量。其中在葡萄糖分解氧化的糖酵解途径中，有两处底物水平磷酸化来产生 ATP 的过程，在这两处反应过程中 ATP 的产生是不需要氧气参与的。而葡萄糖水解代谢过程中由糖酵解产生的能量也是无氧条件下代谢产能的主要方式，其糖酵解途径的最终产物是乳酸（图 3-2）。

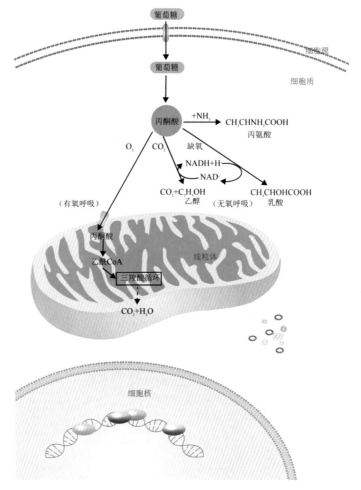

图3-2 糖酵解途径

虽然糖酵解过程产生的能量很少，只是有氧代谢产能的 5.6%，但是这一无氧代谢途径在急性心肌缺血缺氧时，对维持心肌细胞膜系统的完整性有着非常重要的意义。当冠状动脉血流突然减少或中断时，氧气供应也会随之减少或中断，当储存于心肌细胞中的氧气被利用之后，氧化磷酸化过程就会停止，随之无氧糖酵解将成为新的 ATP 的唯一来源。在心肌缺血的早期阶段，心肌细胞可以在氧需求和氧供应之间建立一种新的平衡，它主要通过无氧代谢的上调和收缩作用的下调，用糖酵解途径产生能量来完成。葡萄糖有氧氧化：糖酵解作为一种缓冲机制，在有足够的底物时，可支持心脏的功能和代谢的恢复。葡萄糖有氧与脂肪酸相比，葡萄糖的磷酸化/氧化比值高，缺血心肌葡萄糖摄取增强，即葡萄糖充分利用了有限的氧气。

2）调节葡萄糖的转运过程：胰岛素调节葡萄糖转运：虽然葡萄糖是机体的主要燃料，但葡萄糖不能直接扩散进入细胞内。细胞外葡萄糖的摄取受跨膜葡萄糖梯度和胞质膜上葡萄糖转运子活力的控制。心肌细胞膜上分别有两种葡萄糖转运子：葡萄糖转运蛋白1（glucose transporter 1，GLUT1）和葡萄糖转运蛋白4（glucose transporter 4，GLUT4），以后者为主。两种转运子都分布在肌浆网膜和细胞内微粒体的囊上。细胞摄取葡萄糖的能力依赖存在于肌浆膜上的葡萄糖转运子的量。胰岛素可以使GLUT1和GLUT4从细胞内转运至肌浆膜，从而增加了膜的葡萄糖转运功能。实验表明，胰岛素的作用和中度缺血对葡萄糖转运和摄取的作用呈相加，即胰岛素可以显著增加缺血心肌的葡萄糖摄取（图3-3）。胰岛素也还可以促进骨骼肌、脑垂体等许多组织对葡萄糖的摄取，它还可以降低血液中钾离子浓度以及氨基酸和脂肪酸含量；当心肌细胞缺血损伤时，钾离子外逸，心肌能量供应相对不足，极化液除了可以提供葡萄糖产生能量的同时，还可以通过提供胰岛素促进细胞外钾离子向心肌细胞内移动，从而改善了缺血心肌的能量代谢。

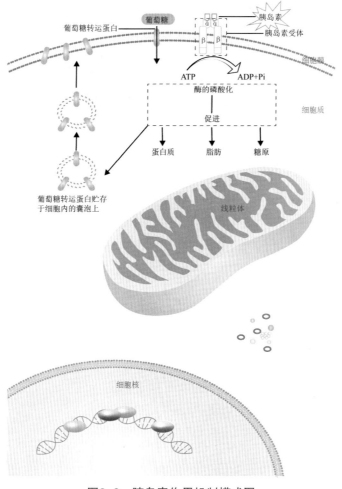

图3-3 胰岛素作用机制模式图

葡萄糖浓度调节转运：心脏摄取葡萄糖的速率也取决于心肌细胞外组织间液内的葡萄糖浓度。细胞间质葡萄糖浓度是跨膜梯度的主要决定因素，也是跨膜葡萄糖梯度的驱动力。当心肌缺血时，细胞间质内葡萄糖浓度下降与葡萄糖转运到组织下降成一定比例，因此，冠状动脉血流下降使细胞膜转运葡萄糖能力增加，但同时细胞外可以转运入细胞内的葡萄糖量也减少。研究发现，心肌缺血使间质的葡萄糖浓度急剧增加，心肌对葡萄糖的摄取急增，即使血浆内缺乏胰岛素。因此，GIK 治疗时产生的血糖升高经增加的细胞间质葡萄糖浓度而最终增加心肌细胞葡萄糖摄取。葡萄糖进入细胞后，通过磷酸化途径生成 6- 磷酸葡萄糖，然后通过糖酵解途径形成丙酮酸。丙酮酸脱羧反应是糖氧化过程中的关键而不可逆的步骤，它由丙酮酸脱氢酶（pyruvate dehydrogenase，PDH）催化。丙酮酸氧化速率依赖 PDH 磷酸化的程度，而且受线粒体内底物浓度的影响（图 3-4）。GIK 激活 PDH 增加丙酮酸氧化。

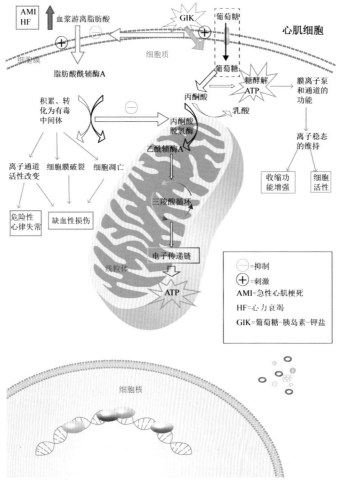

图3-4　心脏的代谢途径和GIK提供的代谢支持

3）抑制心肌细胞脂肪酸氧化：心肌内脂肪酸氧化的关键控制部位是线粒体对脂肪酸摄取的多少，这一过程的关键酶是卡尼汀肉碱棕榈酰基转移酶1（carnitine palmitoyl transferase 1，CPT1）。丙二酰 CoA 是 CPT1 的强烈抑制剂，即脂肪酸氧化的强烈抑制剂。它由乙酰 CoA 羧化酶（acetyl CoA carboxylase，ACC）催化而成。ACC 反过来由 AMP 激活的蛋白激酶（AMP-activated protein kinase，AMPK）调节。它可以磷酸化和抑制心肌内 ACC 的活力。近来实验证明，胰岛素抑制心肌内 AMPK 活性。血浆胰岛素浓度的增加还能抑制皮下脂肪储备中释放游离脂肪酸，迅速降低血浆游离脂肪酸浓度，降低心脏脂肪酸氧化的速率，从而缓解了脂肪酸引起的丙酮酸氧化的抑制，减少了中性脂肪滴在缺血心肌中堆积，GIK 也即经抑制脂肪酸氧化间接激活 PDH。因此，当使用胰岛素增加葡萄糖代谢时，AMPK 可以出现下调脂肪酸氧化的反应，使心脏内的脂肪酸氧化和葡萄糖代谢相互协调（图3-5）。但是也有观点认为，使用 GIK 而摄取的葡萄糖在代谢过程中会增加心肌耗氧量，其所产生的乳酸更会加重缺血心肌的损伤。随着研究的深入，学者发现缺血心肌梗死区域并不是之前大家所认识的"零灌注"，其实梗死区域内存在着一定程度的侧支循环，约占非梗死区域15%，而这个灌注量足可以使缺血心肌产生的乳酸等代谢产物进行清除，并且也足可以进行氧化代谢产物的传送。

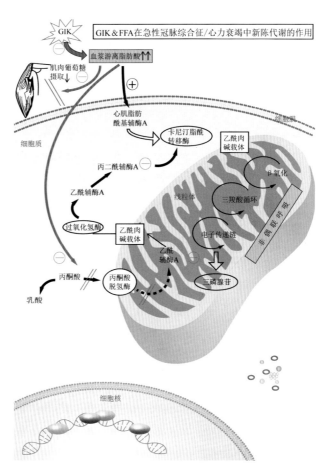

图3-5 GIK对游离脂肪酸（FFA）代谢的影响

4）调节心肌细胞 K^+ 内流：心肌细胞膜通过跨膜通透和离子转运途径使细胞膜内外可以保持一定的电位差。静息状态下，细胞膜内为负电位。这是由于此时细胞膜对 K^+ 的通透性高，从而 K^+ 可以顺着化学梯度由细胞内向外转移，而细胞膜对

Na⁺ 的通透性是低的，Na⁺ 由外向内转移甚少，从而使细胞外电位高于细胞内。维持静息膜电位需要依赖钠 – 钾泵逆离子梯度将 3 个 Na^+ 泵出细胞外，而把 2 个 K^+ 泵回细胞内。这种心肌细胞膜进行周期性地除极和复极过程，其细胞膜所产生的电位变化，我们称为动作电位，它包括 0 相（除极过程）、1 相（快速复极初期）、2 相（平台期）、3 相（快速复极末期）、4 相（静息期）（图 3-6）。心肌细胞的除极过程主要通过 Na^+ 和 Ca^{2+} 的内流以及 K^+ 的外流进行离子交换，为了使心肌细胞内重新恢复到极化状态，除极之后的复极过程必须依靠钠 – 钾泵来完成，而这个过程是通过 ATP 供能来完成的，它通过排出 Na^+ 和 Ca^{2+}，然后摄回 K^+，最终使细胞内外离子分布再次恢复到极化状态，也就是我们常说的静息状态。当心肌能量代谢出现异常时，引起心肌细胞内外离子浓度的改变，促使细胞内 K^+、Mg^{2+} 浓度的下降，Na^+、Ca^{2+} 浓度的升高，0 相上升速度和幅度的降低，电传导减慢，导致传导阻滞的发生。补充外源性的 K^+、Mg^{2+}，有利于细胞膜的稳定，防止心律失常的发生。

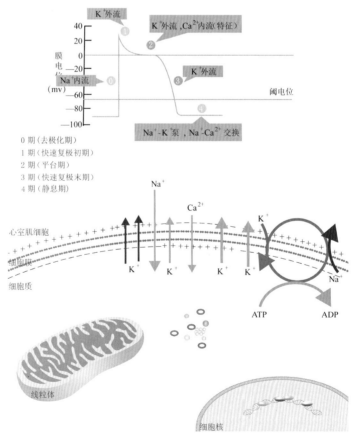

图3-6　心室肌细胞动作电位和主要离子流示意图

5）GIK 对心肌细胞凋亡的抑制作用：研究表明，心肌缺血 - 再灌注损伤不仅与心肌细胞内钙超载、氧自由基的生成等因素密切相关，而且还与心肌细胞的凋亡有关。Jonassen 等发现 GIK（主要是胰岛素）可明显减少缺血 - 再灌注时对新生大鼠心肌细胞造成的凋亡，从而推论 GIK 可能还通过抑制由缺血 - 再灌注引起的细胞凋亡来保护缺血心肌，并且这种保护作用是通过丝氨酸 / 苏氨酸激酶（Serine/threonine kinases，Akt）和磷酸肌醇 -3- 激酶（phosphinositide 3-kinase，PI3K）途径作用的。胰岛素通过 PI3K 通路激活磷脂酰肌醇 3' 从而增加一氧化氮合酶的产生，且可以抑制超氧化物阴离子产生，所以胰岛素作为一种能有效激活 PI3K/Akt 的抑制剂，Akt 作为生存信号，是这条通路的关键，它能对心肌细胞起到活化作用。心肌细胞上的胰岛素受体与 GIK 主要成分胰岛素结合后，经过 PI3K/Akt 途径而激活 Akt，从而起到抗细胞凋亡、促进细胞修复和生存的作用。马兰香等研究发现，在家兔心肌缺血 / 再灌注过程中，心肌缺血早期给予 GIK 治疗，减弱自杀相关因子（factor associated suicide，Fas）蛋白表达，增强 B 淋巴细胞瘤 -2（B-cell lymphoma-2，Bcl-2）基因，可有效降低细胞凋亡指数。从而得出结论，GIK 能抑制心肌缺血 / 再灌注过程中损伤的心肌细胞异常凋亡。

6）GIK 在心肌缺血中的抗炎作用：炎性因子是许多心血管疾病发生发展中的重要的递质。其中肿瘤坏死因子（tumor necrosis factor-α，TNF-α）为许多炎性因子中的一种，它具有杀伤肿瘤细胞、损伤血管内皮细胞等多重生物学效应。心肌缺血时，TNF-α 于受损伤早期分泌，可直接以剂量依赖方式减弱心肌收缩力。同时，TNF-α 还可以诱导释放其他炎性递质，促进内皮细胞以及中性粒细胞的黏附聚集，堵塞缺血区域的微血管，从而导致心肌细胞损伤。因此，抑制 TNF-α 生成对于保护缺血心肌至关重要。1985 年，Satomi N 在动物实验中发现，给小鼠施用外源性胰岛素有抑制 TNF-α 生成的作用。在培养基中添加胰岛素可抑制小鼠腹膜渗出细胞中 TNF-α 的生成，提示胰岛素可阻断巨噬细胞中 TNF-α 的生成。白介素 -10 是另外一种强而有力的抗炎因子，可抑制 TNF-α、白介素 -6 等多种促炎细胞因子的表达，最终起到下调炎症反应的作用。李嘉等在心肌缺血再灌注时给予 GIK，发现 GIK 能够减少促炎因子 TNF-α 的产生，而同时增加抗炎症细胞因子白介素 -10 产生的双重功效。

（2）镁极化液（G-I-K-M）：10% 氯化钾 1.0g、胰岛素 10U 及 10% 硫酸镁 10 ~ 20ml 分别加入 10% 葡萄糖液 500ml 中静脉滴注。每日 1 次，7 ~ 14 日为 1 个疗程。

近年来随着对镁的生理、病理作用及其对心肌电生理效应的研究，镁在心血管疾病中的治疗作用日益受到重视。它参与了心肌细胞内许多生化反应，它通过激活 Na^+-K^+-ATP 酶以及促进心肌腺苷环化酶活化途径，对于维持线粒体和心肌细胞膜的完整性、抑制细胞内钾离子的外流有着非常重要的作用，而且还可以促进细胞的氧化磷酸化反应，同时，它也是一种天然的生理性钙拮抗剂，可以抑制细胞外钙离子快速内流。凡是与 ATP 有关的酶促反应均需要镁离子的参与，所以镁离子被大家认为是体内能量的储存、转换以及利用的重要枢纽，由于缺镁可以导致 Na^+-K^+-ATP 酶活性降低，ATP 生成障碍，从而使细胞供能受损，致使心肌细胞的 Na^+-K^+ 跨膜运转以及心肌兴奋 - 收缩耦联活动的异常，最终导致了心脏收缩功能的下降。应用含镁极化液，借助葡萄糖和胰岛素作用可以将外流的钾离子向细胞内转移，纠正低钾、低镁，使血清镁增加的同时，也使心肌细胞内镁离子同时增加，纠正缺镁所导致的心肌电活动的异常，通过降低血 K^+ 浓度，还可以促使缺血损伤的心肌恢复到极化状态，抑制折返发生，从而发挥减少心律失常发生的作用；镁还可以扩张外周血管，缓解支气管痉挛，减轻心脏的前后负荷，同时镁还具有增强心肌收缩力的作用，对于洋地黄中毒发生也有很好地预防作用。镁极化液应用一般无不良反应，只要肾功能正常，不会引起高钾和高镁血症。

（3）强化极化液：10% 氯化钾 1.0g、胰岛素 10U 和 L- 门冬氨酸钾镁 20ml 分别加入 5% ~ 10% 葡萄糖液 300 ~ 500ml 中静脉滴注，每日 1 次，7 ~ 14 日为 1 个疗程。

早在 20 世纪 70 年代，门冬氨酸钾镁就开始应用于临床工作中，作为一种螯合剂，门冬氨酸对细胞的亲和作用非常强，当它与金属离子结合后，分离速度变慢，所以它可以作为载体使钾、镁离子重新返回细胞内。钾、镁离子作为人体内重要的阳离子，在维持细胞的极化状态方面钾离子是必需的，而镁离子又是体内许多酶系中的辅酶，所以参与了多种代谢过程，它可以通过提高细胞内钾、镁离子的浓度而发挥作用；另外，它还参与了细胞内三羧酸循环（图 3-7）。对于慢性心力衰竭患者，常常因为长时间的胃肠道淤血导致食欲不佳，造成食物摄入不足，加上往往需要长期的反复应用利尿剂来缓解症状等因素，合并电解质紊乱变得比较常见，其中约有一半的患者合并低钾血症的发生，又有高于 40% 的患者合并低镁血症的发生，对这类患者给予镁离子载体后就会通过 Na^+-K^+-ATP 泵载体以及 L- 门冬氨酸钾镁双重作用来帮助钾离子重新返回细胞内，从而使缺血的心肌细胞很快恢复到静息状态，与原极化液相比有更强的作用能力，对于纠正电解质紊乱非常重要。

（4）高浓度极化液：10% 氯化钾 1.5g、胰岛素 20U 加入 10% 葡萄糖液 500ml 和 50% 葡萄糖 60ml 静脉滴注，每日 1 次，7 ~ 14 日 1 个疗程。

钾离子在保持心肌细胞处于极化状态，同时维持正常的生理功能方面有着非常重要的作用。对于重症监护病房的危重患者，机体的内环境稳态常常处于严重失调的状态，维持机体渗透压的平衡有着非常重要的地位。而常规极化液所能提供的钾离子浓度和热量已经完全不能满足一些重度损伤的心肌细胞恢复到极化状态，因

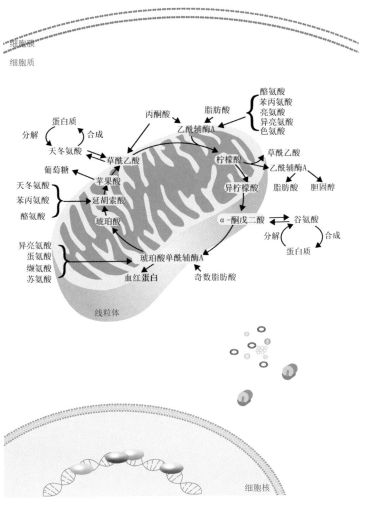

图3-7　三羧酸循环

此提高常规极化液的浓度，一方面可以通过大量输入葡萄糖提供较多的热量；另一方面还可以保持较高浓度的钾离子水平，可以纠正细胞内钾离子的失衡，以维持细胞内钾代谢的平衡，促进缺血心肌细胞很快恢复到极化状态。由于胰岛素也是影响钾、钠跨膜细胞转运的主要激素，所以高剂量胰岛素的应用在促进细胞内外钠离子、钾离子达到平衡状态方面也发挥了非常重要的作用。

（5）简化极化液：L-门冬氨酸钾镁 20ml 加入 10% 葡萄糖液 500ml 中静脉滴注，每日 1 次，7 ~ 14 日为 1 个疗程。

综上所述，常规极化液、镁极化液、强化极化液及高浓度极化液中都含有胰岛素和氯化钾，特别是在高浓度极化液中两者的含量更高，而且在临床应用的过程中，输入胰岛素容易造成低血糖的发生，有时甚至会造成生命危险。而且对心脏传导系统来讲，钾本身也有着明显的抑制作用，所以对于缓慢性心律失常患者，还有传导阻滞的患者，除非有低钾血症的证据外，一般都不应该进行补钾治疗，因此也就限制了极化液在临床中的广泛应用。但是，当门冬氨酸钾镁的浓度＜10%时，它对血清中钾离子和镁离子的浓度影响会比较小，所以对心脏传导系统的抑制作用也就很不明显，因此单独应用 L-门冬氨酸钾镁既能起到促进钾离子进入心肌细胞内，保持心肌细胞处于静息状态，又能防止低血糖的发生以及对心脏传导系统的抑制作用，故临床应用简单、安全。

2. 生理及药理作用

（1）对缺血心肌的研究：心肌缺血时，有氧代谢开始下降，而无氧糖酵解则成为心肌细胞 ATP 产生的主要来源。尽管 ATP 的产生更依赖于无氧糖酵解，但由于冠脉血流的下降，心肌细胞的葡萄糖供应也出现显著的下降。在低血流灌注的犬的心肌缺血动物模型中发现，胰岛素和细胞缺血都能刺激 GLUT1 和 GLUT4 转移到质膜，因此，可以促使心肌细胞摄取葡萄糖量增加，而且胰岛素和细胞的缺血还可以促使葡萄糖转运子的转位和心肌细胞对葡萄糖的摄取增加。缺血时胰岛素通过对葡萄糖的摄取和糖酵解中酶的作用而增加了无氧糖酵解的量，从而促进 ATP 的产生。而 ATP 的产生有益于维持重要的细胞膜功能如钙离子和钠离子的内环境的稳定。

（2）对再灌注损伤心肌的保护作用：再灌注时心肌细胞的有氧代谢迅速恢复以及脂肪酸氧化的恢复成为了心肌能量代谢的主要来源。再灌注时，脂肪酸氧化的优势使心肌细胞葡萄糖的利用开始下降，尤其是葡萄糖氧化受抑制的程度大于糖酵解，从而使得葡萄糖氧化和糖酵解失耦联增加，并导致了 H^+ 产生的增加。而 H^+ 产生的增加被认为是造成心肌缺血再灌注时心肌细胞发生功能障碍以及收缩效率下降的一个重要原因。再灌注时，GIK 的主要优点就是降低循环中游离脂肪酸水平，同时胰岛素还可以通过抑制 AMPK 直接减少脂肪酸氧化，最终的结果是再灌注时心肌细胞的葡萄糖利用率的提高，葡萄糖氧化的增加，从而使葡萄糖氧化和糖酵解的失耦联得到改善，H^+ 产生的下降从而促进了心肌细胞功能的改善。除此以外，GIK 还可以直接刺激再灌注心肌细胞对葡萄糖的摄取。

3. 不良反应　GIK 治疗安全性很高，它的不良反应轻微，一般不会危及生命。目前它常见的不良反应包括：静脉炎、高血糖、低血糖，轻度者约 16.8%，但重度者仅 2%；采用中心静脉途径输入时，有可能出现高血钾症、低血糖症、低磷血症等并发症，而严重及长时间的低磷血症或者高血钾症都会导致严重后果。正因为如此，严重的高血糖、低血糖、高血钾以及低磷血症的患者应谨慎输注，如若需较长时间使用 GIK，则应不间断监测血糖、血钾和血磷。综合以上，在临床应用过程中，不能静脉推注，也不能静脉滴注过快，以防发生传导阻滞，同时建议患者静脉滴注 GIK 前应先进餐，防止空腹滴注引发低血糖反应。

4. 临床研究与应用

（1）GIK 在缺血性心脏病中的临床应用：GIK 在临床上运用于心肌梗死等缺血性心脏病的辅助治疗已有 40 多年的漫长历史，但是由于 GIK 的使用时间、剂量、种类各异，临床研究结果也有差异，所以，对 GIK 的疗效近年来也存在争议。Sodi-Pallares 等在 1962 年开始应用极化液治疗 AMI，随后该药物逐渐受到临床领域的重视。Father-Ordoubadi 等在 1997 年将 30 年来有关 GIK 疗效的 1932 例心肌梗死患者临床报告进行了荟萃分析，发现使用 GIK 可使患者病死率降低。同样是在 1997 年进行的糖尿病对急性心肌梗死的影响（diabetes mellitus insulin glucose infusion in acute myocardial infarction，DIGAMI）临床试验中，对 620 例合并 2 型糖尿病的急性心肌梗死患者，除了接受链激酶溶栓治疗的同时，并随机接受葡萄糖加胰岛素输注，然后长期皮下注射胰岛素，分为标准治疗组和胰岛素强化治疗组，结果发现，葡萄糖加胰岛素的强化治疗组，在随访 3 个月时有降低死亡率的趋势，在 1 年时能降低相对死亡率 29%，（$P = 0.027$）；在大约 3.4 年的随访中发现，强化治疗组较常规的标准治疗组病死率降低了 11%，同时该试验结果还指出，患者越早接受 GIK 治疗，效果越明显。研究拉丁裔心脏病学（estudies cardiologicos latinocamerca，ECLA）试验也是一项非常有意义的研究，该研究观察了 252 例成功再灌注的 AMI 患者。研究结果显示，GIK 治疗后住院死亡率下降了 66%，绝对死亡风险由 15.2% 降至 5.2%，严重心力衰竭、心室颤动的发生率呈下降趋势，电机械分离的发生率显著降低。Addo 等的研究证实，患者在接受经皮冠状动脉介入（percutaneous coronary intervention，PCI）治疗后，极化液可以一定程度上促进游离脂肪酸氧化，对脂肪的分解产生抑制作用，从而减少血清中游离脂肪酸浓度（free fatty acid，FFA）。在恢复心肌细胞膜的极化状态时，高浓度 FFA 被公认为是心肌缺血或心肌梗死时的不利原因之一，而葡萄糖和氯化钾可以提供细胞能量，从而可以促使缺血心肌细胞的存活。巴里亚那仁汗等对 34 例急性心肌梗死患者在常规抗血小板聚集、降脂、抗凝、吸氧、抗心律失常等基础上给予极化液治疗，研究发现极化液组的室性心动过速、房室传导阻滞的心律失常发生率和病死率均明显低于对照组。窦晓语研究发现，给 AMI 患者应用不同浓度的极化液治疗，高浓度极化液组与常规极化液组比较，高浓度极化液组能够更明显的减少 AMI 后心力衰竭以及心律失常的发生率。朱俏萍等也研究发现，极化液联合美托洛尔治疗可以显著改善急性心肌梗死患者自主神经功能的失调，阻断交感活性对心脏的不良作用，有效降低病死率，减少出院后心绞痛、再梗死、心力衰竭等发生。然而 Jin PY 等对急性冠脉综合征（acute coronary syndrome，ACS）患者使用葡萄糖 – 胰岛素 – 钾疗法进行的荟萃分析显示，无论在症状发作后 ≥ 3 小时还是 < 3 小时内，在 ACS 患者中给予 GIK 均不能显著降低死亡率。Sadegh Ali 对来自多个大型随机试验的 2 万多名 PCI 患者进行 Meta 分析，研究发现，GIK 治疗未能降低 PCI 后再次心肌梗死、心搏骤停、心源性休克的发生率。有关氯吡格雷和阿司匹林的最佳剂量策略试验（optimal dosing strategies for clopidogrel and aspirin，OASIS）也是一项大规模的多中心随机试验，与对照组比较，GIK 的使用不仅对接受 PCI 的患者无效，而且还会导致死亡率增加。研究表明显示，在急性心肌梗死时，入院时患者的血糖水平是死亡风险的强预测指标，GIK 会增高平均血糖和血钾水平，GIK 应用后增加的死亡风险可能与给药后相关并发症如低血糖、高血糖、高钾血症有关，特别是在患有代谢紊乱、未控制的糖尿病患者及心律失常的高危患者中，GIK 的应用不当，可能导致不良的临床结局。大量的研究表明，在心肌缺血的情况下，葡萄糖摄取和糖酵解增加，而葡萄糖氧化相关的过度糖酵解实际上可能导致缺血时心脏效率的降低。因此，GIK 治疗后心肌糖酵解相对于葡萄糖氧化的不成正比的增加可能有助于解释这些不同的临床结果。

（2）GIK 在心力衰竭患者中的应用：在正常心肌，对葡萄糖的利用主要通过三羧酸循环进行的有氧氧化，而心力衰竭早期，ATP 的减少，二磷腺苷、磷酸腺苷的增加使心肌中糖原分解和葡萄糖摄取增加，以及己糖激酶等糖酵解限速酶表达，促使糖酵解的作用增强，以代偿由于有氧氧化受抑导致的 ATP 水平下降，对于维持心肌细胞的结构完整性和基本功能有着重大的意义。伴随着心力衰竭的进一步发展，尤其是终末性心力衰竭，乳酸、二磷腺苷、磷酸腺苷等代谢产物的堆积，pH 进一步下降，糖酵解作用下降，使原已存在的心肌能量饥饿进一步恶化。

心力衰竭时脂质代谢的主要特点是脂肪分解增加，而且脂肪酸的氧化利用也受到抑制，从而导致血清游离脂肪酸浓度升高，而且局部的心肌组织中游离脂肪酸浓度也是升高的。而在正常心肌向衰竭心肌的发展进程中，在心肌能量代谢底物利用方面的也发生了显著的变化，它由原先优先利用脂肪酸而转变为优先利用葡萄糖。当心力衰竭时，肾上腺素系统以及肾素 – 血管紧张素系统开始持续激活，而且血浆中儿茶酚胺类物质浓度也开始逐渐增高，这样一来，除了对心肌组织的直接毒性作用增加外，还导致了心肌组织能量利用障碍，同时耗氧量也相应增加。心肌组织产能效率下降，脂肪分解增加，导致心肌组织中 FFA 浓度增加，而脂肪酸利用受限最终导致血清游离脂肪酸堆积，而堆积的 FFA 可进一步抑制糖酵解的进行，从而导致了心肌能量代谢的进一步恶化。

王建荣、莫明霞、赵晓云等研究发现，顽固性心力衰竭患者在常规治疗基础上联合极化液心衰合剂治疗，主要包括胰岛素 18 ~ 20U、10% 氯化钾 10 ~ 15ml、10% 葡萄糖液 400ml、50% 葡萄糖液 100ml、硝酸甘油 10mg、多巴酚丁胺 100mg、多巴胺 60mg、25% 硫酸镁 10ml、肝素针 50mg，治疗组的左室射血分数、血氧饱和度、每搏量均显著优于常规对照组，且通过极化液心衰合剂治疗，治疗组患者胸闷、呼吸困难以及心悸等症状也明显减轻或消失，显著提高了临床治疗的有效性。崔勇仙也研究发现，在常规治疗的基础上，加上极化液心衰合剂，观察组总有效率为 94.59%，明显高于对照组仅 70.27% 的总有效率。董书芳也研究发现，对风湿性心脏病发生急性心力衰竭患者在常规应用去乙酰毛花苷注射液基础上联合使用镁离子极化液治疗，镁离子极化液的治疗组能够显著改善风湿性心脏病患者急性心力衰竭的症状和体征，治疗组的总有效率达 94.1%，明显高于对照组 79.4%，而且在临床应用上是安全可靠的。秦营也研究发现，观察组在去乙酰毛花苷注射液治疗基础上采用镁离子极化液进行治疗，治疗总有效率为 93.6%，远大于对照组 78.7%。Sadegh Ali 等研究结果证实，接受 PCI 的患者接受 GIK 虽然不能降低心肌再梗死率，心搏骤停以及致死性休克的发生率，但是，它对心力衰竭患者从轻度到重度的进展具有明显的降低作用。

（3）GIK 在心律失常中的应用：一般认为，心肌的能量利用分配为维持心肌的静息张力约占 40%，机械收缩约占 20%，细胞结构成分的替代更新约占 20%，钙泵转运约占 15%，心电活动约占 5%。心肌能量代谢障碍时，细胞内各种离子泵活性降低，离子转运减慢，引起心肌细胞内外离子浓度异常，使细胞内 K^+ 和 Mg^{2+} 浓度下降、Na^+ 和 Ca^{2+} 浓度升高，心脏心肌除极 0 相上升速度和幅度降低，电传导减慢，从而导致传导阻滞。当相邻的心肌细胞传导速度不一致时，可能导致折返型心律失常的发生；同时，心肌细胞内 Ca^{2+} 流动异常，快反应细胞可表现出慢反应细胞的特性，出现异常自律性；离子细胞膜内外的震荡，可诱发触发活动，从而引起室性心动过速甚至心室颤动的发生。部分心律失常引起心肌细胞代谢异常，反过来又加重心律失常的发生。由此可见，心肌细胞的能量代谢异常与各种心律失常的发生密切相关。GIK 是维持电生理活性以及保持心肌正常代谢的基础，可增加心肌细胞对糖原的储存以及钾离子进入细胞内的数量，有效地提升了心肌细胞对缺氧环境的耐受程度，稳定了心肌细胞的应激性以及恢复了正常的极化状态，有效地防止了心律失常的发生，并且有效地改善了心肌功能，增强心肌的收缩能力和增加心输出量。

GIK 最早于 1962 年推荐用于急性心肌梗死的治疗，当时它的应用明显提高了急性心肌梗死的疗效。近年来有人建议在极化液中加入硫酸镁注射液，即在极化液中加入 25% $MgSO_4$ 10ml，此为加镁极化液，在治疗急性心肌梗死时，早期使用可以明显减少心律失常的发生率。在维持心肌细胞处于极化状态方面，钾离子为机体最重要的阳离子之一是必不可少的；而镁离子在细胞内的含量仅次于钾离子，它不但可以激活 Na^+-K^+-ATP 酶，还可以促进钾离子的内流，从而促进细胞内的钾离子丢失减少，进而使心房肌的绝对不应期延长，然后使心房肌的复极逐渐趋于均匀化，最终导致心房肌环形折返的消除。魏建军等观察到对急性心梗并发快速心房颤动患者，在倍他乐克（酒石酸美托洛尔注射液）、胺碘酮治疗基础上，同时使用镁极化液治疗可以提高心房颤动患者转复的疗效，且未见明显的不适反应。在老年胸部手术患者中，心律失常也是一种非常常见，而又可能产生严重后果的术后并发症，它通常表现为窦性心动过速、室上性心动过速，甚至会心房扑动、心房颤动，而室性心律失常相对来说比较少见。胸部手术能使心脏排血量降低，从而减少冠状动脉血流量。同时50岁以后，年龄每增加1岁，心脏排血量也相应降低1%，而心肌细胞的氧气利用率和心肌收缩能量也相应地减少。再加上老年人术后早期血液的黏滞性也是增高的，同时他们多合并动脉粥样硬化疾病的发生，而且他们的血管应变能力也是减弱的。以上三种因素均可以导致老年胸部手术患者发生心律失常。朱正奎等研究发现应用硫酸镁极化液可以预防老年胸部手术患者术后心律失常疾病的发生，而且安全、有效、经济，有利于老年人安全、平稳的度过围术期。

心律失常也是慢性心力衰竭常见的并发症，它与心内膜下心肌缺血、室壁瘤形成、心肌细胞纤维化及心肌肥厚等心脏重构密切相关，随着慢性心力衰竭的不断进展，复杂性或者自发性室性心律失常的发生率也是明显提高。然而心律失常的发生可与神经体液活性、电解质代谢紊乱，以及酸碱失衡等原因有关。某些药物导致心律失常甚至死亡，大多数与患者合并低镁造成 Na^+-K^+-ATP 酶活性降低和机体能量产生不足有关。一些学者的研究资料表明，低钾血症影响心肌细胞膜上的静息电位，易出现折返区心肌细胞的兴奋。另外，细胞内的 K^+ 离子大量丢失的同时也存在着细胞内 Na^+ 的大量聚集，这样就使内流增多，然而 Ca^{2+} 的内流又是慢反应细胞的离子基础，因此，这也一样会增加心律失常的发生率。从2010年3月到2012年3月，孙家政等共观察了140例慢性心力衰竭患者，对患者给予镁极化液治疗。观察发现，通过镁极化液的治疗，慢性心力衰竭患者用药后室性期前收缩的发生率明显减少，而且一部分患有短暂性室性心动过速的患者，其症状也逐渐消失。

（4）GIK在心脏外科中的应用：手术是治疗心血管外科疾病的常用措施，而体外循环（extracorporeal circulation，ECC）是心脏直视手术的必需前提条件。但是到目前为止，ECC仍然是对机体生理状态影响最大的治疗措施，由此带来的脏器损伤和并发症是心脏手术患者预后不良的主要原因之一。如何在进行ECC的同时，尽可能减轻和避免相关损伤的发生，一直是心脏外科领域的重要研究方向。GIK液在心脏手术围术期应用已有40余年历史，各心脏中心使用GIK液的方法和配方千差万别，临床效果不尽相同。GIK 液对围术期的心脏停搏的作用可能主要与减轻心脏手术围术期的胰岛素抵抗、改善代谢调节、激活胰岛素信号通路，从而达到胰岛素介导的心肌保护作用有关。梁园园等研究发现，与对照组相比，围术期应用 GIK 可以降低行冠状动脉搭桥术（coronary artery bypass grafting，CABG）患者术后心肌梗死发生率（$P = 0.02$），另外，该研究还表明，GIK 可以降低 CABG 术后心房颤动发生率（$P = 0.009$）。Ali-Hassan-Sayegh S 也对接受 CABG 患者的多中心随机试验进行 Meta 分析，结果显示，GIK 降低 CABG 手术患者的心房颤动、心室颤动和死亡率的发生。近来 Howell 等的研究表明围术期应用 GIK 液可以改善心脏手术患者的临床预后。王新利等应用改良 GIK 液（20% 葡萄糖 500ml，胰岛素 33U，10% 氯化钾 30ml，60ml/h）治疗 21 例心脏二尖瓣置换患者，改良 GIK 液组患者术后 24 小时、48 小时的心脏指数和心室射血分数，显著高于对照组，体循环阻力、肺循环阻力显著低于对照组。Licker M 等研究发现，在中度至高度风险的严重主动脉瓣狭窄患者中，在标准的心脏保护技术中早期添加 GIK 治疗，可保护主动脉瓣置换（aortic valve replacement，AVR）术后患者的左室收缩和舒张功能，并能减少对心血管药物支持的需求。Licker M 等对 100 例 CABG 手术的中至高危患者进行研究，在麻醉诱导后 60 分钟内将患者随机分为安慰剂组和 GIK 预处理组，发现通过食管超声心动图检测 LV 功能，GIK 预处理组患者的左心室收缩和舒张功能均得到了改善。然而，Shim YH 等研究发现，在没有收缩功能障碍的接受非体外循环冠状动脉搭桥术患者中，手术期间静脉内应用 GIK 既不减少心肌损伤的发生也不改善患者术中的心脏功能。Rabi D 等对通过 20 项评估 CABG 手术患者围术期使用 GIK 输液的试验的荟萃分析显示，这些疗法对患者院内生存率或术后心房颤动的预防均无益处，一些临床试验和荟萃分析的结果显示胰岛素在心脏重症患者中的应用，可能会增加低血糖发生率从而影响预后。因此，心脏围术期患者是否需要应用 GIK，仍然需要更多的临床证据来验证。

（5）GIK 在脓毒症心肌损伤中的临床应用：脓毒症为各种感染因素而引起的全身性炎症反应综合征，它可以通过介导炎症因子和细胞因子的爆发式释放，从而导致宿主自身免疫损伤，进一步会发展成严重的脓毒症、脓毒性休克甚至导致多器官功能衰竭，其中包括心脏损伤。脓毒性休克是临床中，尤其是重症监护病房中最为常见的死亡原因，其死亡率高达 40%～60%。GIK 已被证实能改善心肌灌注和通过提供代谢支持来预防局部缺血相关的代谢异常。在这种情况下，GIK 的心脏保护作用是有益的，并且主要是通过胰岛素发挥作用，从而导致更有效的心肌代谢和抗炎作用。研究表明，GIK 能够提高心排血量、每搏量，改善脓毒症以及脓毒性休克的心脏功能。Kim WY 等研究发现，在感染性休克伴有心肌顿抑的患者中，GIK 治疗与短期血流动力学改善有关，GIK 的使用耐受性良好，药物不良反应极少，但仍然需要进一步的研究来证明 GIK 在脓毒性心肌功能障碍中的作用。在研究果蝇的脓毒症模型的过程中发现，脓毒症发作时葡萄糖代谢存在障碍，同时胰岛素信号通路分子也会持续升高，而且丙酮酸脱氢酶复合体发生过度磷酸化，从而导致骨骼和心脏细胞葡萄糖摄取及氧化降解，加速血糖升高。而胰岛素通过激活丙酮酸脱氢酶复合物促进丙酮酸脱氢酶的活化，进一步促进心肌细胞的葡萄糖代谢以及乳酸的氧化反应，从而改善心脏能量代谢，保护心肌的结构和功能。一项有关脓毒症动物的研究表明，对照组动物给予等量生理盐水后开始出现食物摄入量的减少、体重增加幅度的减慢，并且出现了心、肝、脾重要脏器重量的增加等并发症，而实验组通过给予一定数量的胰岛素（2U/100g）治疗后可以预防上述并发症的产生。

（6）GIK 在慢性肺源性心脏病中的临床应用：慢性肺源性心脏病，是因为胸廓疾病、肺血管疾病或者由于支气管 - 肺组织疾病而导致的肺血管阻力的增加，从而产生肺动脉高压，继而造成右心室肥厚、扩大，最终促使右心功能衰竭的一种心脏疾病。慢性肺源性心脏病患者由于长期胃肠道瘀血致使患者食欲缺乏，导致钾、镁的摄入不足和吸收减少，加上长期反复使用糖皮质激素和利尿剂，常常出现低钾、低镁血症。刘东飞等观察 76 例慢性肺心病患者在常规治疗基础上加镁极化液治疗，结果显示用镁极化液治疗组在改善心功能和控制心力衰竭症状体征方面疗效显著，可明显改善心脏功能、缩短病程、预防猝死发生。

第三节　抑制脂肪酸氧化的代谢调控的药物

一、CPT1抑制剂：哌克昔林、乙莫克舍

CPT1 抑制剂主要用于预防性抗心绞痛药物和心力衰竭治疗，特别是对其他常规治疗有难治性或不耐受，或者不适合冠状动脉搭桥手术的患者。其作用机制是通过抑制线粒体肉碱棕榈酰基转移酶 1（carnitine palmitoyltransferase 1，CPT1），从而使心肌代谢从脂肪酸转化为葡萄糖，在消耗同样的氧的情况下，导致 ATP 的产生增加，从而提高心肌效率。本节以哌克昔林和乙莫克舍为代表详细介绍 CPT1 抑制剂的药理作用机制及心血管疾病的临床应用。

1. 化学性质　哌克昔林为 2-（2，2- 双环己基）哌嗪，其化学结构见图 3-8，可由 2-（2，2- 二苯基）吡啶催化加氢制备。哌克昔林盐是白色、无臭、可溶于水

的结晶粉末，大约在 245℃ 融化。乙莫克舍化学名称是乙暨（2R）-2-[6-（4- 氯苯氧基）已基] 环氧乙烷 -2- 羧化物，化学结构见图 3-9，熔点大约在 33℃。

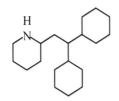

图3-8　哌克昔林化学结构图

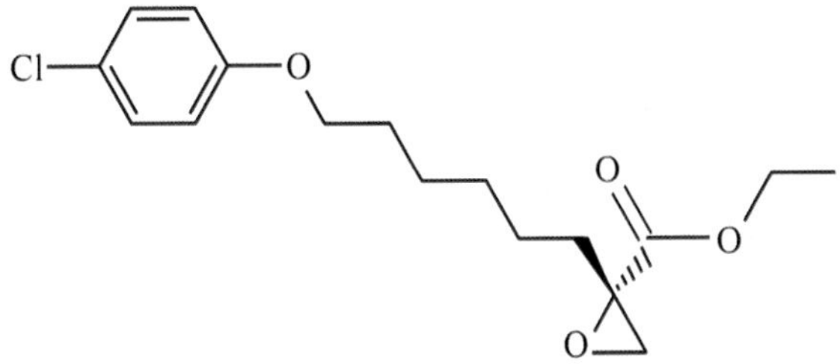

图3-9　乙莫克舍化学结构图

2. 药代动力学特征　哌克昔林经口吸收良好，绝大多数患者平均生物利用度大于 88%。在剂量的 12 小时内几乎完全吸收。哌克昔林和代谢物会随着时间的推移继续积累，其代谢主要通过氧化途径进行，主要通过尿液排出的衍生物是单羟基化的变体或者它们的衍生物。

CYP2D6 基因型和活性是哌克昔林的主要代谢决定因素。患者被分为慢速代谢型、快速代谢型和超快速代谢型，口腔清除率平均值分别为 50.2ml/min、428.3ml/min 和 1202.1ml/min，这一分类与假定的 CYP2D6 代谢一致，也使患者被分成需要不同剂量才能达到稳态平衡的组，因此，被划分为慢速代谢型、快速代谢型和超快速代谢型的患者需要的剂量分别为 10 ～ 25mg/d、100 ～ 250mg/d 和 300 ～ 500mg/d。

3. 生理及药理作用　哌克昔林是一种有效的、可逆的 CPT1 抑制剂，最初在 20 世纪 70 年代用于治疗心绞痛。CPT1 是脂肪酸代谢的必需酶，它介导长链脂肪酸进入线粒体。对 CPT1 的抑制作为代谢调节形式之一，已经被广泛的研究。乙莫克舍是一种不可逆的 CPT1 抑制剂。

（1）CPT1 是长链脂肪酸代谢的关键分子：脂肪酸进入细胞的过程，主要是游离脂肪酸扩散或者被脂肪酸转运体（以 CD36 为主）和质膜脂肪酸结合蛋白转运进入心肌。在心肌细胞内，短链脂肪酸和长链脂肪酸分别酯化为短链脂肪酸酰基辅酶 A（CoA）和长链脂肪酸酰基辅酶 A。短链脂肪酸酰基 CoA 通过线粒体内膜扩散到线粒体，而长链脂肪酸酰基 CoA 必须首先进入"肉碱穿梭"。肉碱穿梭是通过 CPT1 将肉碱添加到长链酰基 CoA 酯上，生成长链酰基肉碱，从而能够穿过线粒体外膜。因此，CPT1 是长链脂肪酸代谢的限速酶。在线粒体内膜上，CPT2 将肉碱裂解下来，肉碱再通过线粒体膜重新出来。

长链脂肪酸酰基 CoA 通过 CPT1 进入线粒体，在能量过剩时受过量三羧酸（TCA）循环中间产物的调控，在细胞能量低时受 AMP 活化蛋白激酶（AMPK）的调控。三羧酸循环中过量的柠檬酸被运输到胞质中，被 ATP 柠檬酸裂解酶转化为乙酰 CoA 和草酰乙酸。胞质乙酰 CoA 通过乙酰 CoA 羧化酶（acetyl CoA carboxylase，ACC）进一步转化为丙二酰 CoA，丙二酰 CoA 脱羧酶（MCD）可将丙二酰 CoA 还原为乙酰 CoA。丙二酰 CoA 是一种天然存在的 CPT1 抑制剂，可以细致调控游离脂肪酸进入线粒体，因为过量的脂肪酸可能与线粒体 ROS 发生反应，产生脂质过氧化物，损害线粒体 DNA。AMP 在低能状态下激活 AMPK，可抑制 ACC，降低丙二酰 CoA 水平（从而减轻对 CPT1 的抑制），并增加脂肪酸进入线粒体被 β 氧化机制氧化。AMPK 还将 CD36 招募到肌纤维膜，增加细胞脂肪酸的摄取。

（2）长链脂肪酸在线粒体中的代谢过程：一旦进入线粒体，长链酰基 CoA 分子就会经历许多氧化过程，即所谓的"β 氧化"，最终生成乙酰 CoA、烟酰胺腺嘌呤二核苷酸（NADH）和黄素腺嘌呤二核苷酸（$FADH_2$）。乙酰 CoA 随后进入三羧酸循环。β 氧化过的酶是由转录因子过氧化物酶体增殖因子激活受体（PPAR）家族 PPARα 和 β/δ 调控的。PPARα 还能上调心肌中的丙酮酸脱氢酶激酶（PDK）4，抑制丙酮酸代谢的限速酶丙酮酸脱氢酶（PDH）的活性，这是脂肪酸 – 葡萄糖协同调节的一个例子。PPAR 家族的另一个成员 PPARγ，在肠中表达并在脂肪组织中高水平表达，也可能在心肌细胞中被激活。在心脏中，PPARγ 的激活可增加游离脂肪酸和葡萄糖的摄取，以甘油三酯的生物合成。PPARs 是由游离脂肪酸和 PPARγ 转录辅助因子 1α（PGC1α）调节的，后者是线粒体生物发生的主要调节因子。PGC1α 在低温下被有效激活，因此与脂肪组织的"褐变"相关［通过激活 PPARγ，上调脂肪细胞中线粒体解耦联蛋白 1（UCP1）的表达］。PGC1α 和 AMPK 的活性进一步受到去乙酰化酶（SIRT）的调控，SIRT 是一组组蛋白去乙酰化酶，作为"抗衰老"酶和代谢感应器，在能量消耗状态下，高 NAD^+/NADH 比值会激活 SIRT。SIRT-3 已被证明能够磷酸化并激活 AMPK，而 SIRT-1 已被证明能够通过去乙酰化激活 PGC1α。

（3）脂肪酸代谢相关分子的变化加重心力衰竭：在心力衰竭中，PPAR 转录因子通路的活性降低，导致 β 氧化螺旋酶的下调。由于脂肪酸氧化相对于葡萄糖氧化的需氧量较高，限制心脏氧供应也可能限制脂肪酸氧化。此外，心力衰竭中线粒体 ROS 和氧化磷酸化的解耦联导致脂肪酸氧化产生的 ATP 减少。能量不足还会激活 AMPK，从而增加肌膜中 CD36 的表达，增加脂肪酸进入细胞质。再加上脂解作用，以及随后全身神经激素激活导致脂肪酸从脂肪组织中释放，从而导致心肌细胞中游离脂肪酸供大于求，阻止其进入末端氧化。β 氧化途径的下调是 1996 年在终末期心力衰竭患者的左心室活检和进行性左室肥大的大鼠中首次被 Sack 等人发现的。Neglia 等人 2007 年的一项研究也报告了有心力衰竭症状的糖尿病心肌病患者，与对照组相比，脂肪酸摄入和氧化减少。Barger 等人观察到主动脉缩窄大鼠的肥厚心肌和心脏中 PPARα 的基因表达和活性降低。在慢性血管紧张素 II 刺激诱发的心力衰竭小鼠中，PPARα 的表达也降低了，与脂肪酸代谢相关的酶如 CPT1 的 mRNA 表达也降低了。PPARα 已被证明在衰竭的人类心脏中下调。与主动脉缩窄的野生型同窝小鼠相比，PGC1β 基因敲除的小鼠表现为快速的心力衰竭、严重的线粒体功能障碍、心脏效率显著降低和氧化应激水平升高。在 PGC1α 缺陷的主动脉缩窄小鼠中也发现了相同的结果。然而，Lionetti 等人在一个起搏诱导的犬心力衰竭模型中发现，PPARα 和 PGC1 蛋白水平与对照组心脏没有显著差异。SIRT-1 在心力衰竭中也被下调。在自发性高血压大鼠中，代偿性心肌肥厚伴有 SIRT-1 表达的降低。同样，SIRT-1 表达在补偿性和失代偿性心力衰竭患者和晚期心力衰竭患者中均降低。在这两项研究中，SIRT-1 的下调与氧化应激和促凋亡信号通路的增加有关。也有报道称，主动脉缩窄小鼠肥厚型心脏中 SIRT-3 水平和人类衰竭心脏中 SIRT-6 表达下降。SIRT-6 缺陷小鼠也出现了肥厚和心脏衰竭。

最近，Shibayama 等人在 2015 年发现，起搏引起心力衰竭的犬心脏线粒体中肉碱和脂肪酸水平显著降低。此外，还发现线粒体脂肪酸摄取和氧化所需的其他酶的表达和（或）活性，如肌肉 CPT1 和酰基 CoA 合成酶，与对照组相比下调。在高盐饮食诱导的心力衰竭大鼠和心动过速诱导的心力衰竭犬中，观察到脂肪酸摄取和氧化减少。此外，大鼠经腹主动脉缩窄诱发心力衰竭后，脂肪酸氧化率和脂肪酸氧化酶表达降低。此前也有报道称，肥厚型心肌病和慢性心力衰竭症状患者心肌肉碱减少，有症状的扩张型心肌病患者的脂肪酸氧化减少。有趣的是，Paolisso 等人先前的研究结果恰恰相反，尽管冠状动脉血流没有变化，但心力衰竭患者的脂肪酸摄取和氧化增加了约 40%。因此，在这些研究中，心力衰竭的诱发方式和心力衰竭的严重程度可能决定了观察到的代谢变化，碳水化合物代谢的变化也是如此。

据报道，甘油三酯的动态平衡在衰竭心脏中也存在失调，与之相关的甘油二酯（DAG）和神经酰胺有所升高，这个过程与脂毒性有关。甘油三酯的改变导致长链游离脂肪酸水平下降，从而导致通过 PPARα 酶促活性途径的信号减少（因为长链游离脂肪酸是 PPARα 酶促活性的重要配体）。O'Donnell 等人观察到，由于甘油三酯水解酶和甘油三酯脂肪酶的上调，在压力超负荷心力衰竭的大鼠中，甘油三酯的含量和转化率显著降低。慢性心力衰竭患者中也发现甘油三酯含量降低和毒性脂质中间体水平升高，在卸下左心室辅助装置（left ventricular assist device LVAD）后，这一情况得到了成功的纠正。毒性脂质中间体的水平也被证明在主动脉缩窄的大鼠心脏中增多。同一组实验还发现了甘油三酯周转率，而不是简单的甘油三酯含量，在心力衰竭也是至关重要的，在主动脉缩窄大鼠中，通过补充膳食脂肪酸油酸使甘油三酯周转率正常化，能够改善脂肪酸代谢和收缩功能。

（4）CPT1 抑制剂改善细胞能量代谢：抑制 CPT1 能够减少长链脂肪酸的摄入，并能够通过活化 PDH 反过来增加碳水化合物的氧化。然而，Yin 等人最近进行的一项代谢组学和蛋白质组学研究表明，哌克昔林也在线粒体内贡献质子来改变氧化还原环境，并增加乳酸和氨基酸的摄取，从而在三羧酸循环中重新平衡电子流，增加 NADH 浓度，改善细胞能量。通过降低线粒体脂肪酸水平，CPT1 抑制剂也可能减少由于脂质过氧化物引起的线粒体毒性。胺碘酮和决奈达隆是一种常用的抗心律失常药物，也具有 CPT1 抑制性能。尽管其效力不及哌克昔林等药物，但鉴于该药物在预防恶性室性快速心律失常（常见于急性心肌梗死后）和心房颤动的临床实践中大量使用，其 CPT1 抑制性能可能也发挥了重要作用。在一项对严重充血性心力衰竭患者的小型试验中，胺碘酮治疗使 LVEF 增加（19%±7% 至 295%±15%；$P<0.01$），增加运动耐受性和减少非持续性室性心动过速（$P=0.06$）。这些作用可能与 CPT1 抑制有关，但也可能是心房颤动恢复窦性心律所致。胺碘酮治疗减少心力衰竭患者室性心律失常的疗效已在多个大规模临床试验中得到证实。此外 CPT1 抑制剂具有最小的血流动力学效应，与许多常用的抗心绞痛药物相比有明显的好处：避免症状性低血压。

（5）CPT1 抑制剂促进磷脂沉积：这类药物的一个不良反应是可能导致多种组织发生磷脂沉积。在使用哌克昔林治疗后，已确认肝脂质沉积引起肝毒性和神经脂质沉积（在施万细胞中）引起神经毒性，同时在用胺碘酮时，观察到全身和眼部脂质沉积。由于血浆葡萄糖摄取的增加，还可能普遍出现低血糖现象。此外，在 COMET 试验的回顾性分析，用胺碘酮治疗心脏衰竭患者与增加的循环衰竭死亡风险相关，独立于 NYHA 分类，这可能是由 LVEF < 30% 的患者房室传导阻滞的进展导致的。对于在心力衰竭中使用决奈达隆也出现了类似的担忧，因为与安慰剂组相比，使用决奈达隆治疗严重心力衰竭患者的死亡率有所增加。

4. 用法和用量　哌克昔林口服使用，在抗心律失常治疗中，推荐一次 50mg，每日 3 次；在抗心绞痛治疗中，推荐开始一次 100mg，每日 2 次，以后逐渐增至每日 300～400mg，最大量每日 600mg。

5. 不良反应　常见不良反应有眩晕、头痛、恶心、呕吐、食欲缺乏等。少数有无力、步态不稳、精神错乱、嗜睡或失眠、肝功能障碍、周围神经炎、颅内压升高等。根据给药方式和给药率的不同，给药不良事件的发生率可在 0 ~ 60% 变化。轻微和严重的毒性作用有明确的界限，严重的毒性至少需要 3 个月才能产生。最可靠的证据表明，早期不良反应的发生率在 10% ~ 28%，甚至在采用快速加载方案的患者中也是如此。哌克昔林只存在于口服制剂中，绝大多数不良事件与快速口服负荷有关，并已被确认为由于高浓度而发生，通常发生在经前综合征或明显代谢饱和的患者中。

6. 禁忌证　直到 20 世纪 80 年代，一些试验促进了哌克昔林作为抗缺血性药物的使用，但当时哌克昔林治疗的一系列不良反应逐渐显著：从嗜睡和恶心到严重的神经和肝毒性。后来证实哌克昔林介导的毒性的严重程度与药物代谢的异质性有关，特别是通过细胞色素 P_{450} 2D6（CYP2D6）酶的羟化作用。由于 CYP2D6 酶的基因多态性，一些患者是哌克昔林的"慢速代谢型"，因此受到较高血浆浓度的影响，从而导致不良反应。通过对哌克昔林药代动力学和药理学的更清晰的理解，将血浆中哌克昔林浓度保持在 0.15 ~ 0.60μg/ml 可以避免毒性。哌克昔林对心脏亚型 CPT1 的有效血浆浓度低于其对肝脏亚型 CPT1，这使得可使用更低的剂量来最小化不良反应。在一些患者中，由于可能存在代谢性药物 – 药物相互作用和超高速代谢，因此必须对哌克昔林进行剂量调整。

7. 药物的相互作用　CYP2D6 抑制剂可增加哌克昔林的血清浓度。如果两者合并使用，需要监测其哌克昔林增加的血清浓度和引起的毒性作用，例如低血糖，肝功能不全等。可能需要降低哌克昔林的剂量。非甾体类抗炎药与哌克昔林合用，可增加胃肠道不良反应的发生，如胃溃疡、消化道出血等。合用时应监测胃肠道不良反应的症状，如恶心和便血等。非甾体类抗炎药抑制前列腺素的合成，可引起水、钠潴留，因此可能会减弱哌克昔林的相应作用。有文献报道，数例接受胰岛素治疗的患者在使用哌克昔林期间发生低血糖，推测哌克昔林能够增强胰岛素的降糖作用。因此谨慎联合使用，尤其是在开始使用哌克昔林时，建议监测血糖水平，注意低血糖反应。

8. 临床研究与应用

（1）临床及基础研究情况：早前的临床试验已经证实了哌克昔林的抗心绞痛特性以及它比像心得安（普萘洛尔）这样的 β 受体阻滞剂更有效。使用哌克昔林作为治疗药物的实验室和临床研究仍在进行，密切监测血浆水平，在最近的一次多达50 个月、170 名患者的哌克昔林治疗方案中，没有肝毒性的现象。在开胸犬模型中，哌克昔林治疗与左心室机械效率的提高、冠状动脉血流的增加和心肌耗氧量的降低有关，这些都不能通过单独 GTN 输注实现。Gehmlich 及其同事最近的一项研究显示，在对 HCM 小鼠进行 6 周干预后，哌克昔林部分改善了左室肥厚的标志物，并伴有降低脂肪酸氧化和增加葡萄糖利用率。Yin 和他的同事还发现，通过增加 PDH 去磷酸化（表明 PDH 活性增加），用哌克昔林治疗 4 周的小鼠的葡萄糖氧化增强。哌克昔林治疗也可减轻能量消耗和氧化应激引起的不可逆心力衰竭小鼠的心功能障碍。

哌克昔林的其他作用包括阻断 NAD（P）H 氧化酶 2（Nox2）复合物，传递有益的抗炎作用和降低 TXNIP 的表达。此外，最近的一项研究报道，在小鼠模型中，哌克昔林可激活 Krüppel 样因子 14（KLF14），调节脂质代谢，减少小鼠模型中动脉粥样硬化病变的发展。然而，哌克昔林也被证明可以抑制雷帕霉素复合物 1（mTORC1）的哺乳动物靶点，胺碘酮也有这种作用。在肥厚性衰竭心脏中，由于 AMPK 激活，可抑制 mTOR，导致心肌细胞自噬被过度激活和适应不良，mTOR 信号通路传递充足的能量供应信号，以抑制的心肌细胞自噬。因此，如果自噬过度，mTOR 抑制的缓解可能是有害的。这些哌克昔林的辅助作用可能对心力衰竭的疾病进展和预后有影响，但需要进一步的研究来验证这一点。

在大鼠升主动脉缩窄心力衰竭模型中，乙莫克舍用药 12 周可增加左室最大压力和收缩性能，并降低左室壁应力。Turcani 和 Rupp 的另一项研究表明，使用相同的压力过载心力衰竭大鼠模型，乙莫克舍治疗 6 周可增强左室功能，防止左心室扩张。首次对 10 名心力衰竭患者进行的人体研究证实了这些对心肌的有益作用。接受治疗的患者运动后 EF（21.5% ± 2.6% 至 27.0% ± 2.3%；$P < 0.01$）和 CO［从（9.7 ± 1.3）L/min 开始至（13.4 ± 1.5）L/min；$P < 0.01$］升高。关于乙莫克舍的临床应用还没有进一步的研究。这是由于一个 260 例中度心力衰竭患者的试验中，乙莫克舍导致一些患者出现异常高水平的肝转氨酶，另一些患者出现肝毒性。

（2）临床应用情况

1）缺血性心脏病：早在其作用机制开始被认识之前，哌克昔林就已经在临床上可用来治疗以心绞痛为表现的缺血性心脏病。除了其显著的保氧代谢效应外，可能还得益于哌克昔林的其他多效性作用，包括冠状动脉舒张和 cGMP 增强。使用哌克昔林至少能使心绞痛症状减少 50%，哌克昔林不仅本身具有抗心绞痛的作用，而且与 β 受体阻滞剂的使用相比，它也具有良好的效果。哌克昔林在治疗慢性稳定型心绞痛方面表现优异，特别是其他医学和介入治疗难治性心绞痛，使用安全有效。此外，哌克昔林也是治疗急性冠脉综合征的有效药物。

2）主动脉瓣狭窄：几十年来已有大量证据表明，如果不进行主动脉瓣置换术，严重的症状性主动脉瓣狭窄的预后不良。而通过代谢改善氧债、改善冠状动脉灌注和减少血小板聚集被认为是有用的。一项初步研究报道 15 例高龄患者中有 13 例症状严重的主动脉瓣狭窄，按常规标准不宜行主动脉瓣置换术，给予哌克昔林治疗并随访 30 个月，症状好转。12 个月的生存率为 80%。

3）心力衰竭：随机、双盲和安慰剂对照研究评估了哌克昔林对最佳药物治疗的充血性心力衰竭患者的效果，发现使用哌克昔林可以显著提高最大摄氧量和左心室射血分数。

在人类身上的转化试验也显示了有益的效果。Unger 和同事在一项针对不能手术的主动脉瓣狭窄的老年患者的研究中证实，哌克昔林治疗可以缓解症状，提高 NYHA 分级。在一项双盲随机安慰剂对照试验中，经哌克昔林治疗的心力衰竭患者显著提高了 EF（24% ~ 34%，$P < 0.001$）和运动耗氧量峰值［VO_2 峰值（16.1 ± 0.6）ml/（kg·min）vs（18.8 ± 1.1）ml/（kg·min），$P < 0.001$］。在另一项临床研究中，哌克昔林改善了心肌能量状态（提高了 PCr/ATP 比率；从 1.3 到 1.7；$P = 0.03$）、NYHA 分级（$P < 0.001$）和有症状的非梗阻性 HCM 患者校正的舒张功能障碍。

在最近的一项随机对照试验中，在非缺血性心力衰竭患者中使用哌克昔林短期治疗可使 PCr/ATP 比率增加 30%（从 1.2 增加到 1.5；$P < 0.001$）和 NYHA 状态的改善。然而，这项研究发现心脏底物利用没有变化，尽管有很明显的对能量状态有益的影响，提示至少短期给药是有替代的作用机制而不是 CPT1 的抑制作用。同样，在离体大鼠心脏模型中，哌克昔林灌注不改变脂肪酸氧化或 CPT1 活性。因此，在 Unger 等人的研究中，尽管观察到脂肪酸利用的变化，但哌克昔林治疗后能量学 30% 的改善可能并不完全是由于 CPT1 抑制所致。

二、3-KAT抑制剂：曲美他嗪

曲美他嗪（trimetazidine，TMZ），化学名 1-（2，3，4- 三甲氧基苯甲基）哌嗪，属于哌嗪类衍生物的一种。作为一种调节心肌细胞能量代谢的药物，曲美他嗪可以通过抑制脂肪酸 β 氧化，优化心肌细胞的能量代谢，进而减轻心肌缺血，改善心肌收缩力，具有抗心绞痛作用。曲美他嗪在心血管疾病、外周动脉疾病、造影剂肾病等疾病治疗中起重要作用。本节详细介绍曲美他嗪的药理作用及心血管疾病的临床应用。

1. 化学性质　曲美他嗪属于哌嗪类衍生物的一种，其活性成分为盐酸曲美他嗪。该药品最先由法国施维雅公司研发，但是由日本 Kyoto 制药公司在日本首先上市。药物特性方面，曲美他嗪外观呈白色或灰白色结晶粉末状，极易溶解于水，稍难溶于乙醇，几乎不溶于乙醚、苯、丙酮。其化学名为 1-（2，3，4- 三甲氧基苯甲基）哌嗪二盐酸盐，分子式为 $C_{14}H_{24}C_{12}N_2O_3$，化学结构见图 3-10。

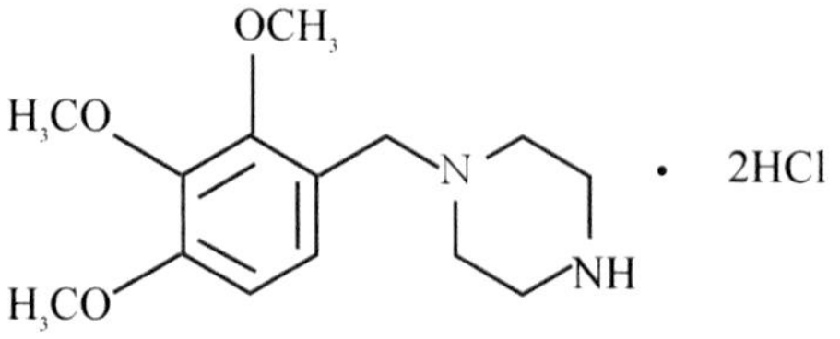

图3-10 曲美他嗪的化学结构

目前曲美他嗪的合成有 2 种主要途径：①以 1，2，3-三甲氧基苯或 1，2，3-三甲氧基苯甲醇或 1，2，3-三甲氧基苯甲醛等为原料，经氯甲基化、缩合、还原等途径获得，最后与浓盐酸成盐制得盐酸曲美他嗪。该途径成本高，操作烦琐，工艺成本高且反应条件苛刻；②目前开发的是以更廉价的六水哌嗪为原料，通过酰化、Mannich 反应、水解和成盐等一系列化学反应合成盐酸曲美他嗪，具体合成路线如图 3-11 所示。

途径①

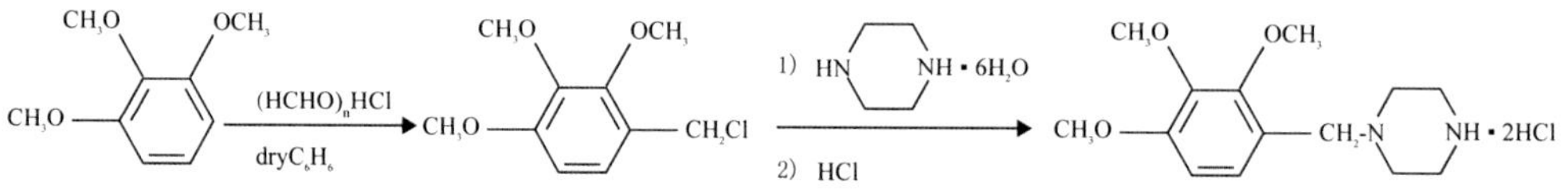

途径②

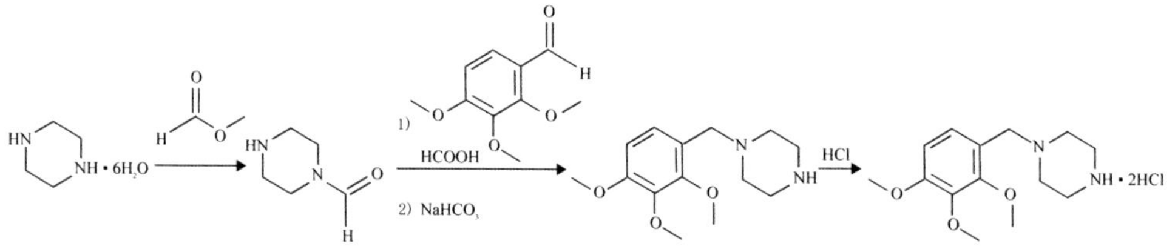

图3-11 盐酸曲美他嗪合成路线

2. 药代动力学特征

（1）药物的吸收：曲美他嗪口服后经胃肠道吸收迅速。健康志愿者口服单剂曲美他嗪 20mg 后，2 小时内可达到血浆峰浓度（55ng/ml），几乎不受食物的影响。重复给药 24 ~ 36 小时曲美他嗪可以在血浆中达到稳态浓度。因此，在整个治疗过程中，曲美他嗪药物浓度十分稳定。

（2）曲美他嗪的分布及代谢：曲美他嗪的血浆分布容积为 318.6L，表观分布容积为 4.8L/kg。曲美他嗪的组织弥散分布良好。体外测定的结果显示，曲美他嗪的血浆蛋白结合率较低，约为 16%。曲美他嗪的总清除率为 37.45L/h，平均清除 $t_{1/2}$

为 6 小时。研究表明，曲美他嗪通过尿液从肾脏排泄占 80%，其中排出的 62% 为原形。

（3）曲美他嗪的药代动力学特征：曲美他嗪的生物利用度高达 88.7%。曲美他嗪 20mg 2 次 / 日口服连续给药 15 天后可达血浆浓度峰值（84.8μg/L）。单剂量给药最高达 100mg 后，检测曲美他嗪的药代动力学参数与剂量呈线性关系。多次给药后，曲美他嗪的药代动力学参数与时间呈线性关系。

3. 生理及药理作用　曲美他嗪主要通过抑制心肌细胞中的线粒体长链 3- 酮酯酰 CoA 硫解酶（3-ketoacyl CoA thiolase，3-KAT）而抑制心肌细胞脂肪酸 β 氧化。该过程的抑制引起心肌细胞葡萄糖氧化增加，糖酵解与糖氧化耦联改善。细胞中糖脂代谢的转换优化心肌细胞能量代谢。不断开展的相关基础研究表明，曲美他嗪能减少细胞内 H^+、Na^+、Ca^{2+} 等多种离子的细胞内超载，通过抑制氧自由基生成，从而稳定线粒体膜功能，发挥抗氧化、抗凋亡等多种细胞保护作用。曲美他嗪不影响血流动力学，无负性肌力作用。其主要的药理作用是调节心肌能量代谢，减轻心肌细胞损伤。

（1）抑制游离脂肪酸 β- 氧化：游离脂肪酸的氧化分解是心肌细胞的主要能量来源，占 60% ~ 90%，其余部分来自葡萄糖代谢。产生等量的三磷腺苷（adenosine triphosphate，ATP）时，脂肪酸氧化代谢耗氧量比糖代谢多 10% ~ 15%。这在缺血条件下是一个明显的缺点。被广泛认为是细胞保护剂的曲美他嗪充当代谢调节剂，通过抑制心肌细胞内的部分脂肪酸氧化从而促进心肌细胞中实现更高效的葡萄糖氧化。曲美他嗪所抑制的长链 3-KAT 的酶活性是脂肪酰基 β- 氧化的最后阶段（图 3-12）。

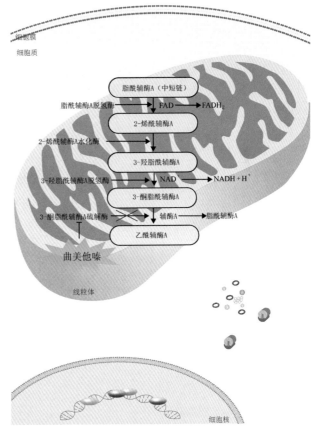

图3-12　曲美他嗪对脂肪酸 β- 氧化途径的影响

3-KAT 酶的抑制会导致心肌细胞能量生成过程向更有效的糖酵解生化途径转移，从而在维持能量的同时保持氧气。

（2）调节葡萄糖代谢：葡萄糖代谢分为有氧氧化和无氧糖酵解。无氧糖酵解虽然只产生 5% ~ 10% 的 ATP，但对细胞内外离子平衡起重要作用。高水平脂肪酸氧化可显著抑制葡萄糖氧化速率。脂肪酸代谢增强时，细胞内葡萄糖有氧氧化代谢受阻，无氧糖酵解和脂肪酸代谢会增加乳酸等糖酵解产物积累。而要清除细胞内的这些代谢废物不仅需要消耗大量 ATP，细胞内 pH 因此而降低，从而影响细胞内外 H^+、Na^+、Ca^{2+} 平衡。细胞实验研究证实，曲美他嗪通过抑制心肌细胞内的脂肪酸氧化，使心肌细胞的氧化底物由脂肪酸逐渐转为葡萄糖为主，心肌细胞产能效率得以提高，同时减少脂肪酸氧化产生的细胞毒副反应。

（3）增强丙酮酸脱氢酶活性：曲美他嗪会增强丙酮酸脱氢酶复合物的成分——丙酮酸脱氢酶的活性。通过这一机制，它促进丙酮酸转化为乙酰 CoA，通过还原型烟酰胺腺嘌呤二核苷酸（reduced nicotinamide adenine dinucleotide，NADH）释放糖酵解与三羧酸循环产生的能量。其他研究人员通过改变线粒体钙代谢，对心脏线粒体产生促进 ATP 合成的作用，从而至少解释了部分曲美他嗪药理作用。

（4）抑制再灌注损伤：曲美他嗪可增加 miRNA-21 的表达，miRNA-21 表达增加可上调 Akt 信号转导的活性，导致 bax/bcl-2 的比率下降，caspase-3 的表达减少，减少缺氧 / 再灌注引起的细胞凋亡。此外，曲美他嗪可以通过增强肌膜的机械抵抗力来保护心肌细胞免受急性心肌梗死（acute myocardial infarction，AMI）后的再灌注损伤。在 AMI 恢复血流之后，肌膜暴露于软组织水肿继发的明显机械应力下。通过增加肌膜抵抗力，曲美他嗪保护细胞免受潜在的细胞凋亡和由此导致的心室功能障碍。

（5）抑制心脏纤维化：曲美他嗪可直接抑制心脏纤维化。通过抑制烟酰胺腺嘌呤二核苷酸磷酸（nicotinamide adenine dinucleotide phosphate，NADP）氧化酶活化，活性氧（reactive oxygen species，ROS）的产生减少，结缔组织生长因子（connective tissue growth factor，CTGF）在心脏成纤维细胞中表达减少，曲美他嗪可以抑制心肌成纤维细胞增殖和胶原蛋白合成（图 3-13）。此外，曲美他嗪还可通过抑制 MAPK 信号通路中的 ERK 和 p38 磷酸化从而减轻心肌纤维化。这种机制被认为可以解释其在充血性心力衰竭中的有益作用。

（6）对线粒体的作用：心肌细胞中的线粒体有助于 ATP 的合成，维持 Ca^{2+} 平衡。曲美他嗪可以通过提高 Ca^{2+} 的通透性来促进心肌细胞的能量代谢。而缺氧时曲美他嗪可以与膜上的通透性蛋白结合从而使其失去活性，进而消除由于 Ca^{2+} 导致的线粒体肿胀。

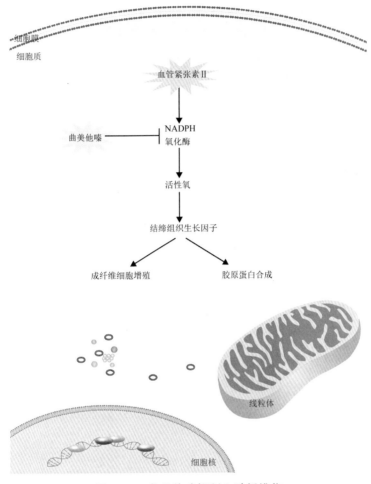

图3-13　曲美他嗪抑制心脏纤维化

（7）其他作用：在心肌缺血时，曲美他嗪可增加心肌细胞对缺氧的耐受能力，清除氧自由基，抗中性粒细胞和血小板聚集，减少粒细胞向心肌缺血和再灌注区域的浸润，抑制心肌细胞凋亡。通过下调血浆炎症反应、恢复血管内皮依赖性舒张功能及肌钙蛋白水平，曲美他嗪可以减轻心肌细胞的损伤，同时调节细胞离子转运和调节代谢比例，减少酸性物质产生，维持细胞内外酸碱平衡。

4. 不良反应　曲美他嗪口服通常具有良好的耐受性，安全性较高。临床试验显示，曲美他嗪口服制剂致药物不良反应（adverse drug reaction，ADR）/药品不良事件（adverse drug event，ADE）可累及机体多个器官/系统。临床试验汇总结果显示主要为胃肠道损害、皮肤损害、外周及中枢神经系统损害，不良反应的主要临床表现为胃肠道不适、恶心、呕吐、瘙痒、皮疹、头晕、头痛等。此外，曲美他嗪可能会引起或加重帕金森综合征（震颤、运动不能、肌张力亢进）、不宁腿综合征、步态不稳及其他相关运动障碍，但上述症状通常在停药后可逆。因此，给予曲美他嗪治疗应注意以下几点：①常出现眩晕、嗜睡的不良反应，可能会影响驾驶和使用机器的能力；②特殊人群中，老年人群，对于严重肾功能损（eGFR < 30ml/min）和既往有帕金森病、帕金森综合征、各种类型的震颤以及其他相关的运动障碍者，建议禁用曲美他嗪；③曲美他嗪对骨骼肌细胞的能量代谢影响有着类似心肌代谢优化的作用，运动员禁用；④由于商品化的曲美他嗪片剂的辅料中有日落黄及胭脂红A成分，部分人群可能会产生过敏反应。

5. 临床研究与应用　因具有调节心肌细胞能量代谢及减轻心肌细胞损伤的作用，曲美他嗪可应用于治疗冠状动脉性心脏病、心力衰竭、糖尿病性心肌病、外周动脉疾病、造影剂肾病等方面。本节重点介绍曲美他嗪在心血管系统疾病的临床应用。

（1）曲美他嗪在心血管疾病中的应用：随着老龄化已经成为全球化的问题，心血管疾病已成为严重影响全世界人类健康和生活质量的疾病。随着我国社会发展不断进步，心血管疾病已经成为导致我国中老年人死亡的重要原因之一。现有的心血管疾病的治疗策略以药物和介入治疗为主，药物主要从降低心率、改变血管活性、增加冠脉血流、优化心肌细胞能量代谢等方面改善心功能。随着对心肌细胞能量代谢研究的深入，曲美他嗪等改善心肌能量代谢的药物在心血管疾病上应用的临床证据也越来越多，机制研究也越来越深入。

1）冠状动脉粥样硬化性心脏病：曲美他嗪在心血管医学中最公认的作用是作为抗心绞痛药。常规的抗缺血药物，例如 β 受体阻滞剂、硝酸酯类药物和钙通道阻滞剂（calcium channel blocker，CCB）在临床实践中在稳定冠心病患者的症状缓解中起着重要作用。不幸的是，这些药物在不同程度上影响心率和血压。而曲美他嗪具有独特的作用机制，使用过程中几乎不会影响血流动力学，因此，曲美他嗪适用于易受血流动力学变化影响的患者。目前大量的临床试验分别评估曲美他嗪在单药治疗和联合治疗心绞痛中的临床效果。

A. 稳定型心绞痛：曲美他嗪单药：在 Koylan 等人进行一项的多中心双盲试验中，比较了曲美他嗪与地尔硫䓬对 116 名稳定型心绞痛患者的运动性能的影响。在 2 周的安慰剂洗脱期后，将患者随机分为两组，分别接受地尔硫䓬60mg（3 次 / 日）或曲美他嗪20mg（3 次 / 日）治疗 4 周。分别接受两种药物治疗后，每周的硝酸甘油消耗量和心绞痛发作次数均相似，且均显著减少，同时还改善了运动跑步机测试时从心绞痛和最大 ST 段压低的恢复，结果具有统计学差异。然而，地尔硫䓬对动态心电图的 PR 和 QRS 持续时间略有延长（$P = 0.039$），但在曲美他嗪亚组中未观察到这种作用。在另一项多中心研究（双盲平行组）中，涉及 149 位稳定型心绞痛的患者，曲美他嗪（每次 20mg，3 次／日）与普萘洛尔（每天 40mg，3 次／日）相比，在每周心绞痛发作的次数、运动时间和 ST 段压低 1mm 的时间等方面评估，具有相似的抗心绞痛疗效。

曲美他嗪联合 β 受体阻滞剂：TRIMPOL- Ⅱ 研究是一项纳入 426 名患者的随机、双盲、安慰剂对照研究。该研究证实，曲美他嗪（60mg/d）联用美托洛尔（50mg/ 次，2 次／日）12 周，与安慰剂相比可显著改善患者的临床症状，提高心绞痛患者的运动试验参数。在 Sellier 研究中，共纳入 223 名患者，经随机、双盲、安慰剂对照研究证实，给予曲美他嗪缓释片 35mg（2 次／日）联用阿替洛尔 50mg 8 周，实验组心绞痛患者（$n = 173$）运动试验中 ST 段压低 1mm 时间（＋34.4 秒，$P = 0.03$）、出现心绞痛发作的时间（$P = 0.049$）有统计学意义。在一项来自俄罗斯的为期 12 周、共计 903 例稳定型心绞痛患者参与的随机、平行对照、多中心研究中，将患者随机使用硝酸异山梨酯组（20mg，2 次／日）或曲美他嗪组（35mg，2 次／日），结果提示 β 受体阻滞剂联合曲美他嗪较硝酸异山梨酯显著改善患者的心绞痛频率及硝酸甘油的服用量，且对伴有糖尿病或卒中的患者同样有效。与联合硝酸酯类药物相比，曲美他嗪缓释片与 β 受体阻滞剂联合治疗对稳定型心绞痛患者具有更好的疗效及安全性。

但是，Vasco 研究纳入 1962 名冠心病患者，在服用阿替洛尔 50mg/d 的基础上，将患者随机分为安慰剂对照组、曲美他嗪 70mg 组、曲美他嗪 140mg 组。经过为期 3 个月、随机、双盲研究证实，曲美他嗪在总体人群中未能显示出其在出现 ST 段压低 1mm 时间、出现心绞痛发作时间、运动总持续时间以及临床终点方面的获益。但事后分析显示，在有心绞痛症状的患者（$n = 1574$）亚组中，给予曲美他嗪 140mg 患者的运动总时间和出现心绞痛发作的时间均明显延长。

曲美他嗪联合 CCB：在 Manchanda 等人进行的一项为期 4 周的双盲、随机、安慰剂对照试验中。与安慰剂相比，涉及 64 例稳定型心绞痛地尔硫䓬控制不佳的患者，曲美他嗪的平均心绞痛发作净改善为 4.8 次／周（$P < 0.002$）；平均运动至 ST 段压低 1mm 时间 94.2 秒（$P < 0.05$），心绞痛发作时间 113.1 秒（$P < 0.02$）；在峰值运动时平均最大工作量为 1.4 个代谢当量（$P < 0.05$）。在相同研究者的后续研究中，使用较低剂量的地尔硫䓬（90mg/d）显示出相似的益处。与安慰剂相比，曲美他嗪改善了平均运动时间，使 ST 段压低 1mm 时间达 128 秒（$P < 0.01$）；平板运动试验 Duke 评分为 57.4%（$P < 0.02$）；且平均心绞痛发作为每周 5.1 次（$P < 0.01$）。

曲美他嗪联合多种常规用药：在一项来自俄罗斯的非干预、多中心、为期 6 个月、开放标签的前瞻性观察性研究（CHOICE-2）中，共纳入 741 例稳定性冠心病患者，常规血流动力学治疗基础上给予曲美他嗪 35mg 2 次 / 日，随访 6 个月结果显示，不论何种血流动力学治疗方案联合曲美他嗪均可进一步显著减少心绞痛发作和硝酸甘油的服用量。Meta 分析支持单药疗法和联合疗法试验的结果。在 Danchin 等进行的一项纳入包含 19 028 例患者、218 项试验的荟萃分析中，与安慰剂组相比，曲美他嗪显著改善了运动耐力、每周心绞痛发作以及使用硝酸甘油的量。在由 Ciapponi A 等进行的 23 项关于 1378 例稳定型心绞痛患者的试验的荟萃分析中，结果显示曲美他嗪与安慰剂相比，减少了每周心绞痛发作次数（$P < 0.0001$）和每周消耗硝酸甘油片的量（$P < 0.0001$），并延长了运动时间和运动试验时 ST 段压低 1mm 的时间（$P = 0.0002$）。

此外，2019 版 ESC– 慢性冠状动脉综合征指南建议使用曲美他嗪以减少心绞痛发作频率并改善运动耐量，作为二线治疗（推荐：Ⅱ a 类，B 级）。在特定患者中，根据心率、血压和患者的耐受性，可以考虑将 β 受体阻滞剂或 CCB 与曲美他嗪联合使用（推荐：Ⅱ b 类，B 级）。

B. 不稳定型心绞痛（unstable angina pectoris，UAP）：一项纳入 152 例不稳定型心绞痛患者的研究中随机设置对照组及治疗组，两组均予抗血小板药、β 受体拮抗剂或 CCB、调脂药、降压药、硝酸酯类等常规药物治疗，治疗组加用曲美他嗪 20mg 3 次 / 日，连续给药 3 个月。结果显示同等劳累程度下，治疗组患者心绞痛次数较对照组减少，每月硝酸甘油的消耗量较前减少，再住院率较对照组低，且两组患者药物不良反应无明显差别。

李静等选取确诊的不稳定型心绞痛患者 80 例随机分成观察组及对照组，两组患者均给予硝酸酯类、低分子肝素钙、β 受体阻滞剂、钙离子通道阻滞剂（CCB）、降脂药、降血压药、抗血小板聚集等常规药物治疗；观察组在此基础上加服盐酸曲美他嗪 20mg，3 次 / 日。药物治疗共进行 8 周。治疗后观察组一氧化氮（nitric oxide，NO）水平明显高于对照组，内皮素 –1（endothelin 1，ET–1）明显低于对照组，随着治疗时间的延长，效果越明显，且硝酸甘油用量、心绞痛发作频率少于对照组，表明曲美他嗪可明显改善 UAP 患者血管内皮功能、营养心肌及改善心肌代谢，并且随着治疗时间的延长，临床疗效越明显，且无明显不良反应。

C. 急性心肌梗死（acute myocardial infarction，AMI）：EMIP–FR（欧洲心肌梗死项目 – 自由基）是一项前瞻性、双盲、欧洲多中心试验，其中对 19 725 名在过去 24 小时内表现为 AMI 症状的患者进行了随机分组。根据溶栓治疗（56%）或不溶栓治疗（44%）进行分层。在溶栓之前或与溶栓同时静脉推注曲美他嗪（40mg），然后连续输注（60mg/24h）48 小时。总体而言，在意向性治疗分析中，曲美他嗪和安慰剂之间的主要终点，短期（35 天）死亡率（$P = 0.98$）没有差异。这是两个层次相反趋势的结果。与安慰剂相比，溶栓的患者显示出曲美他嗪有更多的短期死亡倾向（曲美他嗪：11.3%，安慰剂：与未溶栓的患者相反（10.5%，$P = 0.15$）（曲美他嗪：14.0%，安慰剂：15.1%，$P = 0.14$）。在按方案分析中，曲美他嗪对非溶栓患者的有益作用具有统计学意义（曲美他嗪：13.3%，安慰剂：15.1%，$P = 0.027$）。以上结果提示曲美他嗪不能降低溶栓治疗患者的死亡率；但是，它可能对非溶栓患者有一些有益的作用。

Kim JS 等回顾性研究了 2005—2008 年在韩国 AMI 登记处登记的 13 733 例 AMI 患者，根据在医院期间接受是否接受曲美他嗪治疗，患者分为两组：曲美他嗪组和无曲美他嗪组，主要终点是全因死亡、12 个月内住院死亡以及重大不良心脏事件（major adverse cardiac events，MACE）。结果显示进行经皮冠脉介入术（percutaneous coronary intervention，PCI）溶栓之前，除了在心肌梗死血流级别、支架类型和支架长度外，曲美他嗪和无曲美他嗪组的基线临床和血管造影特征基本相似。在过去的 12 个月中，全因死亡的相对风险下降了 59%（$P = 0.042$），MACE 相对风险下降了 76%（$P = 0.001$）。因此，曲美他嗪显著降低了 12 个月内患者 AMI 的全因死亡率和 MACE，似乎可以改善 AMI 患者的临床结局。

D. 冠状动脉血运重建：PCI：Bonello L 等对 582 例稳定型心绞痛合并单支血管病变行 PCI 术的患者，采用单中心、前瞻性、随机评价研究，评估急性心肌损伤时 PCI 术前口服大剂量曲美他嗪（60mg）的疗效。最后，266 例患者符合纳入标准，曲美他嗪组（$n = 136$），对照组（$n = 130$）。口服大剂量曲美他嗪（60mg）在 1 小时内抗心绞痛治疗起效。结果显示，尽管两组之间的血清心肌肌钙蛋白 I（cardiac troponin I，cTnI）升高频率差异没有统计学意义，但在所有时间点上，曲美他嗪组术后 cTnI 水平均显著降低（$P < 0.001$）。此外，曲美他嗪组的 PCI 释放的 cTnI 总量（通过测量曲线下的面积评估）显著降低（$P < 0.05$）。提示术前口服曲美他嗪可以显著减少 PCI 引起的心肌梗死。该研究表明大剂量曲美他嗪进行预处理对限制围术期心肌损伤的有效性，但对择期 PCI 的患者不会降低轻微梗死的发生率。Shao 等纳入 97 名不稳定型心绞痛患者，将其随机分为对照组（$n = 49$）和曲美他嗪组（$n = 48$），所有受试者均接受标准药物治疗。曲美他嗪组在 PCI 前后 24 小时每日 3 次给予 20mg 曲美他嗪治疗。在 PCI 前后分别测定受试者血清肌酸激酶同工酶（creative kinase isoenzyme MB，CK-MB）、cTnI、血管性血友病因子（von Willebrand factor，vWF）、心脏型脂肪酸结合蛋白（fatty acid-binding protein，h-FABP）和 NO 的水平。结果显示：对照组中，PCI 后 CK-MB、cTnI 和 vWF 水平显著升高（$P < 0.05$），NO 水平降低（$P < 0.05$）。相反，PCI 后曲美他嗪组未观察到这些指标的显著变化（$P > 0.05$）。此外，无论是对照组还是曲美他嗪组，h-FABP 水平在 PCI 后均无显著变化（$P > 0.05$）。最后，观察到 PCI 后 0 ~ 6 小时，h-FABP 的水平呈时间依赖性升高，随后逐渐下降（$P < 0.05$）。PCI 可诱发不稳定型心绞痛患者的内皮功能障碍和心肌损害，在围术期进行曲美他嗪治疗可以减少这种损害。一项经随机、双盲、平行分组、安慰剂对照的试验评估曲美他嗪在 PCI 治疗的心绞痛患者中的疗效和安全性（ATPCI 研究）纳入了 6007 例患者（选择性 PCI 和紧急 PCI 后分别为 58% 和 42%），PCI 后将患者随机分为两组，均给予标准治疗，一组加用曲美他嗪（35mg 2 次 / 日），另一组给予安慰剂，随访 2 ~ 4 年，监测与曲美他嗪使用相关的安全事件，主要疗效终点是心脏事件死亡、因心脏事件住院和心绞痛复发或持续，该试验将为 PCI 后心绞痛患者的治疗提供更多的信息，预计将于 2019 年取得结果。在 Zhang 等进行的荟萃分析中包括九项研究，总共涉及 778 名接受 PCI 治疗的患者。结果显示额外使用曲美他嗪可显著改善左心室射血分数，并降低升高的 cTnI 水平及在 PCI 期间发作心绞痛的次数，并且在 PCI 期间超声心动图上的缺血性 ST-T 变化也有改善。然而，实验组与对照组比较，PCI 后 30 天血清脑钠肽（brain natriuretic peptide，BNP）水平无明显差异。总的来说，在接受 PCI 的患者中额外使用曲美他嗪可减少手术过程中的心肌损伤并改善心脏功能。

此外，曲美他嗪还可以减少 PCI 术后患者再狭窄的发生率。Chen JS 等从 2009 年 1 月至 2011 年 12 月在中国人民解放军总医院共纳入 768 例患者，随机分为曲美他嗪治疗组（$n = 384$）和对照组（$n = 384$），进行 1 年的前瞻性随访研究。药物洗脱支架置入后，所有患者接受常规药物治疗。其中，治疗组给予曲美他嗪 20mg 3 次 / 日，至少服药 30 天。所有患者出院后随访 9 ~ 13 个月行血管造影，记录主要心脑血管不良事件。结果 635 例患者纳入最终分析（TG，$n = 312$；CG，$n = 323$）。发生支架内再狭窄的共 49 例（7.7%），但其中曲美他嗪组的发生率低于对照组（$P = 0.001$），与对照组相比，给予曲美他嗪减少了 62.2% 的支架内狭窄发生。随访 30 天时，治疗组比对照组显示出更高的左心室射血分数（$P = 0.006$）。1 年随访时治疗组主要心脑血管不良事件发生率低于对照组（$P = 0.032$）。后续的生存分析结果显示治疗组结局显著优于对照组（$P = 0.034$），与对照组相比降低了 43.5% 总心脑血管不良事件的发生。进一步多变量分析显示曲美他嗪治疗可降低支架内再狭窄的发生（$P = 0.003$）。年龄、糖尿病、吸烟、平均支架长度、平均支架直径均与支架内再狭窄相关，高血压和收缩压与支架内再狭窄的相关性则均无统计学意义（$P = 0.080$，$P = 0.076$）。因此，药物洗脱支架置入后使用曲美他嗪治疗，显著降低 1 年内支架内再狭窄和主要心脑血管不良事件的发生率。

冠状动脉旁路移植术（coronary artery bypass grafting，CABG）方面的使用：Tünerir B 等进行了一项随机、双盲、安慰剂对照研究，对 30 名接受主动脉 – 冠状动脉搭桥手术的患者使用曲美他嗪和安慰剂治疗各 15 名。术前 3 周开始用曲美他嗪（每日口服 60mg）或安慰剂开始预处理，术前和术后采集系列血样，测量心脏肌钙蛋白 T 的血清浓度。结果显示在曲美他嗪组中，肌钙蛋白 T 水平显著低于安慰剂组（$P < 0.001$）。通过两组的 CK-MB、肌钙蛋白 T 水平，术前和术后均评估平均心脏指数，两组之间的围术期血流动力学（血压和心脏指数）无显著差异。因此，曲美他嗪预处理可减少冠状动脉搭桥手术期间的缺血再灌注损伤的发生，但不影响术后血流动力学。在 Iskesen I 等进行的一项双盲前瞻性随机研究中，分为对照组（$n = 12$）和实验组，研究术前使用曲美他嗪对减少体外循环（cardiopulmonary bypass，CPB）下 CABG 期间氧化应激的影响。在 CABG 之前 2 周用曲美他嗪（60mg/d）进行预处理；对照组未接受任何药物治疗。在 CPB 之前和之后采集系列血样，以测量这些主要内源性抗氧化酶系统的血清浓度。两组之间的术后水平显著不同（$P < 0.05$）。血流动力学值无明显差异。研究结果表明，用曲美他嗪预处理可减轻丙二醛的产生，并在 CABG 伴 CPB 和停搏时保留内源性抗氧化能力。Zhang N 等对该研究纳入了 6 个随机对照试验（randomized control trial，RCT）进行了系统回顾和荟萃分析，以评估 CABG 患者术前曲美他嗪治疗后心肌保护的有效性。结果显示，与对照组相比，曲美他嗪治疗的 CABG 患者术后 CK、CK-MB、TnT 和 TnI 显著降低。因此，术前曲美他嗪治疗似乎对 CABG 患者的心肌保护有积极作用。

E. 缺血性心肌病：Di Napoli P 等将 50 名缺血性心肌病患者随机分为曲美他嗪组（$n = 25$）和对照组（$n = 25$），曲美他嗪组除常规治疗外接受曲美他嗪（20mg，3 次/日）治疗 6 个月。在 1 个月和 6 个月时对患者进行评估（超声心动图和 6 分钟步行测试），在入组时和随访结束时检测血浆中 BNP 和 cTnT 水平。结果：6 个月后，所有患者 NYHA 分级均未发生明显的变化。在曲美他嗪组中，检测到运动耐力显著增加（$P < 0.01$），而左心室射血分数未改变。在曲美他嗪组中，BNP 显著降低（$P < 0.001$），而在对照组中则显著增加（$P < 0.02$）；在曲美他嗪治疗期间，cTnT 显著降低（$P < 0.001$），而在对照组中则没有变化。故给予缺血性心肌病患者曲美他嗪 6 个月维持治疗能够明显改善缺血性心肌病患者的运动耐力，并降低其血浆 BNP 和 cTnT 水平。

Belardinelli R 等将 116 名缺血性心脏疾病和左心室功能不全患者进行随机纵向对照研究，这些患者被转诊接受心脏康复。一组（曲美他嗪+运动训练，TT 组，$n = 30$）除标准给药外接受曲美他嗪，给药剂量为 20mg，每日 3 次，口服 8 周，并在摄氧量峰值 60% 时接受运动训练（exercise training，ET）项目检测，每周 3 次，共 8 周。一组（$n = 30$）完成 ET 计划，未接受曲美他嗪给药。一组（$n = 26$）未参加 ET，也未接受曲美他嗪给药。第四组（曲美他嗪 TMZ，$n = 30$）接受曲美他嗪 20mg，每日 3 次给药 8 周。研究开始时和 8 周时所有患者接受超声心电图检查、心肺运动试验和肱动脉血管反应检查。结果：TT 组（25%）、TMZ 组（15.1%）和 ET 组（15.3%）峰值摄氧量显著增高（TT 组与对照组相比 $P < 0.001$；与 TMZ 组和 ET 组相比 $P < 0.05$）。作为收缩末期容积减少的结果，TT 组（18.4%）、TMZ 组（15.7%）和 ET 组（12.9%）的左心室射血分数也有所改善（TT 组与对照组相比 $P < 0.001$；与 TMZ 组和 ET 组相比 $P < 0.05$）。内皮依赖性舒张也同样改善（TMZ 组与对照组相比 $P < 0.001$；与 TMZ 组和 ET 组相比 $P < 0.05$）。有多重风险因素的亚组 TT 组改善最显著。因此，确定 ET 增加曲美他嗪对功能改善、左心室射血分数和内皮依赖性舒张的改善强于单独给予曲美他嗪或 ET。

Marazzi G 等将 47 名患者随机分成 2 组，接受曲美他嗪（每日两次）或安慰剂（每日两次）联合标准治疗，并在基线时和 6 个月后接受评估。结果：第 6 个月时，曲美他嗪组患者的每周心绞痛发作次数有显著改善（$P = 0.023$）。采用视觉模拟量表进行的总体生活质量（quality of life，QOL）参数评估显示，曲美他嗪组患者的 QOL 在第 6 个月时有所改善（$P < 0.01$），而安慰剂组患者的 QOL 没有变化（$P > 0.05$）。MacNew 心肌梗死后生活质量问卷（MacNew quality of life after myocardial infarction questionnaire，MacNew QLMI）评估表明，曲美他嗪组患者的身体状况 QOL 有所改善，但安慰剂组患者的身体状况 QOL 并无改善（$P < 0.01$）。在采用 MacNew QLMI 评估的社会健康状况 QOL 方面，曲美他嗪组患者与安慰剂组患者获得了类似的结果（$P < 0.01$）。因此，曲美他嗪可改善老年缺血性心脏疾病合并心室功能降低患者的临床状况和 QOL。

F．X 综合征（微血管性心绞痛）：Nalbantgil S 等的研究纳入了 35 例微血管性心绞痛患者，在一个由 2 个为期 4 周的治疗期组成的安慰剂对照、双盲研究中研究了曲美他嗪（每天 60mg）的作用。研究结果显示，曲美他嗪可显著改善患者的运动耐量，在不同时段下的心率血压积曲美他嗪与安慰剂相当，曲美他嗪治疗 4 周后可显著延长至 ST 段下降 1mm 时间及持续运动时长，且显著降低 ST 段最大降幅。因此，曲美他嗪对治疗微血管性心绞痛患者获益明确。

Rogackad 等研究了曲美他嗪对 34 例 X 综合征（心绞痛、运动试验阳性和正常冠状动脉造影）的患者的临床症状和运动耐量的影响。运动试验是在开始口服曲美他嗪治疗（每日两次，每次 20mg）之前以及之后的 1 个月和 6 个月进行的。结果显示：在曲美他嗪治疗 1 个月后，有 4 例患者（11.76%）和 5 例患者（14.71%）接受了运动跑步机测试的阴性结果。治疗 6 个月后，心绞痛的发生率也降低了（治疗前 26 例，占 76.47%，而治疗 6 个月，则为 13 例，占 38.23%）。该药物对心率和血压没有明显影响。曲美他嗪的治疗时间显著延长了 1 个月（$P = 0.0047$）和 6 个月

（$P = 0.0094$）。故曲美他嗪治疗可减轻运动中的心绞痛症状，并改善 X 综合征患者的运动耐受性。

此外，中华医学会心血管病学分会《慢性稳定性心绞痛诊断与治疗指南建议（2007 版）》中指出，曲美他嗪可用于心脏 X 综合征缓解症状（推荐：Ⅱa 类，证据水平 C）。

2）心力衰竭（heart failure，HF）：心肌细胞能量代谢障碍在心力衰竭的发生和发展中起到一定作用。因此，除了利尿剂、β 受体阻滞剂、血管紧张素转化酶抑制剂（angiotensin converting enzyme inhibitor，ACEI）、螺内酯等传统的心力衰竭治疗药物外，曲美他嗪等调节心肌能量代谢的药物也逐渐得到重视。心肌能量代谢治疗是在不影响心率、血压及冠状动脉血流的前提下，通过药物实现优化心肌能量代谢的过程，为心肌细胞提供更多的能量，满足维持心肌细胞完整性、实现细胞生理功能需要的一种治疗方法。与传统治疗不同的是，能量代谢治疗主要是通过促进人体细胞的自身产能增加，同时减少细胞内代谢产物的不良影响，目前认为这是对传统治疗药物的补充与完善。

曲美他嗪改善心力衰竭患者症状和左心室功能的主要机制可能是降低全身能量的需求。对于心力衰竭患者，曲美他嗪治疗可减少全身静息能量消耗。能量消耗速率与血清游离脂肪酸氧化增加有关，且能量消耗与血清游离脂肪酸氧化与左心室射血分数负相关。曲美他嗪改善心力衰竭的机制的主要机制包括：①抑制心肌细胞内 3-KAT 酶活性，抑制脂肪酸氧化，由此促进细胞内葡萄糖氧化；②通过糖脂代谢转换增加心力衰竭患者左心磷酸肌酸和三磷腺苷比值（phosphocreatine，PCr/ATP），保持心肌细胞内高能磷酸盐水平，对左室功能产生有益作用；③曲美他嗪的抗氧化作用可改善内皮功能，减少钙超负荷和自由基损害，抑制心肌细胞凋亡和心肌纤维化。

Fragasso G 等在 2006 年发表的一项随机临床试验纳入了 55 名 HF 患者，以开放标签的方式随机分配到常规治疗加曲美他嗪（20mg 3 次 / 日，$n = 28$）或单独常规治疗（$n = 27$），平均随访时间为（13 ± 3）个月，评估患者射血分数（ejection fraction，EF）和纽约心功能分级（new york heart association，NYHA）。其研究结果表明：与常规治疗组相比，曲美他嗪组 NYHA 心功能级别明显改善（$P < 0.0001$）。使用曲美他嗪治疗可显著降低左心室收缩末期容积（$P = 0.04$），并且 EF 从 $36\% \pm 7\%$ 增至 $43\% \pm 10\%$（$P = 0.002$）。相反，在常规治疗组中，EF 显著降低，左心室舒张末期和收缩期容积均增加（$P = 0.02$）。总之，长期使用曲美他嗪可改善心力衰竭患者的心功能分级和左心室大小。

Fragasso G 等进行的一项单盲随机研究纳入了 44 例收缩性心力衰竭患者，给予全面治疗，在基线和 3 个月后进行间接量热法和二维超声心动图检查。其结果显示：与单独常规治疗相比，曲美他嗪治疗增加了左室射血分数（$P = 0.02$）；与传统疗法相比，NYHA 心功能分级和生活质量也得到了改善（$P < 0.0001$）。曲美他嗪组的全身静息能量消耗（resting energy expenditure，REE）[从（1677 ± 264）kcal/d 降到（1580 ± 263）kcal/d] 和预测的 REE 百分比（基于 Harris-Benedict 方程：从 $114\% \pm 10\%$ 降到 $108\% \pm 9\%$），但在对照组中没有降低，组间差异具有统计学意义（分别为 $P = 0.03$ 和 $P = 0.023$）。因此，在患有收缩性心力衰竭的患者中，使用曲美他嗪治疗带来的左室射血功能、NYHA 心功能分级和生活质量的改善与全身 REE 的降低平行，曲美他嗪的有益心脏作用还可以通过外周代谢作用介导。

Fragasso G 等在 2013 年发表的一项国际性、多中心、回顾性队列研究回顾性评估了 HF 患者中曲美他嗪对发病率和死亡率的长期影响。该研究纳入了 669 例慢性 HF 患者，其中症状性心力衰竭患者 362 例接受曲美他嗪加常规治疗，307 例为对照组没有接受曲美他嗪治疗。其结果显示：曲美他嗪组的整体生存率提高了 11.3%（$P = 0.015$），心血管死亡的生存率提高了 8.5%（$P = 0.050$）。对全因死亡进行的 Cox 回归分析显示，经曲美他嗪治疗的患者的风险显著降低（$P = 0.0002$）。曲美他嗪还显示出良好的降低心血管死亡的风险（$P = 0.0001$）。因心血管病入院率在 5 年时降低了 10.4%（$P < 0.0005$），无住院生存期增加了 7.8 个月。因此，曲美他嗪可有效降低慢性 HF 患者的死亡率和无事件生存，且曲美他嗪联合最佳药物治疗方案显著提高慢性 HF 患者的长期生存率。

然而，Winter JL 等进行的一项随机、前瞻性、双盲研究对 60 例稳定性非缺血性心力衰竭患者采用优化药物治疗，患者随机分配到曲美他嗪组（35mg，2 次 / 日）和安慰剂组进行治疗，6 个月后评估非缺血性心力衰竭患者应用曲美他嗪治疗后在改善左室射血分数、心脏代谢、运动能力、氧气摄入及患者生活质量方面的疗效。其研究结果显示曲美他嗪治疗 6 个月对非缺血性心力衰竭患者的炎症、代谢及氧化应激无显著改善，对非缺血性心力衰竭患者的心肌葡萄糖摄取量也无显著改善，非缺血性心力衰竭患者的运动耐量、心室功能及生活质量无显著改善。因此，对非缺血性心力衰竭患者，曲美他嗪联合优化药物治疗不能显著改善患者的左室射血分数、运动耐量、氧摄取量及生活质量。

大量荟萃分析也证实了，应用曲美他嗪可改善 HF 患者改善左室结构和功能，并进一步的改善其临床症状。Gao D 等进行的曲美他嗪在心力衰竭患者 RCT 研究中的荟萃分析纳入了 17 项 RCT 研究、955 例成人 HF 患者，其结果表明曲美他嗪用于心力衰竭患者，可显著改善 EF（包括缺血性心力衰竭和非缺血性心力衰竭患者）、NYHA 分级和运动耐量，可显著降低主要心血管事件、住院风险和全因死亡风险。

Zhang L 等进行的曲美他嗪在 HF 患者中作为添加治疗应用的荟萃分析纳入了 16 项 RCT 研究、884 例慢性 HF 患者，其结果显示：在慢性 HF 患者中应用曲美他嗪，可改善患者左室结构和功能，改善患者临床症状并降低心源性再入院率。Zhou X 等进行的一项荟萃分析纳入了包含 994 例慢性 HF 患者的 19 项 RCT 研究，以评估曲美他嗪治疗慢性 HF 的疗效。其研究结果表明曲美他嗪治疗慢性 HF 患者可以改善患者的心脏功能和临床症状，降低因心脏病入院率，降低血清中 BNP 和 C 反应蛋白（C-reactive protein，CRP）水平。

此外，《中国心力衰竭诊断和治疗指南 2018》指出：曲美他嗪等能量代谢药物可改善患者症状和心脏功能，提高患者生活质量，但是对远期预后的影响尚需进一步研究。

3）糖尿病（diabetes mellitus，DM）：2 型糖尿病患者常伴有胰岛素抵抗，导致心肌细胞葡萄糖摄取、利用减少，同时伴有脂肪酸摄取增加，使能量代谢状态恶化。作为代谢调节剂的曲美他嗪，通过抑制细胞内的长链 3-KAT 活性实现对线粒体脂肪酸 β 氧化过程的抑制，将细胞内能量代谢转换从利用游离脂肪酸转变为更多地利用葡萄糖，实现更节约的产生有效的能量。在糖尿病患者中，曲美他嗪可发挥直接的促进糖代谢和间接的抗心绞痛的双重作用。此外，曲美他嗪的其他作用机制可能包括：①可以抑制心肌细胞凋亡；②由于脂肪酸代谢诱导的 AMPK 激活抑制了蛋白质合成和心肌细胞的生长，因此曲美他嗪通过抑制细胞内的脂肪酸代谢而限制 AMP 活化蛋白激酶（AMP-activated protein kinase，AMPK）的活性并允许更多的心肌细胞生长；③可改善代谢状况使高密度脂蛋白增加 11%；④通过提高磷酸肌酸水平，可增加高能磷酸盐的水平和随后的 ATP 的利用率。

改善心绞痛：TRIMPOL I 亚组研究对 50 例 DM 伴稳定型心绞痛患者采用随机、双盲、平行对照研究，评估了曲美他嗪联合美托洛尔治疗 DM 伴稳定型心绞痛患者的疗效和耐受性。其结果显示曲美他嗪治疗 4 周后可显著延长持续运动时长及至 ST 段下降 1mm 的时长，延长至心绞痛发作时长，增加总作功。因此，对使用一种抗心绞痛治疗未控制的患者，治疗 DM 伴稳定型心绞痛患者联合曲美他嗪后有显著的抗心绞痛疗效，并且具有很好的安全性。Ribeiro LW 等纳入了 10 例 2 型糖尿病伴稳定型心绞痛患者，采用随机、双盲、交叉研究，随机接受曲美他嗪（20mg，3 次/日）或安慰剂治疗 6 周。在基线和每 6 周干预期结束时，进行临床和生化评估、运动测试、动态心电图和 24 小时动态血压监测。其结果表明伴心绞痛的 2 型糖尿病患者，联合曲美他嗪可改善患者症状、提高运动应答，但对血流动力学和代谢无改变，证实了联合曲美他嗪治疗对 2 型糖尿病伴心绞痛的患者有效。Marazzi G 等进行的一项随机、平行、安慰剂对照研究对 30 例非胰岛素依赖性糖尿病伴缺血性心肌病的患者采用 24 小时动态心电图监测，患者在标准治疗的基础上随机接受曲美他嗪（20mg，3 次 / 日）或安慰剂，评估基线及治疗 6 个月后的疗效。研究结果显示曲美他嗪联合标准抗心绞痛药物治疗显著减少糖尿病合并冠心病患者的无症状及症状性短暂性心肌缺血的发作。Xu X 等进行了一项单中心、前瞻性、随机、双盲评估研究，纳入了 700 名年龄≥ 65 岁并在中国北京安贞医院接受冠状动脉造影的 DM 冠心病患者，并随机分配接受药物洗脱支架（drug eluting stent，DES）后接受曲美他嗪（每日 3 次，每次 20mg）或安慰剂。主要终点是复发性心绞痛的发生率和各种超声心动图参数的测量，包括 EF。结果显示：在 2 年的随访中，与对照组相比，曲美他嗪组（$n = 255$）的患者心绞痛的发生率降低（$P = 0.024$），严重程度显著改善（$P = 0.009$）和无心绞痛生存率增加（$P = 0.011$）；曲美他嗪治疗的患者的左室功能和结构在 2 年的随访中相对稳定，而对照组（$n = 255$）则恶化，两组间差异具有统计学意义（P 均 < 0.01）。曲美他嗪组和对照组患者的二尖瓣血流频谱 E 峰与 A 峰之比（E/A）在 2 年后降低；曲美他嗪组患者的二尖瓣血流频谱 E/A 比值略好于对照组，但差异无统计学意义（$P = 0.170$）。因此，DES 植入后使用曲美他嗪辅助治疗可对老年多支冠心病 DM 患者的复发性心绞痛以及左室功能和结构产生有益作用。

改善心功能：Fragasso G 等进行的一项随机、安慰剂对照、交叉设计研究纳入 16 名 DM 合并缺血性心肌病患者，患者被随机分为曲美他嗪组（20mg，3 次 / 日）和安慰剂组，短期试验每组持续 15 天，长期试验每组持续 6 个月，评估曲美他嗪在 DM 合并缺血性心肌病患者中的短期和长期疗效。该研究结果表明，曲美他嗪联合常规治疗，可以有效改善 DM 合并缺血性心肌病患者症状、运动耐量、静息左室功能以及骨骼肌代谢和内皮功能。Rosano GM 等进行的一项双盲、随机、平行、安慰剂对照研究中，共纳入 2 型糖尿病伴缺血性心肌病的患者 32 例，随机接受曲美他嗪或安慰剂治疗 6 个月，评估曲美他嗪在改善合并 DM 的心力衰竭患者的左室功能的作用。其研究显示：与安慰剂相比，在标准的治疗基础上加曲美他嗪，患有缺血性心脏病的 DM 患者左心室容积和左室 EF 改善更显著，该作用可能与曲美他嗪能增强对心脏葡萄糖的利用有关。Zhao P 等进行的一项研究将患有 DM 和特发性扩张型心肌病的患者随机分为两组，一组接受曲美他嗪（20mg，3 次 / 日）治疗 6 个月（$n = 40$），而另一组在同一时期接受安慰剂（$n = 40$），所有患者在基线和治疗 6 个月后均接受了心脏超声检查、6 分钟步行测试和炎症生化分析（CRP）。通过研究未发现明显的不良事件或临床或生化指标的变化。6 个月后，与对照组相比，经曲美他嗪治疗的患者收缩功能明显改善，而 E/A 比值升高。在整个研究中，曲美他嗪组的 CRP 浓度在基线和随访的 6 个月内保持稳定。相比之下，在随访 6 个月的对照组 CRP 显著增加。氨基末端脑钠肽前体（N terminal pro B type natriuretic peptide，NT–proBNP）水平在对照组中没有变化，而在曲美他嗪组中则显著下降。与对照组相比，曲美他嗪组的身体活动耐力水平有所提高。因此，曲美他嗪治疗可显著改善心脏功能和身体耐受性。该研究结果还表明，与对照组相比，曲美他嗪组的炎症反应降低。

糖尿病心肌病（diabetic cardiomyopathy，DCM）：糖尿病心肌病是糖尿病状态下细胞代谢异常所引起的特异性心肌病，其特征是心脏肥大、心肌纤维化、氧化应激和炎症，在没有高血压和冠心病的情况下早期发生舒张功能障碍、心脏重塑，晚期 EF 下降和心室扩张，最终导致心力衰竭。曲美他嗪一方面可通过抑制脂肪酸 β 氧化来促进葡萄糖有氧氧化，改善糖尿病患者的糖脂代谢异常；另一方面可抑制心脏成纤维细胞中 CTGF 的表达，直接抑制心脏纤维化来改善 DCM。最近还有实验研究表明，曲美他嗪可通过抑制 Nox2/TRPC3 诱导的氧化应激来预防 DCM。邹晓霞等的研究纳入了 121 例 DCM 患者，分为：对照组（$n = 59$）和治疗组（$n = 62$），在两组均给予常规药物治疗，其中治疗组加用曲美他嗪治疗，在开始治疗前后测定一系列生化指标、心电图和心脏超声。与治疗前比较，应用曲美他嗪治疗组临床症状明显改善，患者的血糖、血脂均明显降低，但射血分数（EF）的差异无统计学意义；与对照组比，曲美他嗪治疗组心电图 Q-T 离散度有所改善、治疗组左室质量指数（left venticular mass index，LVMI）和相对室壁厚度（relative wall thickness，RWT）、超敏 CRP 较对照组降低（$P < 0.05$）。故曲美他嗪可辅助治疗 DCM。李雪霖等的研究选取 DCM 慢性充血性心力衰竭患者 47 例，随机分为对照组 23 例和治疗组 24 例，对照组给予标准药物治疗，治疗组在标准药物治疗基础上给予曲美他嗪治疗，观察两组治疗前和治疗后 6 个月的 Tei 指数及 BNP 的变化。结果两组治疗后 BNP 降低，Tei 指数减小，治疗组较对照组改善更明显，差异均有统计学意义（$P < 0.05$）。因此曲美他嗪治疗对老年 DCM 慢性心力衰竭患者心功能的改善，有一定临床价值。

4）心律失常：心肌梗死后血管再通时可出现再灌注性心律失常，虽为一过性，既往曾认为是良性心律失常，但也可带来严重后果。减少再灌注性心律失常的发生，对于临床心肌梗死患者的血管再通治疗具有重要意义。Papadopoulos CL 等的研究发现，溶栓前给予曲美他嗪 60mg，溶栓成功后，曲美他嗪组发生再灌注性心律失常比例（30.1%）显著低于对照组（56.3%）。持续性室性心动过速、心室颤动等严重室性心律失常的发生率在曲美他嗪组（1.8%）也明显低于对照组（10.9%），差异具有统计学意义。该研究提示曲美他嗪能减少再灌注性心律失常的发生。Vaillant F 等的研究通过电刺激阻塞猪的冠状动脉左前降支诱发缺血，给予曲美他嗪可增加心室纤颤阈值，并降低 MDA 血药水平（脂质过氧化指数）和缺血区域。因此，曲美他嗪对缺血引起的猪心室颤动具有保护作用。Ramezani-Aliakbari F 等的研究证实，与对照组相比，在糖尿病大鼠中用曲美他嗪治疗显著改善了心律失常的持续时间、发生率和得分（$P < 0.001$）。李素花等进行的一项研究纳入 80 名 AMI 后心律失常患者，在给予常规药物治疗的基础上随机分为 2 组，治疗组在常规治疗基础上加用曲美他嗪治疗，观察 2 组用药后心律失常发作情况、药物的耐受性及不良反应。研究结果发现，对照组与治疗组心律失常发作均明显减少，但治疗组的总减少率明显高于对照组（90.0% vs 70.0%，$P < 0.05$）。因此曲美他嗪可有效治疗 AMI 后心律失常发作，值得临床推广应用。

5）病毒性心肌炎（viral myocarditis，VM）：是由多种病毒感染后继发的以心肌细胞炎性病变为主要表现的一类疾病，其病理学特征表现为心肌细胞炎性浸润、心肌细胞变性坏死或心肌间质水肿。在 VM 发病早期，心肌细胞会受到嗜心肌病毒感染的直接损伤。随着机体免疫系统的活化，病毒被清除，但机体免疫细胞释放大量自由基，水肿变性的心肌细胞因缺血缺氧而产生大量的氧自由基，心肌炎病情进展，心肌细胞膜、心肌细胞亚结构及细胞内的线粒体功能受损，心肌细胞能量代谢发生继发性障碍，患者心功能下降，机体代谢随之紊乱，患者的心肌损伤进一步加重，如此形成恶性循环。曲美他嗪在治疗 VM 中也取得了一些有效的临床证据。

穆晓光等开展的一项纳入 66 名急性病毒性心肌炎患者的研究中，将心肌炎患者随机分为对照组（$n = 33$）和治疗组（$n = 33$），均给予常规药物治疗，其中治疗组加用曲美他嗪 20mg（3 次 / 日），治疗 2 个月后观察患者的临床症状及心电图变化。结果显示，在服用曲美他嗪 2 个月后，患者的胸闷、心悸等症状改善优于对照组（$P < 0.05$），心电图 ST-T 变化明显优于对照组（$P < 0.05$），总有效率可达97.0%。因此，曲美他嗪可能是急性病毒性心肌炎治疗中安全有效的代谢类药物。

伊新芝纳入 56 名 VM 患者，随机分为对照组 25 例、治疗组 31 例，两组均给予常规药物治疗，其中治疗组加用曲美他嗪 20mg（3 次 / 日）治疗；经过 5 周治疗后，观察心肌炎患者的症状、体征、胸片、超声心动图及心电图等的改变，并进行药物疗效评定。结果发现，曲美他嗪组治疗后的总有效率明显高于对照组（84.7% vs 62.3%，$P < 0.01$）。因此，曲美他嗪治疗急性病毒性心肌炎有较好的临床疗效。

孙玉胜的研究将 114 例老年 VM 患者随机分为两组，各 57 例，均给予常规VM 治疗，观察组在此基础上加用曲美他嗪口服治疗，每日 3 次，每次 20mg，持续6 周。并选取同期 50 例健康体检者，纳入正常组以供对照参考。比较各组受试者入组后心肌酶谱水平和左室射血分数（EF），以及治疗 1 周、2 周、3 周、4 周、5 周、6 周后心肌酶谱水平和 EF 变化，观察曲美他嗪对患者心肌酶谱水平的影响。结果VM 患者 CK、CK-MB 显著高于正常组，其 EF 显著低于正常组（$P < 0.05$）。对照

组、观察组 VM 患者治疗后 CK、CK-MB 均显著降低，EF 均显著升高，观察组变化更为明显（$P < 0.05$）。对照组临床总有效率为 84.2%，显著低于观察组的 96.5%（$P < 0.05$）。对照组 1 年生存率为 93.0%（53/57），观察组 1 年生存率为 98.2%（56/57），两组患者 1 年生存率比较，差异无统计学意义。故联合检测血清心肌酶谱能够预测患者 EF 及 1 年生存率变化，曲美他嗪对老年 VM 患者预后的改善具有积极意义。但是目前尚未有大规模的前瞻性研究进一步强化曲美他嗪在 VM 中的应用价值，其作用机制亦待进一步阐明。

6）抗肿瘤药物的心脏毒性：2008 年美国学者 Swain 首次提出抗肿瘤药物心血管毒性的概念。随后，人们逐渐开始重视抗肿瘤药物的心血管不良反应。国内"抗肿瘤药物心脏毒性"的定义直到 2013 年在《中国蒽环类药物心脏毒性防治指南》中正式提出。"抗肿瘤药物心脏毒性"指肿瘤患者治疗过程中具有下面的一项或多项表现，但不包含化疗 / 靶向药物使用早期发生的亚临床的心血管损伤：①伴有左心室射血分数（EF）降低的心肌病，表现为左心室整体功能降低或室间隔运动明显降低；②充血性心力衰竭（HF）相关的症状；③ HF 相关的体征，如第 3 心音奔马律和（或）心动过速；④左心室 EF 较治疗前基线降低至少 5% 且 EF 绝对值 < 55%，伴随 HF 的症状或体征；或左心室 EF 较治疗前降低至少 10% 且绝对值 < 55%，但未伴有症状或体征。心脏需要高能量维持且富含高密度的线粒体和磷脂，因此，心肌细胞更易受到抗肿瘤药物的毒性作用。研究发现，抗肿瘤药物使用过程中引起心脏毒性的主要机制有：心肌细胞内羟自由基的生成，导致心肌细胞膜脂质过氧化和线粒体 DNA 损伤；心肌细胞内 ROS 的产生，促进心肌细胞的氧化应激；心肌细胞内糖脂代谢及线粒体功能紊乱。

曲美他嗪因其减轻氧化应激、线粒体功能障碍和调节糖脂代谢等作用，可用于防治抗肿瘤药物心脏毒性。Tallarico D 等的研究在 61 位女性乳腺癌患者中评估了曲美他嗪保护心肌免受蒽环类药物（anthracycline，ANT）诱导的心脏毒性的能力。将患者分为三组：第 1 组（$n = 15$），接受标准 ANT 方案治疗，并通过右雷佐生（dexrazoxane，DEX）加曲美他嗪（60mg）进行心脏保护；第 2 组（$n = 22$）接受 ANT 治疗并仅通过曲美他嗪进行心脏保护；第三组（$n = 24$）计划接受 ANT 治疗和 DEX。所有患者均接受超声心动图评估舒张功能。12 个月的随访后发现，曲美他嗪对亚急性和慢性亚临床心脏毒性产生了与 DEX 相当的心脏保护作用，随访 1 年后患者舒张功能没有明显变化。Zhao L 的研究通过分离大鼠心肌细胞，并在曲美他嗪（$200\,\mu m$）和辅酶 Q_{10}（200mg/L）预处理的情况下进行顺铂（$200\,\mu m$）处理，检测细胞活力、凋亡、氧化指标以及线粒体功能等。其结果显示曲美他嗪可通过减轻氧化应激和线粒体功能障碍对顺铂诱导的心脏毒性具有保护作用。Yang Y 等的研究通过在细胞水平和动物水平证实，曲美他嗪通过 AMPK/mTOR/ 自噬途径可改善舒尼替尼（sunitinib，SU）诱导的小鼠心脏毒性，表明曲美他嗪是 SU 方案治疗心血管并发症的一种潜在的心脏保护方法。单丹妮等纳入 117 名乳腺癌根治术后患者，均接受 4 周期含表柔比星的化疗方案，分为实验组（60 例）和对照组（57 例），其中实验组加用曲美他嗪 20mg（3 次 / 日），4 周期化疗后比较两组患者心脏彩超、心电图、cTnI 及 BNP 水平。结果与对照组相比，实验组心电图异常的比率明显减少（10% vs 24.6%，$P < 0.05$），血 cTnI 水平（$P < 0.05$）及 BNP 水平（$P < 0.05$）均降低，其中对照组左室 EF 较试验组明显下降（$P < 0.05$）。因此，曲美他嗪可能会降低表柔比星的心肌毒性，对化疗期患者的心脏具有积极的保护作用。

2013 年《中国蒽环类药物心脏毒性防治指南》中指出，左卡尼汀等能量代谢药物可用于肿瘤药物心脏毒性的预防及治疗，但目前尚缺乏大样本的 RCT 来佐证曲美他嗪在抗肿瘤药物的心脏毒性中的临床效果。

（2）曲美他嗪在其他疾病中的应用：曲美他嗪不仅广泛用于治疗心血管系统疾病，在外周动脉疾病（peripheral atery disease，PAD）、造影剂肾病、男性不育症等其他方面的疾病也有一定作用。

一些研究评估了曲美他嗪在 PAD 治疗中的价值。在 Syrkin 等人的研究中，证明了曲美他嗪延长间歇性跛行距离的能力。Vitale 等人进行的一项为期 3 个月的平行双盲研究，将 100 例有症状的 PAD 患者随机分配至曲美他嗪组或安慰剂组。尽管在 3 个月的随访中踝肱指数（ankle brachial index，ABI）没有差异，但曲美他嗪组的最大步行距离（maximum walking distance，MWD）增加了 23%，而安慰剂组的 MWD 增加了 14%。储毓舜等的研究纳入了 253 例 PAD 患者，随机分为对照组 124 例和曲美他嗪组 129 例。结果两组患者治疗 6 个月较治疗前 ABI、MWD、疼痛发作时间及 MWD 水平明显改善（$P < 0.05$），故在常规治疗的基础上加用盐酸曲美他嗪可以显著改善 PAD 患者的临床症状。

造影剂肾病（contrast-induced nephropathy，CIN）：造影剂肾病是使用碘化造影剂后一个严重并发症，尽管发生率在逐年下降，但是随着介入心脏病学的发展，造影剂肾病发生绝对数量仍在上升。目前造影剂肾病已成为医院获得性肾功能不全的第三位病因。有研究显示，心脏血管造影较非心脏造影术 CIN 的发生率高，常规水化治疗可在一定程度上预防 CIN 发生，但疗效有限。研究发现，曲美他嗪具有抗氧化作用，一些临床试验显示曲美他嗪对 CIN 可起一定的预防作用。Onbasili AO 等进行了一项纳入 82 名接受冠状动脉造影术伴轻度肾功能不全患者的前瞻性双盲、随机、对照试验，结果显示与单独使用生理盐水的冠状动脉手术患者相比，通过曲美他嗪联合生理盐水给药可显著降低 CIN 的发生率。樊泽元等纳入 160 例行 PCI 术的肾功能不全患者的研究也支持这一结果。郝西源等纳入 11 个 RCT，1637 例受试者的 Meta 分析结果显示：相较于对照组，曲美他嗪组能显著降低患者的 CIN 发率（OR = 0.28，95% CI：0.19 ~ 0.40），同时还可以减慢患者术后 24 小时及 72 小时血清肌酐升高水平。因此在行 PCI 术的肾功能不全患者中应用曲美他嗪，可有效预防 CIN 发生。

左卡尼汀目前已经广泛应用于男性不育症（如少弱精子症、畸形精子症等），同样作为代谢调节剂的曲美他嗪可能也起一定作用。Ozcan MF 等研究表明，在链脲佐菌素诱导的糖尿病大鼠模型中，最佳剂量的曲美他嗪的给药可防止糖尿病对大鼠精子发生的有害影响，曲美他嗪对精子发生具有保护作用。然而尚缺乏临床试验进一步证明其在男性不育症中的治疗作用。

总的来说，曲美他嗪在 PAD、CIN 和男性不育症中有一定疗效，然而这些研究规模较小且功能不足，因此，仍需进行较大的试验进一步证明其在这些疾病中的治疗作用。

三、降低游离脂肪酸含量的药物：烟酸

烟酸（nicotinic acid，niacin）是生物体中的一种必需维生素，也称为维生素 PP 或维生素 B_3，又名抗糙皮因子或尼克酸，属于吡啶衍生物，是一种有机的水溶性维生素，具有双重电荷。也是一种必需的膳食元素，缺乏烟酸会导致糙皮病。在人体内还包括其衍生物尼克酰胺或烟酰胺。摄入后，烟酸被生物合成转化为烟酰胺腺嘌呤二核苷酸（NAD）。根据外源供应，NAD 然后执行无数的生物功能，并在氧化还原反应中发挥核心作用。

烟酸广泛地存在于各种食物中，如动物肝脏、肾脏、瘦肉、全谷物、豆类，以及绿叶蔬菜和乳制品等。其中肝脏、瘦肉、家禽、花生和酵母中富含烟酸，而各种谷物中烟酸及色氨酸的含量比较少。在 20 世纪初，糙皮病在美国南部很普遍，因为当时玉米是烟酸的主要食物来源。今天，烟酸缺乏在工业化国家并不常见，主要是由于饮食摄入充足；然而，特定人群仍面临这种基本根除的风险。烟酸除了从食物直接获得外，也可以通过色氨酸转化形成。此过程首先是色氨酸转化成犬尿氨酸，需要色氨酸吡咯酶和甲酰酶参与，把甲酰犬尿氨酸水解为犬尿氨酸，再在 1- 犬尿酸水解酶的催化下分解为 3- 羟氨基苯甲酸，最后在 5- 磷酸核糖焦磷酸的作用下，由哺乳类肝脏的酶系统转化成烟酸。人体用色氨酸合成烟酸的过程需要维生素 B_1、维生素 B_2、维生素 B_6 参与，而且合成率极低（60：1），所以，食物摄取仍然是主要的获得途径。常规膳食中并不缺乏烟酸，但是以玉米为主食的地区容易发生烟酸缺乏，原因是玉米中的烟酸为结合型，难以吸收利用。烟酸经代谢后的

产物为 N'- 甲基 -2- 吡酮 -5- 甲酰胺和 N'- 甲基烟酰胺，前者占尿中排泄量的 40% ~ 60%，后者占尿中排泄量的 20% ~ 30%。烟酸有舒张血管的作用，可用于冠心病等，但可降低 cAMP 水平，使血糖及尿酸升高，有诱发糖尿病及痛风的风险。而且，长期使用大剂量烟酸会损害肝脏。成年人每天大约消耗烟酸 16mg，推荐补充剂量为 10 ~ 20mg。

1. 化学性质　烟酸（分子式 $C_6H_5NO_2$），分子结构式见图 3-14，为吡啶 -3- 甲酸，在人体内经氨基转移作用转化为烟酰胺。烟酰胺通过和磷酸核糖焦磷酸作用生成烟酰胺单核苷酸，后者再与腺苷三磷酸（ATP）结合为烟酰胺腺嘌呤二核苷酸（nicotinamide adenine dinucleotide，NAD），也就是辅酶 I（Co I）。然后，NAD 和 ATP 结合为烟酰胺腺嘌呤二核苷酸磷酸（nicotinamide adenine dinucleotide phosphate，NADP），也就是辅酶 II（Co II）。在无氧脱氢酶系统中，NAD 和 NADP 发挥脱氢辅酶的作用，催化细胞代谢过程中的氧化还原反应，介导组织呼吸的氧化过程，参与体内的脂质代谢以及糖类的无氧分解。

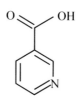

图3-14　烟酸分子结构式

2. 药代动力学特征　烟酸的合成有三条主要路线。补救途径通过使用 NAM 磷酸核糖转移酶将 NAM 和烟酰胺核糖转化为烟酰胺单核苷酸（NMN）来生产烟酸。NR 被烟酰胺核糖苷激酶磷酸化（NRK），而 NMN 在 NMN 腺苷酸转移酶（NMNAT）的活性下转化为 NAD。虽然 NRK1 受体广泛分布于体内，但 NRK2 仅限于肌肉、大脑和心脏。NMNAT1 和 NMNAT2 分别与 NRK1 和 NRK2 具有相同的分布，尽管仅限于细胞核。虽然 NMNAT3 在各种器官、血液和骨骼肌中广泛表达，但它主要位于线粒体基质中。NA 可以通过犬尿氨酸途径由色氨酸从头合成，以 2- 氨基 -3- 羧基黏稠物酸 -6- 半醛（ACMS）为分支点。ACMS 既可以被 ACMS 脱羧酶脱羧，也可以被普瑞斯 - 汉德勒途径脱羧，从而自发环化形成喹啉酸。NAD 在三羧酸（TCA）循环中用作氢受体，并介导脱氢反应产生 NAD（氢）。因此，许多新合成的分子被重新定向并经历氧化磷酸化过程，以产生大量的 ATP。NMNAT3 的线粒体定位强烈表明细胞器可能能够在需要时利用胞质溶胶中的 NMN。除了核胞质和线粒体 NAD 库，已经表明在过氧化物酶体、内质网和高尔基体水平上存在类似的区室。NAD

通过 SLC25A17 转运蛋白从胞质溶胶转运到过氧化物酶体，然后用于脂肪酸的 β-氧化。在内质网中，戊磷酸途径的第一阶段需要 NADP，它介导免疫球蛋白结合蛋白（BiP）和新合成的蛋白质从核糖体向内质网的转移。它们在内质网腔中的折叠受 NAD 依赖性单（ADP-核糖）调节。然而，NAD 在高尔基体中的作用及其转运机制仍不清楚。

3. 生理及药理作用 烟酸是较早应用的调脂药物，于 1957 年在美国被正式批准使用，并且仍然被广泛使用，尽管它在服用他汀类和其他降胆固醇药物的患者的高脂血症管理中的作用仍然不确定和有争议。众所周知，烟酸可以抑制脂肪细胞中甘油三酯的脂解，从而抑制脂肪细胞中游离脂肪酸的释放并降低游离脂肪酸的含量。烟酸还可以减少肝脏中极低密度脂蛋白和低密度脂蛋白颗粒的合成，增加高密度脂蛋白水平。此外，烟酸在多种组织中具有多重抗炎症特性，促进生长激素的合成。烟酸类的调脂药品，为 50 ~ 1000mg 的片剂或胶囊，常见的有：阿昔莫司制剂（包括胶囊和分散片）、烟酸缓释制剂（包括缓释片及缓释胶囊）、维生素 E 烟酸酯制剂（包括胶囊、胶丸和软胶囊等）、甘露醇烟酸酯片以及肌醇烟酸酯制剂（包括片和软膏）。高脂血症的推荐剂量为每天 1 ~ 6g，从低剂量开始（每次 100mg，3 次 / 日），并根据耐受性和效果每周增加一次。当以这些剂量给药时，烟酸已被证明能增加高密度脂蛋白和降低低密度脂蛋白胆固醇水平，并降低高危人群的心血管事件发生率。阿昔莫司为烟酸的衍生物，能抑制脂肪组织的分解，减少游离脂肪酸自脂肪组织释放，从而减少肝脏合成 TG，并且能够降低 VLDL 以及 LDL 的合成，最终，血液中的 TG 和总胆固醇（total cholesterol，TC）浓度下降；另外，肝脏脂肪酶的活性降低，高密度脂蛋白（high density lipoprotein，HDL）的分解减少。阿昔莫司可作为替代疗法或辅助疗法用于降低对其他治疗（如他汀类药物或贝特类药物）不能充分缓解的患者的甘油三酯水平，适用于以下病症：高甘油三酯血症（Fredrickson IV 型高脂蛋白血症和 II B 型高脂蛋白血症）以及高胆固醇血症。但是，目前尚未证实使用阿昔莫司治疗高脂蛋白血症可降低心血管病发病率和死亡率。

（1）烟酸调节脂肪组织甘油三酯水解：Altschul 和他的同事是第一个评估烟酸作为抗血脂异常治疗的可靠性的人。他们证明烟酸通过增加高密度胆固醇对富含胆固醇的低密度脂蛋白产生有益的影响。烟酸 3g/d 用于临床，具有降低血浆 TC 的功效，而同作为维生素的烟酰胺却没有类似的作用；说明烟酸降低血浆 TC 的作用是独立于其维生素本质的。后来的研究发现，一方面烟酸降低 TC、极低密度脂蛋白胆固醇（very low density lipoprotein cholesterol，VLDL-C）、低密度脂蛋白胆固醇（low density lipoprotein cholesterol，LDL-C），以及 TG。另一方面，烟酸有效地升高对心血管有益的高密度脂蛋白胆固醇（high density lipoprotein-cholesterol，HDL-C）。然而烟酸的不良反应，尤其是潮红等皮肤不良反应大大降低其临床顺应性。烟酸在高脂血症中的作用机制尚不清楚。烟酸抗脂解作用的一个可能解释是，它通过抑制腺苷酸环化酶来防止环磷酸腺苷 cAMP 在脂肪细胞中积累。同一个研究小组随后就可能的潜在作用机制提出了进一步的论点，包括提到了与 Gi 耦联的受体。烟酸刺激脂肪细胞和脾膜中 [^{35}S]GTPγS 的结合，但不与其他组织中的位点结合。根据早期的假设，即脂肪细胞和脾膜上有烟酸的特异性结合位点，2003 年鉴定出一种与所谓的 G 蛋白耦联受体耦联的受体。这种受体被称为羟基羧酸受体 2（HCA2），以预期的亲和力结合 G 蛋白，这有助于解释各种信号是如何转导的。

最近，G 蛋白耦联受体（GPCR），位于脂肪细胞上的 GPR 109A 已被鉴定为烟酸激活的受体。目前为止，发现该受体包括 3 个亚型，GPR 109A（其中人源性的受体是 HM74A，鼠源性的受体是 PUMA-G）、GPR 109B（人源性的受体是 HM74）以及 GPR 81。GPR 109A 和 GPR 109B 的同源性高达 96%。其中，GPR 109B 亚型只在人类和黑猩猩的组织表达，在啮齿类动物的组织不表达。GPR 109B 亚型有可能是新近基因复制的结果。GPR 81 受体，尽管其染色体定位与 GPR 109A 位置相近（都定位在小鼠 5 号染色体上），但它与后者的同源性小于 60%。烟酸只对 GPR 109A 受体具有高亲和力，对其他两种亚型受体亲和力很低。而烟酰胺对受体的激动作用很弱，比烟酸的效价低 1000 倍。GPR 109A 亚型主要表达于白色以及棕色脂肪组织，同时，脾和免疫细胞的表达也很丰富，如单核细胞、巨噬细胞、中性粒细胞及树突状细胞。虽然激动 GPR 109A 受体可以抑制脂肪组织 TG 水解，降低游离脂肪酸（free fatty acid，FFA），但烟酸的内源水平太低无法有效激动受体。因此，烟酸不可能是 GPR 109A 的内源性配体。D-β-羟基丁酸（D-β-hydroxy butyrate，D-β-HB）是首个发现的 GPR 109A 的内源性配体。在饥饿时，D-β-HB 负反馈调节自身的产生，维持内环境稳态，防止酮酸中毒和促进储存脂肪的有效利用。

脂肪组织是专供 TG 合成和储存的场所。Carlson 等研究表明，烟酸可以在数分钟内降低人体血浆 FFA 浓度，而这种降低 FFA 的效应将在 1 小时内出现反弹。此外，用大鼠附睾脂肪垫体外研究表明，烟酸通过抑制 TG 水解来抑制 FFA 的释放。Tunaru 等用 PUMA-G 基因敲除小鼠研究表明，烟酸对 PUMA-G 基因缺失小鼠 FFA 水平没有影响。机制研究表明，烟酸作用于脂肪细胞上的烟酸受体 GPR 109A，抑制腺苷酸环化酶（adenylate cyclase，AC）的活性，环腺苷酸（cAMP）含量减少，于是，蛋白激酶 A（protein kinase A，PKA）受抑制，导致脂肪组织激素敏感性甘油三酯酯酶（adipose triglyceride lipase）和脂肪酶（hormone-sensative lipase）的磷酸化活性减弱，最后的结果是 TG 的水解减少，血浆 FFA 的含量降低。血浆 FFA 水平降低，肝合成 TG 的原料减少，TG 合成减少以及浓度降低。TG 水平的降低使肝对 VLDL 的组装和分泌减少，进而引起其代谢产物 LDL 水平下降。这种烟酸引起 FFA 急性下降的作用自然而然地被归结为烟酸调脂机制。然而，另一 GPR 109A 激动剂阿昔莫司（acipimox）调脂作用却较弱。烟酸受体部分激动剂 MK-0354 虽能显著降低 FFA；但临床 II 期试验表明它对 LDL-C、TG 和 HDL-C 并没有明显的调节作用。因此，烟酸调脂机制仍然扑朔迷离，有待进一步阐明。

（2）烟酸降低血游离脂肪酸浓度：早在 1960 年代初期，即有研究发现，烟酸可以抑制脂肪组织中的脂肪酸（FA）利用，使血浆中 FFA 的浓度下降，并且可以降低运动激发的 FFA 代谢活性。lassers 等研究者，在 1972 年再次发现，烟酸可以降低健康人运动和休息时 FFA 的更新率和血浓度。另外，烟酸可以抑制心肌对血 FFA 的摄取，同时增加对血液中碳水化合物类代谢底物的摄取，于是，心肌的代谢底物由主要利用脂肪酸改变为碳水化合物类物质。近年来，Trueblood 等人的研究发现，烟酸可以使乳酸和丙酮酸的比值明显下降，使肌酸激酶的释放减少，并且，使缺血心肌功能的恢复明显加快，同时相应的高能磷酸盐贮备增加，遗憾的是，目前仍然缺乏大型的临床实验对此进行进一步的验证。

在脂类代谢调节中，首先，烟酸可以减少脂肪组织以及游离脂肪酸（FFA）的利用，使血浆中 FFA 的含量降低，从而抑制肝脏组织 TG 的合成以及极低密度脂蛋白（VLDL）的分泌。其次，烟酸可以增强脂蛋白脂酶的活性，使血浆 TG 的水解增加，使载脂蛋白 B（apoB）的合成减少、加快其清除，于是，VLDL 的分解代谢增加，血 VLDL 的浓度降低。再次，烟酸还可以促进 apoA I 以及 apoA II 的合成，并且选择性地抑制肝脏组织对 HDL 中 apoA I 的摄取以及分解，增加 apoA I/apoA II 比值，从而升高血中 HDL-C 水平。由于 VLDL 浓度降低，而与 HDL 相互交换减少，也能够使血 HDL-C 的含量增加。此外，烟酸可以在辅酶 A 的帮助下，结合甘氨酸生成烟尿酸，后者可以抑制肝脏组织中辅酶 A 的作用，进一步降低胆固醇的合成，而血中 VLDL 浓度降低，抑制 VLDL 转化为 LDL，从而可使血中 TC 和 LDL-C 水平降低。最后，烟酸还具有独特的降低 Lp（a）的作用，它可使 Lp（a）减少 20% ~ 30%，这可能与烟酸能减少其合成有关。由此可见，烟酸具有全面而独特的调脂作用。

4. 用法和用量　烟酸虽然属于 B 族维生素，在脂质代谢中也起着重要调节作用。但是，治疗高脂血症的烟酸的剂量远远高于作为维生素的推荐补充剂量。烟酸的推荐膳食摄入量（RDA）成人每天 14 ~ 16mg，孕妇稍多（18mg），儿童少（2 ~ 12mg）。在这些剂量或其附近给予烟酸与显著的不良反应或肝损伤无关。烟酸是大多数复合维生素和 B 族维生素制剂的一种成分，其浓度接近每日最低要求，但对降低血脂水平无效。烟酸也存在于许多草药混合物和能量饮料中，但通常剂量较低或适中。

5. **不良反应** 烟酸是一种有益的抗高脂血症药物，有助于将低密度脂蛋白胆固醇降低 20% ~ 40%，并使高密度脂蛋白胆固醇升高 20% ~ 35%。然而，皮肤发红、葡萄糖耐量降低、肝毒性是烟酸治疗导致患者依从性下降的主要不良反应，特别是肝脏毒性。每日剂量超过 500mg 的烟酸会导致高达 20% 的人血清转氨酶水平短暂、无症状的升高。升高很少超过正常范围上限的 3 倍，即使继续用药，通常也会自发消退。这种效应部分与剂量有关，剂量高于 3g/d 时更为常见。在一些患者中，由肝脏合成的血清蛋白总体减少，在某些情况下，凝血病伴随凝血酶原时间的增加和血清白蛋白、凝血因子和载脂蛋白的减少。这些变化在停止治疗后会迅速消失，并且在较低剂量下可能不会复发。烟酸也能引起严重的肝毒性，但这并不常见。显著的肝毒性在高剂量持续释放烟酸时尤为常见。在许多情况下，在剂量增加或从常规晶体转变为持续释放形式后，损伤变得明显。虽然已经描述了胆汁淤积型病例，但主要是肝细胞癌。患者出现黄疸、瘙痒、恶心、呕吐和疲劳。当损伤是从晶体形式转变为持续释放形式的结果时，损伤可能在几天或几周内急性出现，伴有恶心、呕吐和腹痛的前驱期，随后是黄疸和瘙痒。在损伤早期，血清转氨酶水平非常高，然后通常随着停药或剂量降低而迅速下降。临床表型类似急性重型肝炎，提示有直接毒性作用。肝脏的影像学研究可能揭示低密度区（"星空肝"），解释为停药后消退的局灶性脂肪浸润。肝活检通常显示不同程度的小叶中心坏死，仅有轻度炎症。肝毒性的机制被认为是与高血清烟酸水平有关的内在毒性反应，高血清烟酸水平压倒了高亲和力、低浓度烟酸受体（其负责潮红反应）。

6. **禁忌证** 在出现临床上明显的损伤后，烟酸可以在较低剂量下重新开始的发现表明，肝损害不太可能是特异性的或由超敏反应引起的。烟酸肝毒性似乎是剂量依赖性的，并且更常见于药物的持续释放形式。肝毒性在常规、结晶烟酸或缓释烟酸中不常见。大多数病例病情较轻，停药后会迅速缓解，尽管在某些情况下，损伤是急性和严重的，并发展为致命的肝衰竭或需要紧急肝移植。临床症状有望在停用烟酸后几天内完全缓解，而血清酶升高可能需要几周或几个月才能缓解。用同样的形式再次挑战会导致快速复发，应该避免。如果损伤发生在转用缓释制剂后，烟酸的结晶形式可以在较低剂量下谨慎地重新开始。

7. **药物的相互作用** 降胆固醇治疗时观察动脉生物学（ARBITER2）研究是烟酸缓释片和他汀类药物合用与单独使用他汀类药物比较，以替代终点颈动脉内中膜厚度变化来评估粥样硬化进程的研究。167 例伴有低 HDL-C 水平的冠心病且已在服用他汀类药物治疗的患者加用中量烟酸（1g/d）治疗 12 个月后，HDL-C 水平提高了 21%，单用他汀类药物对照组平均颈动脉内中膜厚度增长明显〔（0.044 ± 0.100）

mm］，而联合治疗组颈动脉内中膜厚度无显著改变［（0.014±0.104）mm］，他汀类药物加烟酸治疗较单用他汀类药物治疗患者的心血管疾病发生率也有所降低趋势（3.8% vs.9.6%，$P = 0.02$）。ARBITER 6-HALTS 研究是另一项观察在他汀类药物治疗基础上加用烟酸对颈动脉内中膜厚度影响的研究。收集 315 例诊断为冠心病或冠心病等危症的患者（血 LDL-C 浓度 < 100mg/dl，HDL-C 水平男性 < 50mg/dl，女性 < 55mg/dl），在持续接受他汀类药物治疗的基础上，随机接受依折麦布（10mg/d）或烟酸缓释片（1000mg/d）治疗。研究的主要终点为平均颈动脉内中膜厚度降低值以及药物剂量、依从性、治疗时间和颈动脉的内中膜厚度之间的关系。其中的 208 例患者接受了全程完整的 14 个月随访治疗，107 例的患者平均随访治疗时间为 7 个月。研究结果表明，和基线水平的数据相比较，烟酸组（$n = 154$）患者的平均颈动脉内中膜厚度明显减少［（-0.0102±0.0026）mm，$P < 0.001$］，而依折麦布组（$n = 161$）患者的平均颈动脉内中膜厚度无明显减少［（-0.0016±0.0024）mm，$P = 0.88$］，烟酸的治疗效果明显比依折麦布好。上述的研究表明，在他汀类药物治疗的基础上联合烟酸的方案能够缓解动脉粥样硬化的进展。

8. 临床研究与应用

（1）关于烟酸的 AIM-HIGH 研究：AIM-HIGH 研究，也就是代谢综合征同时伴有低 HDL/高 TG 的动脉粥样硬化干预及其对全面健康结局影响的研究，目的是探索在强化他汀类的药物治疗基础上，加用烟酸升高 HDL-C 水平能否降低心血管事件的风险。此项研究一共纳入 3414 例的患者，他们是年龄大于 45 岁、有明确的心脏病病史、低血 HDL-C 的浓度及高 TG 水平的高危患者，随机分为缓释烟酸（1.5 ~ 2.0g/d）组（$n = 1718$）或安慰剂组（$n = 1696$），所有患者均接受辛伐他汀治疗。LDL-C 水平未达标者，给予依折麦布 10mg/d，将 LDL-C 水平维持在 1.04 ~ 2.08mmol/L。该研究的主要终点为心血管病导致的死亡、缺血性的卒中、非致命性的心肌梗死，以及因为急性冠脉综合征（acute coronary syndrome，ACS）住院或者症状驱使的冠状动脉或脑血管重建术这些复合终点中的首发事件。随访 2 年后的结果显示：烟酸治疗组 HDL-C 从 0.91mmol/L 升至 1.09mmol/L，TG 从 1.85mmol/L 降至 1.37mmol/L，LDL-C 由 1.92mmol/L 降至 1.41mmol/L；烟酸治疗组和对照组的主要终点事件的发生率分别是 16.4%（282 例）与 16.2%（274 例）（HR = 1.02；95% CI 为 0.87 ~ 1.21；$P = 0.79$），两组之间的差异没有统计学意义。因此，美国国家心肺及血液病研究所决定提前 18 个月终止该研究。该研究的提前终止，令研究人员和临床医师都感到失望和困惑。

相关学者认为 AIM-HIGH 研究本身设计存在巨大缺陷，因此阴性结果并不可靠，主要基于以下几点原因：① AIM-HIGH 研究对于样本量的评估严重不足，使其无法得出可靠结论；②本研究中，烟酸组和安慰剂组分别有 25.4% 和 20.1% 的患者停药，并分别有 6% 和 10% 的患者要求减小用药剂量和烟酸使用率＜ 75%；③受试者接受辛伐他汀 20mg/d 治疗在烟酸组占 13%，而对照组为 22%。对照组 1/4 的患者接受了额外的降脂治疗，而烟酸组中有超过 1/3 的患者未完全依从治疗。

烟酸引起的皮肤潮红是较常见且患者难以耐受的不良反应。特异性前列腺素 D2 受体 DP1 的拮抗剂拉罗匹仑能减少烟酸所致的潮红，从而提高患者对烟酸的耐受性。HPS2-THRIVE 研究，也就是心脏保护的研究 2- 高密度脂蛋白（HDL）治疗以减少心血管事件的研究，为中国和欧洲合作的多中心随机双盲安慰剂对照的研究，是一项动脉粥样硬化性心血管病（ASCVD）主要包括冠心病、缺血性卒中以及外周动脉粥样硬化性疾病的二级预防试验。这是迄今为止规模最大的以烟酸作为心脏保护剂的随机对照临床试验。

（2）关于烟酸的 HPS2-THRIVE 研究：HPS2-THRIVE 试验纳入了 25 673 名有心肌梗死、缺血性脑卒中、一过性脑缺血发作、周围血管疾病或糖尿病的患者，以评估在有效他汀类药物治疗基础上加用缓释烟酸 2g/d 及拉罗匹仑 40mg/d 对心血管主要临床结局的影响。随访 3.9 年，此项研究的主要终点事件包括冠心病死亡、冠脉血运重建、卒中或非致死性心肌梗死，以及上述情况的联合发生率，结果显示主要终点事件在对照组发生率是 15%，在缓释烟酸 / 拉罗匹仑组为 14.5%，其数据差异没有统计学的意义。该研究发现缓释烟酸 / 拉罗匹仑的不良事件发生率明显升高，结果显示不良事件发生率大约为 30‰。在缓释烟酸 / 拉罗匹仑组，糖尿病并发症的绝对过剩危险度为 3.7%，而新发糖尿病的超额危险度为 1.8%，结果差异都具有统计学的意义。此外，烟酸的治疗可以导致感染的风险额外的增加 1.4%、出血的风险额外的增加 0.7%，其中包括严重出血，即出血性卒中的风险。烟酸治疗组因为不良反应，25.4% 的患者不能耐受退出，而他汀类药物对照组 16.6% 的患者退出。简单浅表的分析，很容易将阴性结果的原因归咎于烟酸药物本身。但在他汀用于临床治疗前，烟酸和安慰剂的对照研究表明，尽管患者的总死亡率没有下降，冠心病事件却是减少的。在常规剂量的他汀治疗基础上，加用烟酸口服，同时显示可以减缓颈动脉粥样硬化的进程。烟酸没有在 HPS2-THRIVE 研究中进一步获益很可能并不是药物本身的问题，而是如同国际动脉粥样硬化学会（IAS）认为的，如果 LDL-C 降至小于 70mg/dl（1.8mmol/L）时，包括他汀在内的任何调脂药物的获益空间几乎没有，即使有，也会非常之小。如果是需要二级预防的冠心病患者，患有混合型高脂血症，需要强化降低血 LDL-C 水平，但是又不能耐受更大剂量的他汀时，尽管没有随机对照试验（RCT）的证据，联合应用依折麦布或烟酸类药物或贝特类药物，仍然应该留给临床医生做出决策。正如血压、血糖一样，血 LDL-C 水平也不是越低越好，AHA/ACC 的指南相应的也提出了一个最没有 RCT 证据的建议，即血 LDL-C 水平降至小于 40mg/dl（1mmol/L）时，要减少他汀类药物的剂量，这或许是具有临床实际应用价值的建议。在 HPS2-THRIVE 研究中，烟酸治疗组的患者血 HDL-C 浓度升高了 6mg/dl，与试验前的 44mg/dl（基线水平）比较升高了 14%，这种增加幅度并不足以减少临床事件，尤其是当基线 LDL-C 水平已低至 63mg/dl 时。对 HPS2-THRIVE 试验分析还发现，在服用辛伐他汀 40mg/d 的基础上加用缓释烟酸 / 拉罗匹仑，其肌病发生将有 4 倍额外风险，这一额外风险在中国人群中表现得尤其显著。此项研究入选了 10 932 例的中国大陆患者，也许这成为试验设计的欠合理之处，有专家分析这可能是试验失败的原因之一。

烟酸的作用主要是减少 VLDL 的合成进而影响血液中的 TC 运载，抑制 HDL 的分解，另外，减少肝脏摄取载脂蛋白（apo）A1。临床试验研究中，烟酸可以增加血 HDL-C 15% ~ 35%，减少血 TG 20% ~ 50%，减少血 LDL-C 5% ~ 25%。但是，AMI-HIGH 的试验结果表明，联用烟酸组和安慰剂对照治疗组一级终点事件的发生率无统计学差异，烟酸虽然改善了血脂指标，但是没有带来心血管的获益，而且，联用烟酸组缺血性脑卒中的发生率升高，其具体机制不清。HPS2-THRIVE 试验收集了 25 673 例的患者，同样没有证实烟酸在心血管系统的额外获益。

（3）烟酸调脂治疗在血脂异常管理指南中的应用建议：欧洲心脏学会（ESC）和欧洲动脉粥样硬化学会（EAS），在 2011 年的《ESC/EAS 血脂异常管理指南》提出 LDL-C 是首要干预目标，而 HDL-C 不作为干预靶点。心血管高危患者通过生活方式的干预，如 TG 仍 > 2.3mmol/L 时，应考虑降低 TG 的治疗。对烟酸的推荐等级为Ⅱa 级，证据等级为 B；他汀类药物加烟酸为Ⅱa 级，证据水平为 A。2019 年的欧洲血脂异常管理指南《ESC/EAS 指南：血脂异常的管理 – 脂质修饰降低心血管风险》不仅强调 LDL-C 是首要干预目标，同时提出更为全面的血脂各成分管理。肯定了烟酸在肝脏和脂肪组织中的重要作用，有助于降低血浆中低密度脂蛋白与低密度脂蛋白颗粒水平，提高 HDL-C 与 ApoA1 水平。但是缺乏大型临床试验的支持。

国际动脉粥样硬化协会（IAS）在 2013 年颁布了《全球性血脂异常管理指南》。认为，LDL-C 干预是降低动脉粥样硬化性心血管疾病发病风险的首要目标。但是，在高 TG 血症患者的治疗方案中，非 HDL-C 血脂也被认定为重要目标。混合性高脂血症患者的治疗目标是非 HDL-C，特别是在血浆 TG 水平 < 5.7mmol/L 时。在一级预防的患者中，非 HDL-C 的理想水平为 < 3.4mmol/L；他汀类药物和烟酸的联合应用是否有益仍然不能确定。严重的高 TG 血症患者（TG > 5.7mmol/L）患急性胰腺炎的风险明显增加，临床实践表明，贝特和烟酸联合应用后可减少高 TG 血症患者急性胰腺炎的风险。对于二级预防中降低胆固醇药物的使用，若他汀类药物单独应用不能使 LDL-C 减至 1.8mmol/L 时，仍然可以联和应用第二种降胆固醇类药物，且首先考虑联和应用依折麦布或胆汁酸螯合剂，在该种情况下并未强调与烟酸的联用。但是，如果 LDL-C 达标而 TG 和非 HDL-C 仍然增高时，可考虑加用烟酸降低 TG 水平。

美国心脏协会（AHA）和美国心脏病学会（ACC），在 2013 年的《ACC/AHA 降低血胆固醇以减少成人动脉粥样硬化性心血管病风险指南》中指出，目前没有证据显示在充分他汀类药物治疗的基础上，再联合使用非他汀类调脂药物能够进一步减少动脉粥样硬化性心血管病（ASCVD）的风险，同时考虑到这些药物的不良反应，不推荐临床常规应用。在 2013 年和 2018 年的 AHA/ACC 的血脂管理指南均指出，如果 LDL-C ≥ 4.94mmol/L 并且已经给予高强度的他汀类药物治疗后，可以联合应用非他汀类药物以进一步降低血 LDL-C 水平；或者在不能耐受他汀类药物治疗的患者，可以应用非他汀类降脂药物治疗。

我国心血管专家认为尽管在临床试验中，非他汀类的调脂药物心血管益处尚没有得到充分的证实，但是，鉴于目前国内血脂管理的实际情况，在强调他汀类药物降低血 LDL-C 的同时，还应关注对其他脂质成分的干预管理。如果在适当的他汀类药物治疗后 LDL-C 仍然没有达标，或者血 LDL-C 虽然已经达标，但是合并高 TG 和低 HDL-C 血症，可考虑在强化生活方式改善的基础上，联用非他汀类调脂药物。对于严重的高 TG 血症患者，也就是空腹 TG 水平 ≥ 5.7mmol/L（500mg/dl），应该首先考虑主要用于降低 TG 和 VLDL-C 的药物（包括贝特类、高纯度鱼油制剂或烟酸）。

四、促进脂肪酸氧化的药物：左卡尼汀

左卡尼汀（L-carnitine，LC），又称为肉碱、左旋肉毒碱或维生素 BT，可参与机体能量代谢，是哺乳动物体内天然存在的氨基酸衍生物。左卡尼汀具有多种功效，如：抗氧化、促进心功能恢复、促进脂肪酸氧化、优化能量代谢等，广泛应用于心血管疾病、代谢疾病、肾脏疾病等。本节详细介绍左卡尼汀的药理作用及心血管疾病的临床应用。

1. 化学性质　左卡尼汀是卡尼汀的左旋异构体，于 1905 年由俄国科学家在肌肉提取物中首次发现。卡尼汀是一种水溶性较好的季胺类化合物，分子结构式为 $C_7H_{15}NO_3$，化学结构见图 3-15。在自然界中卡尼汀有 L 型、D 型和 DL 型三种光学体，但在体内，只存在 L 型卡尼汀有生物活性，而 D 型和 DL 型卡尼汀不仅无活性，还会竞争性抑制肉碱乙酰转移酶和肉碱脂肪酰转移酶的活性，进而阻碍细胞进行脂肪代谢。因此，我们通常所说的卡尼汀多是指左卡尼汀。

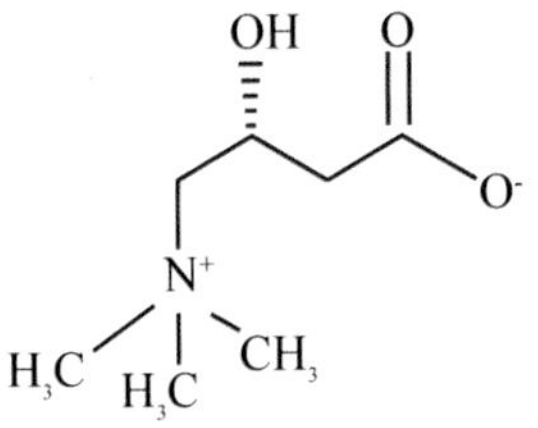

图3-15 卡尼汀的化学结构图

2. 药代动力学特征 将从吸收、分布、生物利用度等方面阐述左卡尼汀的药代动力学特征。

（1）左卡尼汀的吸收及分布：人类从饮食中获取的卡尼汀的量不同，其生物利用度也不同。低卡尼汀饮食者［1.53 ~ 2.12mol/（kg·d）］对卡尼汀的生物利用度为66% ~ 86%；高卡尼汀饮食者［8.40 ~ 11.8mol/（kg·d）］生物利用度为54% ~ 72%。饮食中的卡尼汀在小肠腔经有机阳离子转运蛋白（arnitine/organic cation transporter 2，OCTN2）转运到小肠细胞内，再以简单扩散的形式通过浆膜，缓慢释放到血液循环，最后经OCTN2转运至各组织。OCTN2是转运左卡尼汀的重要载体，广泛分布于小肠、肾脏等各组织，介导左卡尼汀的转运及重吸收，维持体内的卡尼汀稳态。当饮食摄入的卡尼汀减少时，肾小管OCTN2介导的卡尼汀的重吸收会相应增加。当饮食摄入的卡尼汀增多，循环中的卡尼汀增多，OCTN2介导的重吸收也会增加，但是不会无限制增加，OCTN2最大转运容积为60μmol/L，因此，左卡尼汀血浆浓度范围维持在40 ~ 60μmol/L（图3-16）。

（2）左卡尼汀的分布及代谢：人体左卡尼汀群包括游离和酰基卡尼汀，游离卡尼汀以左卡尼汀为主，约占80%，酰基卡尼汀则由短链乙酰基到长链棕榈酰基卡尼汀组成。大约98%的左卡尼汀分布在心肌细胞和骨骼肌，心肌细胞中的左卡尼汀浓度比血浆中高80 ~ 140倍。左卡尼汀水溶性好，在体内主要由肾脏清除，正常情况下，只有非常小的一部分（通常<5%）的肉碱经过肾脏排出体外。绝大部分卡尼汀被肾小管重吸收，再循环利用，维持体内卡尼汀稳态。小肠中不能被吸收的卡尼汀则被大肠中的菌群降解三甲胺等甲基卡尼汀，再经肝脏代谢为氧化三甲胺，最后由肾脏排泄至体外。

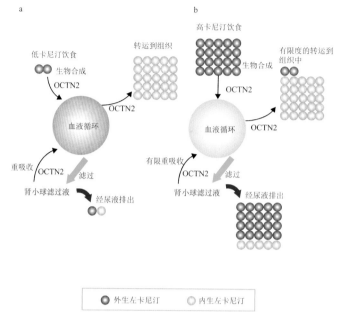

图3-16 OCTN2介导左卡尼汀的转运及重吸收

（3）左卡尼汀的药代动力学特征：口服左卡尼汀的生物利用度在0.05～0.25。口服左卡尼汀30mg/kg，3小时和6小时的血浆峰浓度（Cmax）27μmol/L和29μmol/L。口服剂量达到100mg/kg时，3小时的Cmax 29μmol/L。单次给药后血浆卡尼汀浓度约在24小时恢复到基线水平。单一口服或静脉给予左卡尼汀0.5～2g，其生物半衰期为2～15小时。

3. 生理和药理作用

（1）左卡尼汀的生理作用：左卡尼汀在体内不仅在脂类代谢方面发挥着重要作用，而且兼有清除氧自由基和抗氧化能力，阻断脂质过氧化连锁反应。左卡尼汀主要的生理作用是参与脂类代谢，为了便于理解，下面先介绍脂肪酸氧化过程。

脂肪酸氧化指摄入的油脂经过水解产生甘油和脂肪酸。脂肪酸在供氧充足的条件下，氧化分解生成二氧化碳和水，并释放出大量能量的过程。脂肪酸氧化的过程分为活化、转移、β-氧化及最后经三羧酸循环被彻底氧化生成 CO_2 和 H_2O 并释放能量等几个阶段。这几个阶段分布在细胞内不同的部位完成，其中，脂肪酸活化是在细胞胞质内完成，而β-氧化及最后三羧酸循环是在线粒体内完成。因此，脂肪酸活化后需转移至线粒体内，活化和转移是脂肪酸β-氧化的前提。

1）脂肪酸活化：脂肪酸在氧化前必须先活化。内质网、线粒体外膜上的脂酰CoA合酶在ATP、CoA-SH及镁离子的参与下催化生成脂酰CoA。脂酰CoA不仅提高了脂肪酸的反应活性，也增加了脂肪酸的水溶性。

2）脂酰 CoA 的转移：脂肪酸活化是在胞液中进行的，而催化脂肪酸氧化的酶系又存在于线粒体基质内，故活化的脂酰 CoA 必须先进入线粒体才能氧化。但是长链脂酰 CoA 是不能直接透过线粒体内膜的，因此活化的长链脂酰 CoA 要借助 L- 肉碱（L-carnitine），即左卡尼汀，被转运入线粒体内。线粒体外膜上分布有肉碱脂酰转移酶 1（carnitine palmitoyltransferase 1，CPT1），催化长链脂酰 CoA 和肉碱合成脂酰肉碱（acylcarnitine）和 CoA。脂酰肉碱（acyl carnitine）在线粒体内膜上肉碱 – 脂酰肉碱转位酶（carnitine-acyl carnitine translocase，CACT）的作用下，通过线粒体内膜进入线粒体基质，同时将等分子的肉碱转移出线粒体。转运至线粒体基质的脂酰肉碱，在线粒体内膜内侧肉碱脂酰转移酶 II（carnitine palmitoyltransferase 2，CPT2）的作用下，转变为脂酰 CoA 和肉碱，见图 3-17。脂酰 CoA 分解产生乙酰 CoA 并进入三羧酸循环产能，释放出的肉碱转移出线粒体进入下一个周期。脂酰 CoA 转移至线粒体是脂肪酸 β- 氧化的限速步骤，其中 CPT1 是脂肪酸 β- 氧化的限速酶。

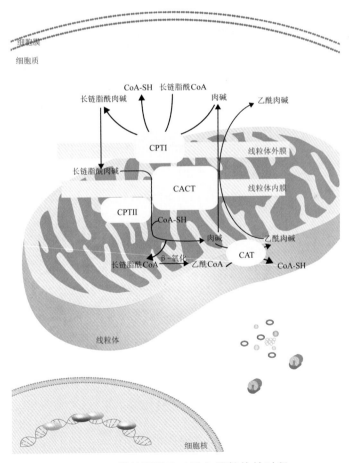

图3-17　长链脂酰CoA进入线粒体的过程

3）脂酰 CoA β-氧化：脂酰 CoA 在线粒体基质内经脱氢、加水、再脱氢及硫解四步分解产生乙酰 CoA、FADH2、NADH。长链脂酰 CoA 每经过上面一次循环，碳链减少两个碳原子，同时生成一分子乙酰 CoA、FADH2 和 NADH。乙酰 CoA 进入三羧酸循环，FADH2、NADH 经呼吸链氧化。脂肪酸彻底氧化生成大量的 ATP。以软脂酸（C16H32O2）为例，共经过 7 次 β-氧化，共生成 7 分子 FADH2，7 分子 NADH，8 分子乙酰 CoA。每分子 FADH2 和 NADH 分别产能 1.5 分子和 2.5 分子 ATP，每分子乙酰 CoA 进入三羧酸循环产能 10 分子 ATP。因此，1 分子软脂酸彻底氧化共产生（7×1.5）＋（7×2.5）＋（8×10）＝ 108 分子 ATP。由于脂肪酸活化消耗 2 个 ATP，因此，1 分子软脂酸共产生 106 分子 ATP。

（2）左卡尼汀的药理作用

1）调节脂类代谢：长链脂肪酸是脂肪的主要成分，在人体内代谢时以甘油三酯的形式由淋巴管进入静脉，被输送并储存在人体各组织中。从上述脂酰 CoA 转移的机制中可以看出，左卡尼汀作为脂酰 CoA 转移的载体，促进长链脂酰 CoA 通过线粒体膜转运，促进长链脂肪酸（LCFAs）氧化代谢，促进三羧酸循环的正常进行，从而产生大量 ATP，协助细胞完成正常的生理功能和能量代谢，见图 3-18。如果左卡尼汀缺乏，脂肪酸的分解供能将中断，生命活动将发生障碍。

2）调节线粒体内酰基

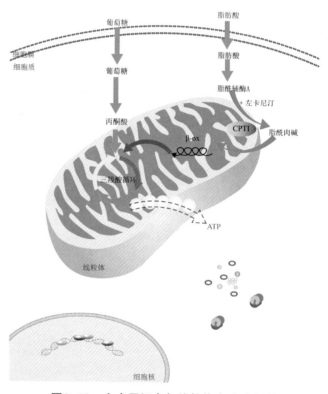

图3-18 左卡尼汀参与线粒体脂肪酸代谢

CoA/CoA 比率：线粒体内酰基 CoA/CoA 比率保持稳定对能量代谢有重要作用，若线粒体基质中的乙酰基不及时运出，引起乙酰 CoA/CoA 比率上升，会对丙酮酸脱氢酶有抑制作用，从而影响能量代谢。肉碱作为载体以酰基肉碱形式将线粒体内的乙酰基运送到膜外，起到调节线粒体内酰基 CoA/CoA 比率的作用，并为细胞质中脂肪酸的合成提供乙酰基。使乙酰 CoA 用于脂肪酸和胆固醇的合成，将线粒体内生成的过量的酰基排出线粒体外，从而防止由于酰基蓄积而产生的毒性代谢产物的堆积。

3）调节葡萄糖氧化：体内的乙酰 –L- 肉碱（ALC）和丙酰 –L–AC（PLC）等短酯酰肉碱还起到调节葡萄糖氧化的作用。在脂肪酸灌注的离体心肌组织中，左卡尼汀可刺激葡萄糖氧化，增加心肌细胞产能。其机制可能是由于线粒体内乙酰基团从乙酰 CoA 转移到乙酰肉碱，进而转移出线粒体，从而解除了乙酰基团堆积对丙酮酸脱氢酶复合物的抑制。PLC 可以增加 ATP 外流，从而在碳水化合物及脂类代谢中发挥重要作用。

4）参与氨基酸代谢：左旋肉碱在体内由蛋氨酸和缬氨酸等原料合成，合成的左卡尼汀负反馈调节蛋氨酸和缬氨酸的代谢。另外，线粒体内的一些支链酰基是亮氨酸、异亮氨酸和缬氨酸的代谢物，左旋肉碱作为载体把支链酰基及时运出，有利于这些氨基酸的正常代谢。

5）参与葡萄糖代谢：左卡尼汀能降低线粒体中酰基辅酶 A 的比例，解除对丙酮酸脱氢酶的抑制，促进葡萄糖氧化。左卡尼汀可以通过增加脂肪酸的氧化供能，减少肌糖原的无氧酵解，抑制乳酸生成，并可促进脂肪组织中葡萄糖的摄取。

6）解毒作用：左卡尼汀以酰基左旋肉碱的方式通过肉碱酰基肉碱转移酶可将线粒体内过量的酰基团转移至细胞内，并经过肾脏排出体外，消除了酰基积累而造成的代谢毒性。左卡尼汀还能促进乙酰乙酸的氧化，促进酮体的消除和利用。另外，左卡尼汀促进尿素循环，使氨降解为尿素，解除氨的毒性。

7）抗氧化作用：左卡尼汀可以通过下调心肌细胞线粒体内 Cyt C 蛋白的表达，清除自由基，起到抗氧化作用。补充左卡尼汀通过降低心肌细胞 Ca 依赖蛋白激酶 II（CaMKII）磷酸化，减少活性氧（ROS）的形成，并激活 STAT3 抗氧化信号通路，增加抗氧化蛋白 SOD2 的表达，并增强 AMPK 蛋白的合成，改善心肌细胞的抗氧化能力。

8）抗衰老作用：本课题组研究发现，左卡尼汀可通过抑制 JNK/p53 信号通路，降低衰老脂肪组织的慢性炎症反应，增强胰岛素抵抗，延缓脂肪组织衰老并改善脂肪组织功能的作用。同时，自然衰老大鼠模型经左卡尼汀灌胃后，心功能及心肌组织和线粒体结构紊乱等衰老表型得以改善，其主要机制可能与左卡尼汀升高心肌细胞 CPT-1、GLUT-4 活性，升高心肌 ATP 水平。

4. 用法和用量 左卡尼汀注射液的药品说明书规定的适应证较窄，局限于肾衰竭长期血液透析患者、因缺乏肉碱产生的一系列并发症。具体用法：每次血透结束时用 15ml 生理盐水稀释本品 1g，静脉缓慢注射 2 ~ 3 分钟；或静脉滴注，50mg/kg；最大剂量为 0.3g/（kg·d）。

说明书规定的使用剂量与相关指南、文献是有冲突的，药品说明书存在相对滞后性。从文献研究和临床应用分析可见，左卡尼汀作为能量代谢药物在心肌供能上的应用越来越广泛，最新的相关治疗指南也将其作为主要的辅助治疗药物纳入其中。此外，左卡尼汀还可加速代谢、促进切口愈合、增强抗炎效果，因此临床也多用于辅助治疗心血管、胸外、感染性疾病等。《中国医师药师临床用药指南》表明，原发性左卡尼汀缺乏的平均剂量为 1 ~ 3g/d，继发性左卡尼汀缺乏的起始剂量为 50mg/kg，最大剂量可达 300mg/kg。

左卡尼汀注射液的一些超适应证用药虽有一定的医药文献和诊疗指南的支持，但均属超说明书用药，不在具有法律效力的说明书范围之内，不受法律保护。临床医师若因治疗需要超说明书用药时，应提供权威的文献依据，向医务处、药事管理委员会等备案；同时应让患者或亲属在用药前签署知情同意书。药师也应积极参与用药监测，保障临床合理用药。

5. 不良反应 人体对左卡尼汀具有较好的耐受性，安全性较高，在一项慢性心力衰竭患者的荟萃分析中，与对照组相比，口服左卡尼汀组的不良反应主要是一过性口干及恶心等胃肠道反应。尽管说明书中提及左卡尼汀有诱发癫痫的风险，但是一项在应用丙戊酸的癫痫患者中应用左卡尼汀是否会引发癫痫的系统评价表明，目前无任何在丙戊酸治疗过程中左卡尼汀可诱导或加重癫痫发作的证据。另有报道，左卡尼汀除了导致寒战、发热等全身反应外，也可能诱发过敏性休克、剥脱性皮炎等严重超敏反应。

6. 禁忌证 明确对左卡尼汀过敏者；对左卡尼汀粉剂辅料甘露醇过敏者；癫痫病史者；左卡尼汀可引起代谢系统反应（高钙血症、高钾血症、血容量增多症等），当患者伴有此类疾病时应权衡利弊、慎重使用。

7. 药物的相互作用 左卡尼汀与大多数药物无相互作用，目前有报道的资料显示同时使用左卡尼汀和醋硝香豆素可能导致国际标准化比率增加和出血风险增加，使用时需监测 INR。有 2 例文献报道服用醋硝香豆素病情稳定的患者，在加用左卡尼汀后 INR 升高，其中 1 例出现胃出血。目前尚缺乏左卡尼汀与其他抗凝药物之间相互作用的资料。

8. 临床研究与应用 左卡尼汀因其促进脂肪酸代谢及抗氧化作用，广泛应用于心血管系统疾病、代谢疾病、小儿癫痫、男性不育症等方面。本节重点介绍左卡尼汀在心血管系统疾病的临床应用。

（1）左卡尼汀在心血管疾病中的应用：随着老龄化成为全球化问题，心血管疾病已成为严重影响人类健康和生活质量的疾病，也是导致我国中老年人死亡的重要原因之一。目前心血管疾病以药物和介入治疗为主，药物主要从降低心率、改变血管活性、增加冠脉血流、优化心肌能量代谢等方面改善心功能。随着对心肌细胞能量代谢研究的深入，左卡尼汀等改善心肌能量代谢的药物在心血管疾病上应用的临床证据也越来越多，机制研究也越来越深入。

1）冠状动脉粥样硬化性心脏病：冠心病患者体内左卡尼汀下降，补充外源性左卡尼汀有助于恢复心肌细胞正常的氧化代谢和心肌能量储备，对心绞痛、急性心肌梗死、冠脉搭桥术等患者有良好的效果。左卡尼汀显著降低急性心肌梗死患者早期死亡率，预防左心室扩张及心室结构重构。DiNicolantonio 等人对 13 项随机对照试验进行了系统回顾和荟萃分析，该分析共纳入了 3629 例急性心肌梗死的患者。结果发现，在急性心肌梗死的患者中，与安慰剂组或空白对照组相比，补充左卡尼汀组可使全因死亡率减低约 27%、室性心律失常的发生率降低约 65%、心绞痛的发生率降低约 40%，但是对心力衰竭和心肌再梗死的发生率无显著变化。一项纳入约 4000 多例患者的多中心、随机、双盲临床试验（CEDIM）证实，在急性心肌梗死早期外源性补充左卡尼汀 12 个月，能减轻缺血缺氧对心肌微循环的损伤，并增强心肌微循环对心肌血流再灌注的反应，显著降低心肌梗死后左心室舒张末期容积和收缩末期容积，预防左心室扩张及心室结构重构。急性心肌梗死后左心室扩张是引起慢性心力衰竭和死亡的病理基础，因此，随后，CEDIM-2 试验进一步探讨了在急性心肌梗死早期补充左卡尼汀 6 个月对慢性心力衰竭和死亡率的影响。结果发现，与对照组相比，早期补充左卡尼汀并没有改变主要终点事件（慢性心力衰竭和死亡），但是显著降低了心肌梗死的早期死亡率（安慰剂组 3.8%，左卡尼汀组 2.7%，$P = 0.041$）。但是由于 CEDIM2 试验没有募集到预期目标设定的病例数，这可能是影响了左卡尼汀在该试验中作用的原因。

左卡尼汀可有效改善不稳定性心绞痛患者的症状，减少硝酸甘油用量，改善患者心功能及提高生活质量。有研究发现，患者每天口服 3g 的左卡尼汀，12 周后每周心绞痛次数和硝酸甘油消耗量均明显减少，ST 段压低 1mm 所需时间降低，同时延长运动至心绞痛所需时间。在常规治疗基础上增加左卡尼汀，1 个月后患者的心功能和生活质量均明显改善，发生心力衰竭的比例和死亡率显著降低。同时，在接受冠状动脉搭桥术的冠心病患者中补充左卡尼汀可显著提高左室射血分数 37.1%，降低左室收缩末径 14.3%，改善心室重构。另外，口服左卡尼汀 3 个月后，不稳定心绞痛患者心绞痛症状改善的同时，其血清谷胱甘肽过氧化物酶（glutathione peroxidase，GSH-Px）、超氧化物歧化酶（superoxide dismutase，SOD）等抗氧化酶水平升高，超敏 C- 反应蛋白（hypersensitive C-reactive protein，hs-CRP）、肿瘤坏死因子 –α（tumor necrosis factor–α，TNF–α）、白介素 –6（interleukin–6，IL–6）等炎性因子降低，暗示左卡尼汀改善心绞痛可与其抗氧化作用有关。

鉴于左卡尼汀吸收特点，有学者进一步分析了不同剂量的左卡尼汀对心力衰竭、不稳定性心绞痛、急性心肌梗死的影响。结果显示，每日口服左卡尼汀 2g、3g、4g 和 6g 对心力衰竭、不稳定性心绞痛、急性心肌梗死的全因死亡率、心力衰竭、不稳定性心绞痛及心肌再梗死的发生率并无显著差别，但是，在优劣性对比中发现，每日 3g 优于低剂量 2g，而 2g 优于高剂量 4g 或 6g。

心脏作为高耗能器官，在血液供应充足和缺血缺氧情况下的代谢途径不同。正常情况下，脂肪酸氧化产生 ATP 是心肌产能的主要方式，占 60% ~ 90%，而丙酮酸氧化产能占 10% ~ 40%。当心肌细胞缺血缺氧时，脂肪酸氧化限速酶 CPT1 不同程度失活，脂肪酸氧化受抑制，胞内游离脂肪酸及酰基堆积，破坏膜相结构导致细胞成分外溢，同时产生大量的活性氧自由基，并导致细胞内 H 离子浓度上升以及 Na 离子和 Ca 离子超载，造成心肌细胞损伤。左卡尼汀可改善心肌细胞碳水化合物代谢和降低高游离脂肪酸水平的毒性，保护缺血心肌。主要机制有以下几方面：①调节糖、脂肪酸氧化的平衡，促进糖、脂肪酸氧化。左卡尼汀可与长链脂酰辅酶 A 结合，形成长链脂酰肉碱，透过线粒体内膜，进行氧化及三羧酸循环，从而产生大量能量。另外，左卡尼汀可促进糖氧化，尽可能多的为心肌细胞提供能量，同时降低糖酵解速率，减少细胞内 H 离子的生成，减轻细胞内酸化；②左卡尼汀可减轻因长链脂酰 CoA 堆积造成的对腺嘌呤核苷酸转位酶的抑制，从而促进线粒体内生成的 ATP 转运至胞质；③左卡尼汀能减少缺血期长链脂酰肉碱（LCAC）及其他毒性代谢产物堆积，减轻对心肌的毒性作用，缓解细胞内钙超载造成的心脏强直性收缩，减轻心肌损伤；④左卡尼汀可增加冠状动脉的血流量，改善心肌的血液供应；⑤通过增加红细胞超氧化物歧化酶的活性增强缺血性心肌病患者的抗氧化作用。

2）心力衰竭：心肌细胞能量代谢障碍是心力衰竭发生和发展的重要基础，因此，除了利尿剂、ACEI、B-blocker 等传统的心力衰竭药物外，改善心肌能量代谢的药物也受到越来越多的重视。心力衰竭发生的能量代谢障碍，主要机制包括：①心脏底物利用变化：代谢方式从以脂肪酸氧化生成乙酰辅酶 A 为主转换为葡萄糖氧化；②线粒体在下游底物氧化过程（如氧化磷酸化）中发生功能障碍，高能磷酸盐减少；③循环中酰基肉碱增加；④ROS 产生增加、NO 产生减少。能量代谢治疗可以在不改变心率、血压及冠状动脉血流的前提下，通过用药，改善心肌细胞能量代谢的过程，从而使心肌细胞得到更多能量物质，以保存细胞完整性、实现细胞生理功能需要。与传统治疗方法不同之处为：能量代谢治疗可以促进人体自身产生更多的能源，还可以同时消除代谢产物的不良影响，是对传统治疗方式的补充与完善。

在慢性心力衰竭失代偿期的患者体内，左卡尼汀水平显著降低。射血分数保留的心力衰竭患者补充左卡尼汀可显著改善患者的心脏舒张功能，减少心绞痛发作，并可提高中度及重度心力衰竭患者的运动耐量，改善预后。心力衰竭患者补充左卡尼汀后，可显著改善左室收缩和舒张末期容积，改善心脏功能。临床上血液透析患者中经常合并左室功能不全，补充左卡尼汀后，可使显著提高血液透析患者的左室射血分数、降低左室质量指数，特别是伴有左室肥大者效果更显著。补充左卡尼汀后，还可显著降低心力衰竭患者血清脑钠肽（BNP）和 N 端脑钠肽前体（NT-proBNP）水平，相比于老年患者，年轻的慢性心力衰竭患者可从口服补充左卡尼汀中获益更多，血清中 BNP 和 NT-proBNP 的水平降低 50% ~ 60%。其机制可能为：左卡尼汀可降低长链酰基肉碱的堆积、抑制炎性因子内流入心肌细胞、抑制 NO 和氧自由基的产生，从而抑制心肌纤维化及心肌肥厚、改善线粒体及内质网功能紊乱，减轻心肌细胞凋亡及坏死。

左卡尼汀虽然在心力衰竭方面获得了一些有益的探索，但是尚缺乏大样本前瞻性研究。在一项观察左卡尼汀治疗心力衰竭疗效的 Meta 分析中，共纳入了 6 组 RCT，417 例患者，结果表明：补充左卡尼汀后，能够显著提高患者的左室射血分数，改善了心力衰竭患者的心功能及临床症状，其疗效显著高于对照组。在另外一项慢性心力衰竭患者的荟萃分析中，纳入 17 个随机对照实验，1625 例患者，结果表明：补充左卡尼汀可改善左室射血分数、心搏量（SV）、心输出量（CO）和 E/A，并可显著降低血 BNP 和 NT-proBNP 水平，降低左室收缩和舒张末期容积。但是，左卡尼汀对慢性心力衰竭患者的全因死亡率和 6 分钟步行实验无显著影响，并且具有良好的耐受性。基于上述实验结果，《中国心力衰竭诊断和治疗指南 2018》指出：左卡尼汀等能量代谢药物能够改善心力衰竭患者症状和心脏功能，改善患者生活质量，但对于远期预后的影响尚需进一步研究。

3）病毒性心肌炎：可由多种病毒感染而引起，其特征为：心肌细胞炎性浸润、变性坏死或间质水肿，并以心肌炎性病变为主要表现。在病毒性心肌炎的发病早期，病毒会直接损伤心肌细胞。随着病情的进展，免疫细胞会释放大量自由基，心肌也会因缺血低氧而产生大量氧自由基，使细胞膜、心肌细胞亚结构以及线粒体功能受到损害，引起心肌能量代谢障碍和心功能的改变，从而对心肌造成进一步的损伤。左卡尼汀在治疗病毒性心肌炎中积累了大量有效的临床证据。有研究报道，将 126 例急性病毒性心肌炎患者随机分为两组，将对照组给予常规治疗，将观察组在对照组基础上加用左卡尼汀。研究结果显示，观察组的总有效率为 93.65%，明显高于对照组的 79.36%。同时，观察组与对照组相比，左心功能、心肌酶、肌钙蛋白及 C 反应蛋白、脑钠肽水平均有统计学意义。另外，儿童病毒性心肌炎患者中，如果在常规治疗的基础上联合应用左卡尼汀进行治疗，可提高整体有效率。在病毒性心肌炎急性期补充左卡尼汀可显著降低患者血清心肌酶和肌钙蛋白水平，缓解患者胸闷、心慌等症状。但是目前尚未有大规模的前瞻性研究进一步强化左卡尼汀在病毒性心肌炎中的应用价值，其作用机制亦待进一步阐明。谢淑云的实验表明，补充左卡尼汀后，病毒性心肌炎患者体内 IFN-γ 水平降低、IL-4 水平升高，提示左卡尼汀可能通过抑制病毒性心肌炎患者的免疫应答反应从而保护心肌。但是目前尚未有大规模的前瞻性研究进一步强化左卡尼汀在病毒性心肌炎中的应用价值，其作用机制亦待进一步探讨。

4）抗肿瘤药物的心脏毒性：2008 年美国学者 Swain 首次提出抗肿瘤药物心血管毒性的概念，随后，抗肿瘤药物的心血管不良反应逐渐引起人们的重视。2013 年《中国蒽环类药物心脏毒性防治指南》正式定义了抗肿瘤药物心脏毒性："抗肿瘤药物心脏毒性是指具有下面的一项或多项表现，但不包含化疗/靶向药物使用早期发生的亚临床的心血管损伤：①左心室射血分数（LVEF）降低的心肌病，表现为整体功能降低或室间隔运动明显降低；②充血性心力衰竭（CHF）相关的症状；③ CHF 相关的体征，如第 3 心音奔马律、心动过速，或两者都有；④ LVEF 较基线降低至少 5% 至绝对值 < 55%，伴随 CHF 的症状或体征；或 LVEF 降低至少 10% 至绝对值 < 55%，未伴有症状或体征"。心脏因其需要高能量维持且富含高密度的线粒体和磷脂，因此，更易受到抗肿瘤药物的毒性作用。研究发现，抗肿瘤药物引起心脏毒性的主要机制有：活性氧簇（ROS）的产生及促进心肌的氧化应激；羟自由基的生成导致心肌细胞膜脂质过氧化和心肌线粒体 DNA 的损伤；心肌细胞内糖脂代谢及线粒体功能紊乱。

左卡尼汀因其改善脂肪酸氧化、调节糖脂代谢、清除氧自由基等作用，可用于抗肿瘤药物心脏毒性的一、二级预防。代谢组学研究发现，在接受蒽环类化疗药物治疗的儿童期癌症患者中，其成年后心肌病的发病率明显增加，同时在该类患者中，血清卡尼汀的含量明显降低，提示左卡尼汀有可能参与蒽环类心脏毒性的发生发展。新型靶向抗血管形成类肿瘤药物舒尼替尼可通过 AMPK/CPT1 信号通路影响线粒体长链脂肪酸氧化代谢及转运而造成心脏损伤，补充左卡尼汀后可显著扭转舒尼替尼的心脏毒性作用。同时，补充左卡尼汀可预防舒尼替尼引起的高血压、心肌纤维化及心肌炎性反应，其机制可能与左卡尼汀降低 NF-κB、促纤维因子、NADPH 氧化酶等表达有关。但是，目前尚缺乏大样本的 RCT 来佐证左卡尼汀在抗肿瘤药物的心脏毒性中的临床效果。2013 年《中国蒽环类药物心脏毒性防治指南》中指出，左卡尼汀等能量代谢药物可用于肿瘤药物心脏毒性的预防及治疗，但是尚缺乏足够的证据。

5）高脂血症：左卡尼汀参与脂肪酸氧化，调节糖脂代谢。那么补充左卡尼汀对血脂水平有何影响呢？一项纳入 7 项 RCT 实验的荟萃分析表明，口服补充左卡尼汀可显著降低 Lp（a）水平，但是静脉注射左卡尼汀对 Lp（a）的影响无显著性差异。另一项纳入了 55 项 RCT 的荟萃分析指出，口服左卡尼汀可显著降低总胆固醇（TC）、低密度脂蛋白（LDL-C）和甘油三酯（TG），增加高密度脂蛋白（HDL-C），而且，左卡尼汀的剂量与 TC 和 LDL-C 呈线性相关，静脉注射和口服小剂量左卡尼汀（< 2g/d）对 TC 和 LDL-C 无明显影响。左卡尼汀可能通过以下机制调节血脂：①左卡尼汀活化棕色脂肪组织中 Akt 磷酸化水平，上调棕色脂肪中的解耦联蛋白1（UCP1）表达，而 UCP1 是棕色脂肪组织活化的标志性蛋白，通过介导解耦联作用，减少 ATP 产生，促进体内能量消耗，从而起到降脂作用；②通过与 PPARα 结合，调节 CrAT 的转录，促进脂肪酸氧化。

6）左卡尼汀在心血管疾病中的潜在风险：虽然左卡尼汀在一些动物研究和临床研究中取得了一些有益于心血管病的证据，但是随着研究的深入，左卡尼汀心血管疾病中的潜在风险也逐渐得到认识。其主要原因是因为左卡尼汀经口服后在肠道微生物群的作用下产生三甲胺（TMA），TMA 在肝脏中产生三甲胺 -n- 氧化物（TMAO）。而 TMAO 被认为是心血管疾病的危险因素之一，促进冠状动脉粥样硬化的加速，增加心力衰竭的风险。Bordoni 等人评估了补充左卡尼汀 6 个月对规律进行体育锻炼的老年女性患者体内 TMAO 和血脂水平的影响，结果发现，补充左卡尼汀 6 个月显著升高患者体内 TMAO 水平，而且患者体内 TMAO 水平与低密度脂蛋白胆固（LDL-c）和总胆固醇水平呈正相关，并可能影响血小板线粒体 DNA 甲基化，加剧动脉粥样硬化的进展。但是，也有实验表明，尽管口服左卡尼汀 6 个月可显著增加健康老年女性患者体内血浆 TMAO 水平，但是并不增加患者体内 C- 反应蛋白、白介素 -6、肿瘤坏死因子 -α，血管细胞间黏附因子 -1、总胆固醇、LDL-C 等血脂水平。另外，在血液透析患者中，补充左卡尼汀后显著增加血清游离卡尼汀和酰基卡尼汀水平，同时显著增加血清 TMA 和 TMAO 水平，但是却明显降低血管细胞间黏附因子 -1 等血管炎性因子和 MDA 等氧化应激因子。因此，补充左卡尼汀虽然会增加体内 TMAO 的水平，但是左卡尼汀对患者血脂及动脉粥样硬化的影响尚不确定，且机制复杂，有待于进一步研究。

（2）在其他疾病中的应用：左卡尼汀不仅广泛用于心血管系统疾病，在肾脏病、神经系统疾病、肝病、糖尿病、小儿癫痫、男性不育症等其他临床其他方面也得到了广泛应用。

左卡尼汀呈水溶性，在血浆中以游离形式存在，不易与血浆中的蛋白结合，透析患者在血液净化的过程中，左卡尼汀易被清除，从而导致体内左卡尼汀严重缺乏。因而左卡尼汀最早用于血液透析患者。研究还发现，左卡尼汀具有抗氧化作用，可改善肾小管细胞的能量代谢和膜转运系统功能，改善肾功能，目前可用于肾性贫血、急性肾衰竭、维持性血液透析患者营养不良、环孢素所致肾损伤等肾脏病的辅助治疗。

左卡尼汀作为抗氧化剂，可以提高衰老动物的认知能力，降低因为脑缺血和再灌注导致的脑神经伤害。研究发现，在给患者补充左卡尼汀后，可显著减轻 β – 淀粉样蛋白造成的毒性反应，对阿尔茨海默症、缺血性脑血管病、急性脑梗死等神经系统疾病也有良好的临床治疗作用。

肝脏是机体合成卡尼汀的主要部位，如果肝脏的结构和功能受到损伤，可能会带来机体内源性卡尼汀合成的下降，从而造成继发性卡尼汀缺乏。大量研究显示，肝病患者可发生肉碱代谢异常，补充左卡尼汀在病毒性肝炎、非酒精性脂肪肝、酒精性肝病等肝损伤的治疗中取得了一定的临床疗效。

1 型糖尿病和 2 型糖尿病患者体内左卡尼汀水平降低，尤其是伴有并发症的 2 型糖尿病女性患者。左卡尼汀作为抗氧化剂，可改善糖尿病患者的胰岛素抵抗，增加全身葡萄糖利用和葡萄糖氧化量。一项纳入 4 项 RCT 共 284 例糖尿病患者的荟萃分析表明，口服补充左卡尼汀可改善空腹血糖水平、总胆固醇、低密度脂蛋白及载脂蛋白 B，但是对甘油三酯、糖化血红蛋白水平无明显改善。左卡尼汀在糖尿病患者的应用仍存在争议，需要进一步研究。

附睾组织、精浆和精子中含有体内最高浓度的游离左卡尼汀。附睾是精子完全成熟与贮存的场所，附睾中左卡尼汀的浓度直接影响着精子的成熟和代谢过程。左卡尼汀在附睾运送精子过程中增加精子能量并提高精子活力，调节支持细胞功能、维护精子正常生理功能，广泛应用于少弱精子症、畸形精子症等男性不育症。

左卡尼汀在儿童病毒性心肌炎及癫痫患者中也应用广泛。是癫痫患儿治疗中较常补充的营养素，有助于改善儿童代谢及生长发育，降低药物不良反应，尤其是对于那些应用抗癫痫药物引起继发性肉碱缺乏症的患儿更具有重要意义。

目前能量代谢已成为心血管疾病的治疗靶点，左卡尼汀作为重要的能量代谢药物，参与调节糖脂代谢、并具有抗氧化作用，可改善心肌缺血损伤、调节血脂代谢，可广泛应用于心肌梗死、心力衰竭、心肌炎等心血管疾病。但是，目前尚缺乏更大规模、设计严谨的对照前瞻性研究来丰富其临床应用证据。

第四节　促进氧化磷酸化的药物：辅酶Q₁₀

辅酶 Q_{10}（coenzyme Q_{10}，CoQ_{10}）是人体内具有重要作用的辅酶之一，别名：泛癸利酮、癸烯醌、泛醌 $_{10}$，是为组成呼吸链的必需成分，参与三磷腺苷（ATP）生产过程中的氧化磷酸化，该特性决定了其在涉及高代谢需求的组织（如心脏和骨骼肌）中的重要作用。20 世纪 50 年代，美国威斯康星大学的 Crane 教授在牛心脏线粒体中发现辅酶 Q_{10}。次年，美国得克萨斯大学的卡鲁福鲁卡斯博士认定其化学结构，被称为辅酶 Q_{10} 研究之父。1972 年，意大利的 Littarru 教授证明缺乏辅酶 Q_{10} 是引发心脏疾病等疾病的原因之一。1978 年，Mitchell 教授用化学渗透理论解释了在能量转换过程中辅酶 Q_{10} 起着重要的质子转移作用，由此获得了诺贝尔化学奖。自 1980 年起，在日本及欧美国家掀起了辅酶 Q_{10} 的研究热潮，相关基础研究和临床应用研究水平已达到较高水平并证实辅酶 Q_{10} 与心血管疾病存在重要关联，在心血管疾病的临床治疗中存在重要价值。

本节将从辅酶 Q_{10} 化学性质、药代动力学特征、生理及药理作用及临床应用等方面详细阐述该药物在优化心肌能量代谢中促进氧化磷酸化的作用机制及其推广应用。

一、化学性质

辅酶 Q_{10} 是以 2，3- 二甲氧基 -5- 苯醌为核心的醌类化合物，醌环是其功能中心，侧链使该化合物固定在细胞膜的内侧，2 个甲基和甲氧基基团与酶的专一性相关，化学名称：2、3 二甲氧基 -5- 甲基 -6- 癸异戊烯基苯醌（图 3-19），分子式：$C_{59}H_{90}O_4$，分子量：863.36，熔点：49℃，理化性质：易溶于氯仿、苯和四氯化碳，溶于丙酮、石油醚和乙醚，难溶于水，易结晶，因结构中有异戊二烯侧链的醌式结构，易氧化及遇光易分解。

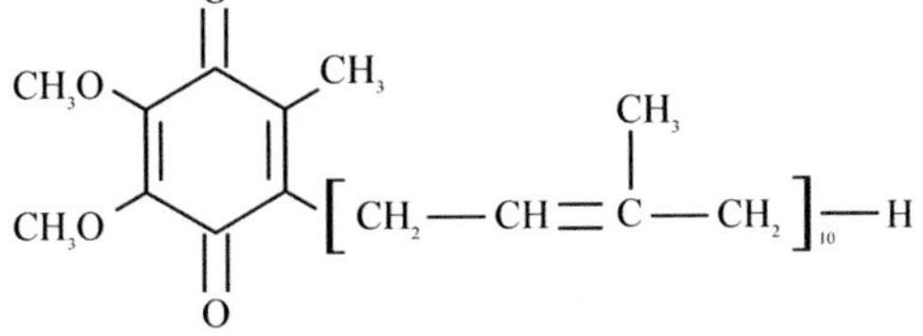

图3-19　辅酶Q₁₀结构式

二、药代动力学特征

单次口服辅酶 Q_{10} 100mg 后，血药浓度在 5 ~ 10 小时（平均 6.5 小时）达到峰值，平均血药浓度为 1.004+/-0.37μg/ml。每日 3 次口服 100mg 后，平均稳态浓度为 5.4/ml，血浆半衰期约为 34 小时，可能与辅酶 Q_{10} 的疏水性和高分子量有关，在摄入后约 24 小时出现的第二个血浆辅酶 Q_{10} 浓度峰值可能与肝肠循环和肝脏到血液循环的再分配有关。从胆道排泄，由粪便排出体外。

三、生理及药理作用

辅酶 Q_{10} 在人体中大部分是细胞生物合成，食物获取主要来源于动物内脏，是生物体内广泛存在的脂溶性醌类化合物，不同物种来源的辅酶 Q_{10} 侧链异戊烯单位的数目不同，人类和哺乳动物是 10 个异戊烯单位，故称辅酶 Q_{10}。辅酶 Q_{10} 的分布和代谢存在于动物和人类的所有组织中。具有高能量需求或代谢活动的组织，如心脏、肾脏、肝脏、肌肉和大脑，具有最高浓度的辅酶 Q_{10}（图 3-20）。辅酶 Q_{10} 的最大浓度位于线粒体，反映了其在线粒体功能中的重要性。血液和代谢活跃组织中辅酶 Q_{10} 的主要部分以泛醌的还原形式存在，相反，辅酶 Q_{10} 主要以其氧化形式泛醌存在于具有较高氧化应激的代谢活性组织中，如大脑和肺。因为它是在所有组织中从头合成的，所以身体不依赖于外源传递的辅酶 Q_{10}。但是，在某些情况下，随着年龄的增长，他汀类药物的使用，以及一些病理生理状态，内源性生物合成减少，外源性辅酶 Q_{10} 可能起到补充作用。在高耗能的心脏中辅酶 Q_{10} 浓度随年龄减少尤为明显，77 岁的老人比 20 岁的年轻人心肌中辅酶 Q_{10} 含量减少超过 50%（图 3-21）。人体中的总含量为 0.5 ~ 1.5g。细胞内分布具体为：细胞核内占 25% ~ 30%，线粒体内占 40% ~ 50%，微粒体内占 15% ~ 20%，细胞质内占 5% ~ 10%。

在健康个体中，辅酶 Q_{10} 水平通过以下两种途径维持，通过食物摄入的外源途径和甲羟戊酸循环的内源合成途径。在内源性途径中，甲羟戊酸循环以酪氨酸及乙酰 CoA 作为起始底物，胆固醇、辅酶 Q_{10} 等作为最终产物。在外源性途径中，辅酶 Q_{10} 以氧化形式在小肠被摄取，其后在红细胞水平上转化为还原形式。辅酶 Q_{10} 存在三种化学状态：完全还原（泛醇）、完全氧化（泛醌）和自由基中间体（泛半醌自由基），三者通过氧化还原反应相互转变，从而参加生物体内氧化还原反应（图 3-22）。一般来说，人体中辅酶 Q_{10} 主要以完全还原形式泛醇存在，但脑和肺除外，可能由于此两种组织中氧化应激较多，将泛醇氧化成了氧化形式的泛醌。

不同食物中天然存在少量辅酶 Q_{10}，主要存在于菠菜、西蓝花等深色蔬菜以及豆类、大豆和花生等谷物，坚果和杏仁等含油脂水果中，也存在于动物心脏和肝脏等红肉类以及一些鱼类如鲭鱼和沙丁鱼中（表3-1）。从食物中获得的辅酶Q_{10}剂量为 2 ~ 5mg/d，由于这种酶的水溶性低、分子量大，只有大约 10% 的摄取量被胃肠道吸收，在氧化还原失衡的情况下不足以满足机体的需求。目前我国辅酶Q_{10}批准的适应证用于下列疾病的辅助治疗：①心血管疾病：如慢性心功能不全、扩张型心肌病、病毒性心肌炎；②肝炎：如病毒性肝炎、亚急性肝坏死、慢性活动性肝炎；③癌症的综合治疗：如减轻放化疗等引起的某些不良反应。

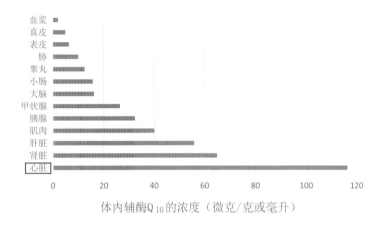

图3-20　人体内辅酶Q_{10}的浓度

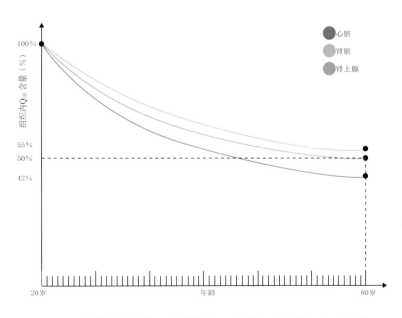

图3-21　青壮年后人体组织的辅酶Q_{10}含量逐渐降低，心脏为著

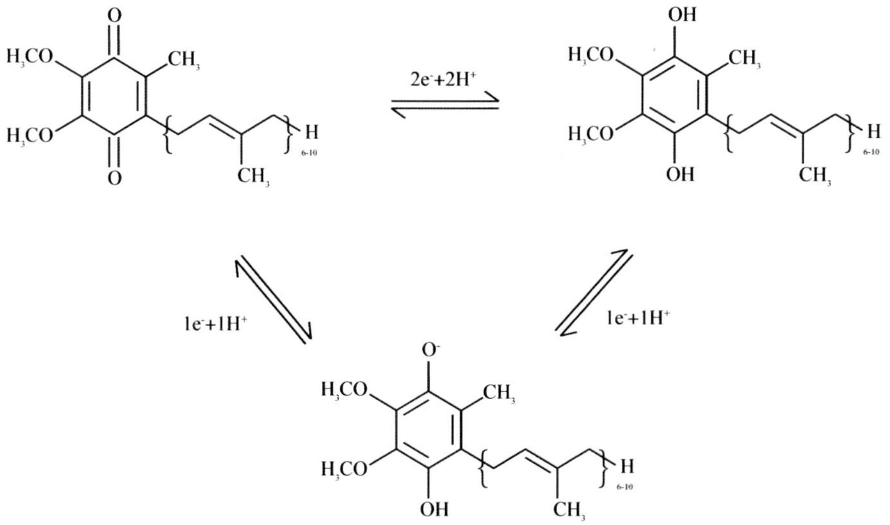

图3-22　辅酶Q$_{10}$以三种氧化状态存在

表3-1　常见食物的辅酶Q$_{10}$含量表

每 kg 食物中辅酶 Q$_{10}$ 含量（mg）			
食物	辅酶 Q$_{10}$ 含量	食物	辅酶 Q$_{10}$ 含量
沙丁鱼	33.6	玉米	6.9
秋刀鱼	26.8	糙米	5.4
猪心	25.6	菠菜	5.1
猪肝	25.1	青菜	3.2
黑鱼	25.1	油菜	2.7
猪腰	24.7	胡萝卜	2.6
鲑鱼	22.5	莴苣	2.5
鲭鱼	21.8	西红柿	2.5
牛肉	21.2	猕猴桃	2.4
猪肉	16.1	芹菜	2.3
花生	11.3	红薯	2.3
西蓝花	10.8	橙子	2.3
樱桃	10.7	茄子	2.3
大麦	10.6	豌豆	2.0.
黄豆	7.3	莲藕	1.3

1. 稳定细胞膜及维持钙离子通道完整　辅酶 Q_{10} 作为呼吸链的重要组成部分，是能量代谢活跃组织的必需成分，直接参与 ATP 的生成过程。它集中于组织细胞的线粒体，处于复合体 I 和复合体 II 之间，主要作用是在电子传递链的氧化还原物质之间转移电子，产生穿过生物膜的电子梯度。辅酶 Q_{10} 从复合体 I 和复合体 II 接受氢，将质子释放至线粒体基质，电子传递给细胞色素，由这一过程促进氧化磷酸化及电子的主动转移，形成机体能量贮存的主要物质 ATP（图 3-23），通过减少心肌 AMP 损失进而提高 ATP 水平，减少钙离子流失，稳定细胞膜和维持钙离子通道完整。

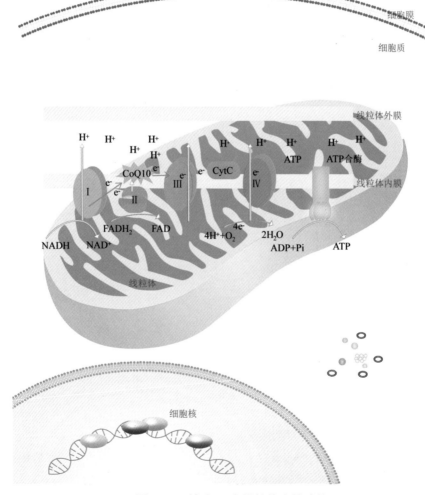

图3-23　辅酶Q_{10}在线粒体中的功能

在这个过程中，辅酶 Q_{10} 在氧化形式和还原形式之间循环。依靠电子传递链，完成细胞生物体内的能量转化和 ATP 的形成。

2. 自由基清除作用 辅酶 Q_{10} 具有强的清除自由基作用，主要作用机制为通过传递氢给自由基后，清除能量代谢过程产生的氧自由基（图 3-24），在抗氧化酶作用下抑制自由基对生物膜的损伤，被作为天然的抗氧化剂和自由基清除剂，较广泛地应用于医药保健品及美容化妆品。

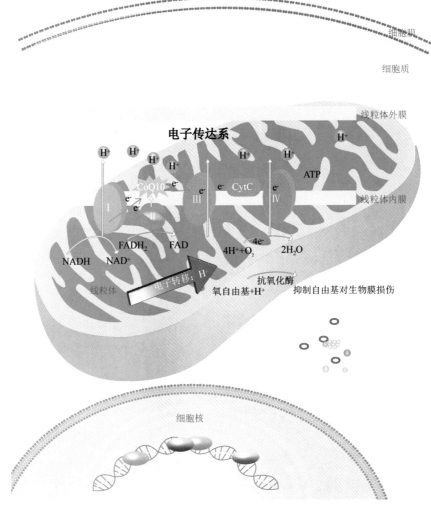

图3-24 辅酶Q_{10}：减少氧自由基对细胞的损伤

四、用法和用量

目前辅酶 Q_{10} 没有确定最小或最大有效剂量。在心脏相关试验中，通常使用每日 100 ~ 400mg 的剂量，而在神经退行性疾病中，如亨廷顿病、帕金森病和肌萎缩侧索硬化症，则使用 600 ~ 3000mg 的剂量。较多的临床研究指向辅酶 Q_{10} 安全且耐受性良好剂量高达 1200mg/d。由于辅酶 Q_{10} 和维生素 K 相似，高脂溶性，吸收慢，生物利用度相对较低，宜分次随餐服用。应用辅酶 Q_{10} 治疗是安全的，迄今为止大多数临床试验均未见有报道其有任何严重的不良反应。目前，对于孕妇或哺乳期妇女或严重肝病或肾病患者的辅酶 Q_{10} 的最大安全服用剂量没有明确。

五、不良反应

临床剂量的辅酶 Q_{10} 尚未发现严重不良反应，主要不良反应有上腹部不适、恶心、呕吐、食欲缺乏、腹泻和低血压。另外，失眠和无症状肝酶升高有研究显示与服用较高剂量的辅酶 Q_{10} 有关。Mortensen SA 等进行的 Q-SYMBIO 研究发现，在中重度心力衰竭患者中应用辅酶 Q_{10} 100mg 3 次 / 日口服 24 个月，其不良反应发生率与安慰剂相当。在国内外多年的临床研究报告中，未发现因应用辅酶 Q_{10} 而出现明显毒副反应的病例，应用在高龄心功能不全患者中不良反应发生率与安慰剂相当。

六、禁忌证

对辅酶 Q_{10} 过敏者禁用。

七、药物的相互作用

1. 降压药物　辅酶 Q_{10} 与大部分抗高血压药物如钙离子拮抗剂、利尿剂、血管紧张素 Ⅱ 受体拮抗剂、血管紧张素转换酶抑制剂、α 受体阻滞剂等联合使用可能导致部分人血压进一步降低。选择同时服用辅酶 Q_{10} 和抗高血压药物的患者应接受定期血压监测。

2. 华法林　辅酶 Q_{10} 在结构上与维生素 K 相似，同时服用可使人体对华法林的反应降低，建议避免同时使用。如果与华法林同时服用辅酶 Q_{10}，监测凝血酶原国际标准化比值并调整华法林剂量以期抗凝达标。

八、临床研究与应用

1. 心血管系统　辅酶 Q_{10} 对心血管系统的效应可归因于参与 ATP 生成、拮抗血液中低密度脂蛋白氧化及改善血管内皮功能。《中国心力衰竭诊断和治疗指南 2018》指出：心肌细胞能量代谢障碍在心力衰竭发生和发展中发挥一定作用，对于慢性射血分数减低性心力衰竭的药物治疗，使用改善心肌能量代谢药物如曲美他嗪、辅酶 Q_{10} 等可改善患者心肌细胞能量代谢、症状进而改善心脏功能，改善生活质量。

（1）充血性心力衰竭：Folkers K 等研究发现心力衰竭患者心肌中辅酶 Q_{10} 含量低，且含量高低与心力衰竭症状呈正相关，并通过对心肌活检表明，心力衰竭程度越严重，其心肌中辅酶Q_{10}含量越低（图3-25）。

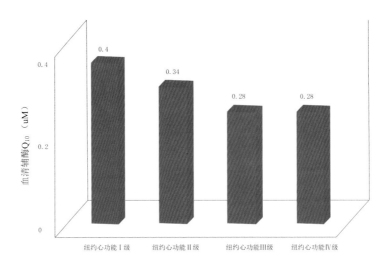

图3-25　心力衰竭程度越严重患者心肌辅酶Q_{10}含量越低

Cicero 等人回顾了 1980—2016 年应用辅酶 Q_{10} 治疗慢性心力衰竭患者的多个主要临床实验，得出补充辅酶 Q_{10} 可明显改善心力衰竭患者的生活质量及临床结局。在 M Arius B Erman 等进行了辅酶 Q_{10} 应用等待心脏移植的终末期心力衰竭患者的随机对照研究，研究结果发现治疗 3 个月患者的 6 分钟步行试验，临床症状呼吸困难和疲劳、纽约心脏协会心功能分级（classification of nyha heart function，NYHA）、夜尿频率等均有显著改善，超声心动图参数（心脏大小、心脏的收缩功能）、ANF 和 TNF 较前无统计学差异。Baggio 等人辅酶 Q_{10} 应用于慢性心力衰竭患者中目前最大的开放性试验，有 2664 名患者每天接受高达 150mg 的辅酶 Q_{10} 治疗，在 3 个月的观察结束时，显示发绀、水肿、肺部啰音、肝大、颈静脉扩张、呼吸困难、心悸、发汗、眩晕、主观心律失常、失眠和夜尿症均有改善，且发现纽约心功能分级 II 级患者的改善率比纽约心功能分级 III 级患者的改善率更好。也有一些小型的观察辅酶 Q_{10} 治疗 CHF 的效果，经研究发现补充辅酶 Q_{10} 左室射血分数（LVEF）和全身血管阻力未见改善，但左室收缩和舒张末期容积降低，辅酶 Q_{10} 补充后可使患者运动耐力增加，患者在特定运动量表及测试步行距离有明显改善。支持辅酶 Q_{10} 应用于心力衰竭治疗最有说服力的证据是 2014 年发表的 Q-SYMBIO 研究，其为一项随机、双盲多中心试验，随访了来自 17 个国际医学中心的 420 名患者 2 年。发现与安慰剂组相比，辅酶 Q_{10} 组的 NYHA 水平有了明显的改善（$P = 0.047$），辅酶 Q_{10} 治疗组心血管死亡率较安慰剂组低（$P = 0.02$），同时辅酶 Q_{10} 组的全因死亡率及不良反应发生率均更低，提示在接受最佳常规治疗的中重度心力衰竭患者中补充辅酶 Q_{10} 是安全的，可改善 NYHA 心功能分级。

另外在 2008 年，Molyneux 等人探讨了慢性心力衰竭患者血浆辅酶 Q_{10} 水平与生存率的关系，提示辅酶 Q_{10} 有可能成为独立的死亡率预测因子。在 236 名入选患者的队列中测定血脂中低密度脂蛋白、总胆固醇及辅酶 Q_{10} 的水平，中位随访时间为 2.7 年。结果显示：辅酶 Q_{10} 与总胆固醇（R = 50.663，$P < 0.001$）及辅酶 Q_{10} 与低密度脂蛋白胆固醇（R = 50.573，$P < 0.001$）呈显著相关。辅酶 Q_{10} 水平和辅酶 Q_{10} 与血脂比值降低，预测生存率降低（$P < 0.01$）。与辅酶 Q_{10} 和 NT-proBNP 水平低的患者相比，辅酶 Q_{10} 和 NT-proBNP 水平高的患者生存率显著提高。此外，与低辅酶 Q_{10} 和高 NT-proBNP 水平的患者相比，高辅酶 Q_{10} 和低 NT-proBNP 水平的患者生存率显著提高，发现较低的辅酶 Q_{10} 值预示着较低的生存率，且辅酶 Q_{10} 与死亡率的相关性强于 N- 末端脑钠肽前体，辅酶 Q_{10} 缺乏可能不利于慢性心力衰竭患者的长期预后。然而，在 2010 年进行的 CORONA 研究的亚研究中，发现辅酶 Q_{10} 不是心力衰竭的独立预后变量，在应用瑞舒伐他汀组患者中确实降低了辅酶 Q_{10}，但低辅酶 Q_{10} 水平的患者也没有与更差的预后相关。主要分析其局限可能为：①入组患者不包括左室射血分数保留心力衰竭患者；②研究对象为老年患者，中度至重度充血性心力衰竭。在 CORONA 试验中，患者的平均年龄为 73 岁；37% 的患者为 NYHA 功能 Ⅱ 级，63% 的患者为 NYHA 功能 Ⅲ ~ Ⅳ 级。大部分患者心功能较差，且极可能合并进行性加重的心肌病，如果对轻度心力衰竭患者进行研究，可能对结果更有利；③研究中女性患者的数量也很小（仅为 24%）。

（2）冠心病：早先国外研究发现，冠心病患者血清辅酶 Q_{10} 水平显著低于正常人（图 3-26）。内皮细胞外超氧化物歧化酶（superoxide dismutase，SOD）被认为是一种保护血管免受氧化剂损伤的酶，2007 年 Tiano L 等研究发现冠心病患者的 SOD 水平降低，而辅酶 Q_{10} 能改善冠状动脉粥样硬化心脏病患者的 SOD。在这一项 35 例缺血性心脏病患者的双盲、随机、对照研究中，治疗组患者服用 100mg 的辅酶 Q_{10}，每日 3 次，发现辅酶 Q_{10} 治疗组 ESOD 活性显著改善，同时可能由于暴露于更大的氧化应激风险，在初始低值的 SOD 患者中作用更加显著。1990 年，Greenberg 等研究发现辅酶 Q_{10} 可能通过防止 ATP 再合成所需代谢物的消耗来促进 ATP 的产生。ATP 的增加可能会带来抗心绞痛疗效，进而改善冠心病患者的临床症状。

但是国内外尚无推荐冠状动脉心脏病患者常规使用辅酶 Q_{10} 相关指南，在将辅酶 Q_{10} 加入相关指导性药物治疗之前，有必要进行更多的研究以充分确定冠心病患者服用辅酶 Q_{10} 获益。

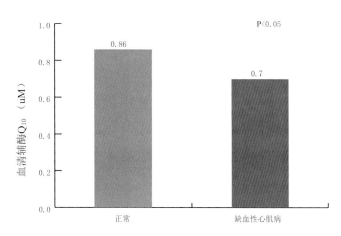

图3-26　冠心病患者血清辅酶Q_{10}水平显著低于正常人

（3）高血压：1975 年以来，关于辅酶 Q_{10} 对高血压的影响的研究已获得较多开展。2007 年，Rosenfeldt 等人对多项临床试验进行荟萃分析，分析了辅酶 Q_{10} 用于治疗高血压的 12 项临床研究，研究结果显示，辅酶 Q_{10} 能降低高血压患者的收缩压及舒张压，且即使患者摄入高剂量辅酶 Q_{10} 也没有明显的不良反应产生。且在正常人群辅酶 Q_{10} 没有直接的血管舒张致降压作用，证实辅酶 Q_{10} 的降压机制为特定高血压中氧化应激增强的状态。目前辅酶 Q_{10} 在治疗高血压中的作用机制尚不完全清楚，降压机制可能为补充外源辅酶 Q_{10} 增加 ATP 的合成，作为自由基清除剂降低血管内过氧化状态，减少内皮细胞及血管平滑肌细胞的超氧化物，保护并减轻血管内皮细胞的损伤，促进血管内皮细胞释放保持血管张力的活性物质如一氧化氮、前列腺素合成酶 2 等，舒张外周血管并能降低外周血管阻力，从而降低血压。

妊娠期高血压病是妊娠期妇女出现的特殊类型高血压疾病，它影响妊娠期正常的血流动力学状态，与围产儿死亡率的显著增加相关。舒雯等使用亚硝基左旋精氨酸甲酯（N-nitro-L-arginine methylester，L-NAME）建立了子痫前期样孕鼠模型，并将孕鼠随机分为模型组、正常对照组、高剂量和低剂量辅酶 Q_{10} 预防性治疗组。预防性治疗组在妊娠初期开始给予外源性辅酶 Q_{10}。结果显示：不论是低剂量还是高剂量辅酶 Q_{10} 预防性处理组，在怀孕第 9 天的收缩压、舒张压均显著低于模型组，预防组的血浆白介素 -17A、单核细胞趋化蛋白 1、白介素 -1β 等水平均显著低于造模组，预防组大鼠胎盘组织中的白介素 -17A、单核细胞趋化蛋白 1 等炎性因子水平显著低于模型组。该动物实验表明在怀孕初期给予辅酶 Q_{10} 预防性干预可能改善由上述炎性因子引起的炎症反应，最终降低子痫前期样孕鼠的血压。2009年，Teran 等研究发现了补充辅酶 Q_{10} 降低子痫前期风险。给予先兆子痫风险增加的孕妇从妊娠 20 周起至分娩前每天服用 200mg 辅酶 Q_{10} 或者安慰剂。子痫前期的总发生率为20%，辅酶 Q_{10} 治疗组（14.4%）与安慰剂组（25.6%）相比有显著性差异。提示辅酶 Q_{10} 在子痫前期改善内皮功能方面的作用可能具有重要的意义。

现在已有的临床试验较多是验证辅酶 Q_{10} 与其他抗高血压药物联用疗效，国际上大型的设计完善的辅酶 Q_{10} 针对特定临床结局抗高血压作用的临床试验正在开展，将为辅酶 Q_{10} 治疗高血压提供更多有价值的循证证据。

（4）高血脂：辅酶 Q_{10} 作为抗氧化剂可保护生物膜免受氧化并能抑制脂质过氧化，在脂肪细胞炎症反应中炎症因子出现升高，例如肿瘤坏死因子 - α （tumor necrosis factor- α ， TNF- α ）、白介素 -6（interleukin-6， IL-6）和单核细胞趋化蛋白 -1 的升高，进而导致脂肪细胞功能障碍。2018 年 Peiwen zhang 等进行了一项临床随机双盲对照试验，研究未服用降糖及降血脂药物的高血脂患者，应用辅酶 Q_{10} 24 周后，甘油三酯降至原数值的 12.6%，低密度脂蛋白胆固醇下降 7.6%，载脂蛋白 I 升高至 7.7%。

（5）病毒性心肌炎：主要发病机制为病毒对感染的心肌细胞直接损害和病毒诱发人体自身免疫反应所致的心肌损害，由于氧自由基引发细胞膜内脂质过氧化损伤，导致心肌细胞缺血和炎性细胞浸润，产生大量自由基和脂质过氧化物，使其细胞膜通透性增加，钙离子大量内流，细胞内钙超载，从而导致细胞坏死。2005 年中华医学会发布的《临床诊疗指南》《小儿内科分册》关于病毒性心肌炎药物治疗降低氧自由基促进心肌营养和代谢的药物中，建议应用泛癸利酮（辅酶 Q_{10} ）5 ~ 10mg，每日三次口服。《成人暴发性心肌炎诊断与治疗中国专家共识》指出：所有暴发性心肌炎患者均应给予一般对症及支持治疗，积极推荐改善心肌能量代谢和心脏功能的辅酶 Q_{10} 等治疗。国内多项临床试验发现大剂量单用辅酶 Q_{10} 或联合应用辅酶 Q_{10} 治疗病毒性心肌炎能明显改善患者胸闷、胸痛、心悸等临床症状，且治疗后血清肌酸磷酸激酶、天冬氨酸转氨酶及血清乳酸脱氢酶明显降低，炎症因子如 IL-7、TNF- α 的水平也有明显下降，并可影响 IL-18 的表达，进而干预病毒性心肌炎的发生和发展。

（6）心肌病：Adarsh K 等研究发现，在辅酶 Q_{10} 200mg/d 的剂量下，在原有常规药物治疗基础上，可显著改善心脏舒张功能障碍、纽约心脏病学会分级和 6 分钟步行试验，且治疗后超声心动图显示，治疗组患者（46 例中的 12 例）左室流出道压力显著降低，平均室间隔厚度及后壁厚度也较前下降。2018 年中华医学会心血管病学会分会发布的《中国扩张型心肌病诊断和治疗指南》提到：扩张型心肌病（DCM）采用辅酶 Q_{10} 治疗，可以显著改善运动耐量、心功能和病死率。

（7）心律失常：Hosnon 等研究发现，辅酶 Q_{10} 可使培养的离体心肌细胞有规律成比例增加，心律不齐发生频率减少，对冠状动脉粥样硬化性心脏病、风湿性心肌炎、病毒性心肌炎等所致房性期前收缩、室性期前收缩、阵发性心房颤动均有疗效。2008 年 Makhija N 等进行了一项临床研究，发现接受冠状动脉搭桥术的患者治疗组在术前 7 ~ 10 天，接受辅酶 Q_{10}（150 ~ 180mg/d）治疗，结果显示与对照组相比，辅酶 Q_{10} 治疗组再灌注心律失常明显减少。

（8）他汀相关肌病：他汀类药物是心血管疾病治疗管理的里程碑药物，用于心血管疾病的一级及二级预防减少心脏事件的发生，也为全世界处方最多的药物之一，他汀类药物的临床获益有赖于其长期服用，大多数成年人中普遍耐受良好，但他汀相关肌病的发生为影响其依从性的重要原因，症状包括轻微的肌肉疼痛到更严重的肌肉疼痛、严重的抽筋、肌肉无力以及罕见的横纹肌溶解症。因其是 3- 羟基 -3- 甲基戊二酰辅酶 A 还原酶抑制剂，在胆固醇合成途径中的关键代谢步骤中减少甲羟戊酸的合成，也由于甲羟戊酸途径影响辅酶 Q_{10} 的类异戊二烯侧链的生物合成，有研究发现他汀类药物治疗除导致血浆辅酶 Q_{10} 水平下降，还降低了淋巴细胞和肌肉中辅酶 Q_{10} 的水平，故内源性辅酶 Q_{10} 生成的减少是他汀类药物的不良反应，他汀类药物诱导的辅酶 Q_{10} 缺失导致的线粒体功能障碍被认为是他汀相关肌病的主要病理生理原因，并得到了相关临床研究证实。有荟萃分析发现不同他汀种类及疗程情况下，服用他汀类药物后血浆辅酶 Q_{10} 水平显著下降。长期服用较高剂量的他汀类药物会抑制线粒体中辅酶 Q_{10} 的合成，综上研究发现他汀类药物可显著降低心血管病患者血浆中辅酶 Q_{10} 水平，进而损害线粒体功能，产生了各种肌病（图 3-27）。

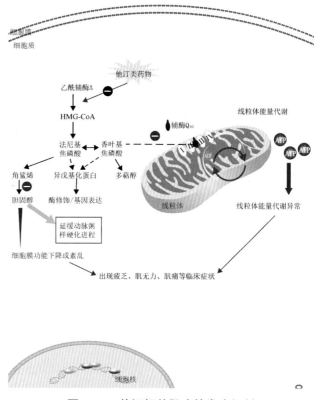

图3-27　他汀相关肌病的发生机制

Mohammadi-Bardbori 等利用动物实验，监测他汀类药物联合辅酶 Q_{10} 小鼠肝脏组织中线粒体能量代谢，发现其 ATP 含量均较对照组明显升高。张竹林等通过服用瑞舒伐他汀联合辅酶 Q_{10} 的急性冠脉综合征患者，发现观察组血辅酶 Q_{10} 水平无显著下降。证实外源性补充辅酶 Q_{10} 可缓解瑞舒伐他汀降低血浆辅酶 Q_{10}。另外较多临床实验发现他汀联用辅酶 Q_{10} 也可显著缓解他汀肌病各种症状，在服用他汀类药物治疗并出现他汀相关肌病患者中进行较多临床研究，发现应用辅酶 Q_{10} 可使辅酶 Q_{10} 水平升高、肌痛程度减轻、肌无力、肌肉痉挛及疲乏等临床症状改善。

但是 Bookstaver 等人将 76 名开始或增加他汀类药物后 60 天内新发肌痛的他汀相关肌病患者随机分为辅酶 Q_{10} 组或匹配的安慰剂组。在使用视觉模拟疼痛量表和 McGill 疼痛问卷进行的 1 个月随访中，两组的肌肉疼痛都有所减轻，但两组之间没有统计学上的显著差异。2015 年，banach 等人报告了对 5 项随机对照研究的荟萃分析，共有 253 名参与者。在这个荟萃分析中，补充辅酶 Q_{10} 或血浆肌酸激酶（ck）活性没有显著影响，对肌肉疼痛也没有显著影响（尽管有下降的趋势）。作者得出结论：没有表明辅酶 Q_{10} 对改善他汀类诱导的肌病有任何显著的益处。出现上述阴性结果的原因有可能为肌肉和关节疼痛在中老年人中很常见，因此对接受他汀类药物治疗的患者的诊断可能存在问题，且 SAMS 患者缺乏可靠的肌肉损伤实验室标志物，这增加了客观诊断该综合征的难度。

2018 年 Qu 等人进行了更大规模的荟萃分析，筛选的临床试验符合严格的方法学质量标准，并且没有潜在的偏差来源。共 637 项研究中，12 项随机安慰剂对照试验共有 575 名入选受试者符合所有入选标准，分析显示补充辅酶 Q_{10} 显著改善他汀相关肌病，如肌肉疼痛（$P < 0.001$）、肌肉无力（$P < 0.006$）、肌肉痉挛（$P < 0.001$）和肌肉疲劳（$P < 0.001$）得出辅酶 Q_{10} 补充可能是治疗他汀类药物诱导肌病的治疗方法。

2014 年发表在《中华心血管杂志》上的《他汀类药物安全性评价专家共识》指出补充辅酶 Q_{10} 可以治疗或预防他汀类药物相关肌病，肌病直接影响患者生活质量及预后且可影响患者是否能长期坚持服用他汀。

2. 辅酶 Q_{10} 在其他疾病中的应用

（1）糖尿病：是一种慢性代谢性疾病，涉及糖类、脂质和蛋白质的代谢紊乱，多项研究表明氧化应激在这种代谢疾病的发病机制中起着核心作用。Langsjoen P 等研究发现在糖尿病患者中，辅酶 Q_{10} 可促进空腹血糖（fasting blood-glucose，FBG）和糖化血红蛋白（glycated hemoglobin，HbA1c）下降。Ghazaleh 等进行了一项动物实验研究发现，糖尿病与海马突触可塑性受损有关。发现辅酶 Q_{10} 对链脲佐菌素诱导的糖尿病大鼠有潜在神经保护作用。

（2）缺血性脑卒中：缺血缺氧导致神经细胞死亡是缺血性脑卒中的重要原因。Jinse Park 等研究发现，在急性脑血管病患者中辅酶 Q_{10} 对神经干细胞缺氧有保护作用，检测了应用辅酶 Q_{10} 药物后细胞内信号蛋白活性及水平的变化，发现辅酶 Q_{10} 通过抑制自由基形成，以浓度依赖性方式保护神经干细胞免受缺氧再灌注损伤。同时增加存活相关蛋白表达，如磷酸化 Akt、磷酸化糖原合成酶激酶 3-B 和 B 细胞淋巴瘤 -2 在低渗灌注损伤的神经干细胞中的表达，并降低了消亡相关蛋白如 CyraveCpase3 的表达。得出辅酶 Q_{10} 通过增强存活信号和降低消亡信号对抗缺氧再灌注对神经干细胞的损伤，且辅酶 Q_{10} 在缺氧条件下对神经干细胞有保护作用。

（3）帕金森氏综合征：是一种中枢神经系统变性疾病，常见于中老年人。在帕金森模型中进行的较多的临床前研究发现，辅酶 Q_{10} 可保护黑质 – 纹状体多巴胺能系统（帕金森的主要病变部位）。辅酶 Q_{10} 通过以下途径干预帕金森：①有效对抗氧化应激，增加黑质细胞内琥珀酸细胞色素 C 还原酶的活性，在细胞膜水平上直接对抗自由基引起的脂质过氧化反应；②通过保护线粒体的结构完整性维持其氧化磷酸化功能，抑制磷脂酶对细胞膜磷脂的分散，对抗自由基的产生，保护和稳定细胞膜；③阻止帕金森患者黑质中蛋白巯基的减少，改善线粒体中复合体 I 的活性，维持 ATP 的水平，减轻帕金森患者的不良后果。一项多中心、安慰剂对照和双盲临床实验研究发现，每日补充辅酶 Q_{10}，能减慢帕金森症发展的同时减轻患者震颤等临床症状，效果显著优于安慰剂组。

（4）偏头痛：Hershey 等人在一个三级护理中心治疗经常性头痛的儿科患者中评估血浆辅酶 Q_{10} 水平，在低辅酶 Q_{10} 患者中用辅酶 Q_{10} 治疗，可使患者头痛频率下降，证实在偏头痛的治疗中应用辅酶 Q_{10} 可能获益。2000 年，辅酶 Q_{10} 被美国神经病学学会和美国头痛协会推荐用于预防和治疗偏头痛（C 级推荐）。

（5）癌症的综合治疗：许多临床研究发现，肿瘤疾病患者的血清辅酶 Q_{10} 水平较正常人水平低且具有统计学意义，因此怀疑辅酶 Q_{10} 与肿瘤的发生发展有关。许多化疗药物有清除氧自由基作用，如阿霉素、足叶乙甙、甲氨蝶呤、喜树碱等，这些抗癌治疗药物在癌细胞中通过诱导提高癌细胞中的辅酶 Q_{10} 水平，促进抗氧化作用减少自由基产生，因此辅酶 Q_{10} 可成为抗癌症治疗的一个重要手段。辅酶 Q_{10} 在肿瘤当中关于乳腺癌的临床研究是最多的，多个临床研究结果显示女性乳腺癌患者血浆和乳腺癌组织中辅酶 Q_{10} 水平明显下降，且水平的高低与患者的预后相关。Panchanatham 等的实验结果证明辅酶 Q_{10} 联合他莫昔芬可增强乳腺癌患者化疗效果，提示 CoQ_{10} 可能作为乳腺癌的联合治疗方案之一。

辅酶 Q_{10} 也可减轻放、化疗等引起的某些不良反应。2019 年，Yas 等发现补充辅酶 Q_{10} 能有效改善放射性肠病。该研究利用免疫组织化学方法监测给予标准剂量辅酶 Q_{10} 试验小鼠，腹部经 13Gy X 线照射后，肠内活性氧、细胞凋亡及形态学变化，进而监测照射后 30 天体重变化和存活情况。结果显示辅酶 Q_{10} 通过抑制肠内活性氧介导的细胞凋亡，导致辅酶Q_{10}在肠内积聚，并诱导放射保护作用，从而保护肠道结构。

IV级星形细胞瘤或多形性胶质母细胞瘤是成人最常见的恶性脑肿瘤。目前该疾病的治疗方案为最大限度地安全手术、放疗和化疗，有研究发现GBM辐射抗性与自由基清除的过度有关，辅酶Q_{10}作为脂溶性抗氧化剂，可跨越血脑屏障，抑制由线粒体中的复合体I生成的氧自由基，对抗进一步氧化损伤，有潜在的临床应用价值。

辅酶Q_{10}对于癌症治疗的效果及能否改善患者预后仍需大型的多中心前瞻性试验来进一步评估，在该方面的治疗安全性和最佳的治疗剂量有待进一步证实。

（6）生殖系统：目前研究发现氧化应激与男性不育发病机制的发病相关。由此抗氧化剂补充具有理论上的治疗可行性，辅酶Q_{10}改善线粒体生物功能及其抗氧化构成该疾病临床应用的基础。Balercia等研究发现，特发性男性不育患者的精子细胞为低水平的辅酶Q_{10}，并且精子细胞和精浆中还原型辅酶Q_{10}与氧化型辅酶Q_{10}的比值明显低于健康男性。Safarinejad等利用辅酶Q_{10}口服观察持续12个月，结果显示精子的平均浓度、前向运动性及形态正常精子的数目水平显著提高。目前，大部分研究认为辅酶Q_{10}对特发性男性不育患者的精液质量有一定的改善作用。一篇关于辅酶Q_{10}的Meta分析提示，辅酶Q_{10}补充治疗显著改善精子浓度和精子的能动性，外源性辅酶Q_{10}补充极有可能成为特发性男性不育治疗的一种重要辅助治疗方法。

（7）皮肤性疾病：多项研究显示补充外源性辅酶Q_{10}可以保护因紫外线损伤的人角质形成细胞，促进皮肤表皮细胞增殖。Rusciani等对辅酶Q_{10}在黑色素瘤的预测转移危险性和无转移期间相关作用的前瞻性研究结果发现，辅酶Q_{10}可作为黑色素瘤进展的一个有效的独立预后因子。持续光照造成的皮肤光敏、光老化和皮肤癌等光损伤，是由于光照产生大量活性氧簇，皮肤氧化和抗氧化系统失衡造成的，光老化的发生与内源性抗氧化剂辅酶Q_{10}的含量减少有关，辅酶Q_{10}能显著抑制人皮成纤维细胞内胶原激酶的表达，减少皮肤内胶原的降解，可阻断光老化引起的多方面的损伤，能使皮肤再生从而发挥抗衰老的作用。其主要机制包括：①增强线粒体能量生成；②增加成纤维细胞分裂和合成胶原蛋白和弹性蛋白；③作为有效抗氧化剂，保护表皮和真皮基质不受内在和外在老化的影响。另外有研究表明，辅酶Q_{10}可以通过Akt/mTOR信号转导抑制D-半乳糖诱导的间充质干细胞衰老。最近广泛的研究继续证明了辅酶Q_{10}对皮肤的新的有利作用，辅酶Q_{10}加速被光照受损的皮肤的呼吸水平，增加ATP合成，减少皮肤DNA的损伤，使其成为一种潜在的非常重要、有效的药妆品。

（8）辅酶Q_{10}与体育运动：有研究发现口服辅酶Q_{10}后，人体有氧运动及无氧运动耐力都有了改善。单次给药后，辅酶 Q_{10} 血浆水平与肌肉辅酶 Q_{10} 水平、最大耗氧量和跑步机疲劳时间显著相关。Kon M 等在剑道运动员中进行一项辅酶 Q_{10} 治疗的双盲临床研究，发现治疗组的肌酸激酶、肌红蛋白和脂质过氧化物水平低于安慰剂组。其可能机制为辅酶 Q_{10} 参与能量产生，补充辅酶 Q_{10} 可通过降低细胞中的氧化应激和改善线粒体功能，促进改善身体状况和体能，减少疲劳。

（9）线粒体疾病：在线粒体疾病中，线粒体功能障碍和氧化应激损伤相互影响，线粒体氧化磷酸化障碍出现导致自由基产生过多，反之自由基聚集加重氧化应激带来的损伤，导致线粒体疾病进展。辅酶 Q_{10} 相关治疗作用体现在降低异常代谢物水平、提高运动过程中氧利用率、改善心脏传导、改善眼肌麻痹等。此外，辅酶 Q_{10} 在线粒体疾病患者的早期应用对延缓疾病进展也有重要作用。目前证实辅酶 Q_{10} 在治疗低水平辅酶 Q_{10} 相关线粒体肌病中有效，且发现线粒体呼吸链功能障碍和氧化应激与原发性辅酶 Q_{10} 缺乏症严重程度相关，但不同类型线粒体疾病应用的疗效、最佳治疗剂量、作用机制等还有待进一步研究。

第五节　增加高能磷酸化合物的药物：磷酸肌酸

磷酸肌酸（phosphocreatine，PCr）是一种内源性高能磷酸化合物，90% 存在于哺乳动物高能量需求的肌肉组织（心肌、骨骼肌）和脑细胞中。外源性补充磷酸肌酸是一个多靶标指向药物，本文重点描述磷酸肌酸的作用机制及其在能量代谢受损疾病中的应用。

一、化学性质

1927 年，Eggleton 在青蛙腓肠肌中分离出一种在未知的在酸性环境中不稳定的磷酸化合物，后经 Fiske 和 Subbarow 分离纯化，命名为磷酸肌酸（phosphocreatine，PCr）。PCr 含有高能磷酸键（$\Delta G' = -10.3$ 千卡），容易在酸性溶液中分解，而在乙醇水溶液中结晶，其晶形为含六分子结晶水的六边形结晶体，在真空干燥操作下，该结晶体转变为含四分子结晶水的针状结晶体。该晶体水溶性好，稳定，在 4℃干燥状态下放置一年无分解现象。其化学名称：N–［亚氨基（膦氨基）甲基］–N– 甲基甘氨酸二钠盐四水合物。分子式为 $C_4H_8N_3O_5PNa_2 \cdot 4H_2O$，分子量：327.15，化学结构式见图 3–28。

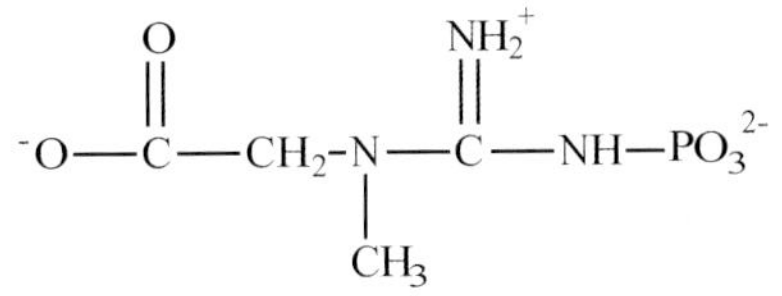

图3-28　PCr化学结构式

二、药代动力学特征

PCr及其代谢产物Cr及相关产物三磷腺苷（adenosine triphosphate，ATP）均为内源性生理活性物质，比通常测定机体没有的外源性化合物难得多。近些年来采用离子对反相高效液相色谱法（IP-RPHPLC）同时测定给药后血浆和心肌组织中外源性PCr及其代谢产物Cr以及相关产物ATP的浓度，再用基线扣除法（baseline subtraction）计算PCr、Cr和ATP浓度，进而研究外源性PCr的代谢处置和血浆药代动力学。

研究表明，PCr属二室模型药物，兔/鼠静脉给药后，PCr以活性形式出现在血液中，其在体内消除迅速（30分钟内逐渐减少），且多半转化为Cr。此后血液中ATP水平升高（峰值时升高大于24%），300分钟后恢复正常。小鼠静脉注射PCr后心肌组织中未测出原药PCr，但测出降解产物Cr以及相关ATP，且其在心肌组织中的半衰期较长（Cr的半衰期为347.12～357.62分钟，ATP的半衰期为685.46～700.54分钟）。在心肌受损的情况下PCr的代谢物Cr以及相关产物ATP的清除加速（Cr的半衰期为293.19～297.47分钟，ATP的半衰期为501.92～511.86分钟），所以临床上用于治疗心肌损伤比日常心肌保护时PCr的给药间隔要短。

大鼠灌胃PCr后，血浆中测不出原形药和相关产物ATP，故以原形药浓度为指标计算其口服生物利用度为零，但血浆中可检出较高浓度的降解产物Cr，代谢物Cr计算得到的生物利用度为55%～62%，说明口服PCr后，其降解产物Cr有一半以上自胃肠道吸收入血。

人体静脉注射PCr的平均消除半衰期为0.09～0.2小时。缓慢滴注5g剂量40分钟后，血药浓度下降至5nmol/ml以下。10g剂量的PCr给药40分钟后，血药浓度达10nmol/ml。肌内注射PCr 500mg，PCr于5分钟后出现在血液中，30分钟达峰值，约10nmol/ml，1小时后又下降至4～5nmol/ml，2小时后为1～2nmol/ml。750mg剂量PCr给药的峰浓度为11～12nmol/ml。其血浆浓度和药理学之间没有时间相应性，其药理作用在磷酸肌酸从血液中消失后仍持续较长时间。PIACENZA研究组的试验证实，磷酸肌酸在人体内血浆清除率为1.627L/min，表观分布容积为50.3L。

儿童人群：目前针对儿童的药代动力学研究较少。国内团队首次采用群体药代动力学方法研究了PCr在儿童体内的药代动力学特征，建立的联合模型与浓度数据吻合良好。结果显示：PCr 在 3 小时内基本消除，总分布容积为 11.29L，在体重为 20kg 儿童中清除率为 1.33L/min。HPLC-MS/MS 方法同时测定病毒性心肌炎（viral myocarditis of children，VMCC）儿童血浆中的 PCr、Cr，结果显示：VMCC 患儿静脉注射 2g 外源性 PCr，PCr 的药代动力学参数：半衰期为（0.24±0.113）小时，最大血浆时间为（0.49±0.023）小时，最大血浆浓度（47.34±15.50）μg/ml，浓度 – 时间曲线下面积［AUC_{last}（17.07±5.86）(h·μg)/ml，AUC_{inf}（17.16±5.89）(h·ug)/ml］，平均停留时间为（0.29±0.02）小时。

组织分析可见外源的 PCr 主要分布在心肌和骨骼肌，脑和肾组织次之，肺和肝组织最少。通常休息状态的脊椎动物骨骼肌含有充足的 PCr，为 17μmol/g，其含量是 ATP 含量的 3 ~ 4 倍。PCr 经催化去磷酸化形成肌酸，然后肌酸环化为肌酐，最后经肾脏排泄。

三、药理作用

磷酸肌酸是心肌和骨骼肌的化学能量储备，在肌肉收缩的能量代谢中发挥重要作用。细胞处于静息状态时，线粒体基质内 ATP 过多时，ATP 的 g- 磷酸基被线粒体的 Mi-CK 转移到 Cr 上，产生 PCr 和二磷腺苷（adenosine diphosphate，ADP）。该反应是可逆的，即 ATP 不足时，PCr 再转化为 ATP，以维持细胞内高磷酸盐水平。反应式：$Cr + ATP \Longleftrightarrow PCr + ADP$。

1. 直接供能、缓解细胞能量代谢障碍　在缺血、缺氧和中毒性心肌病中，早期少量 ATP 减少发生在大量 PCr 减少之前，即先消耗 PCr 来维持 ATP 浓度。在高代谢需求时，PCr 在肌酸激酶的催化下使 ATP 快速产生，较氧化磷酸化产生 ATP 的速度快 10 倍，较糖酵解速度快 40 倍。与腺嘌呤核苷酸相比，PCr 是较小的分子，磁共振实验表明，PCr 的平均扩散距离（分子扩散能力的指标 57μm）远高于 ADP 和 ATP（分别为 1.8μm 和 22μm），因此，PCr 可迅速透过细胞膜进入细胞内，为各种细胞活动快速供能（图 3-29）：在细胞膜为 Ca^{2+} 泵与 Na^+-K^+-ATP 泵供能；在肌浆网中能为 Ca^{2+} 泵供能；在肌原纤维为肌动蛋白 – 肌球蛋白丝的滑动供能，迅速恢复心肌收缩力。

2. 稳定细胞膜、保护膜结构　PCr 分子两端均带有负电荷，其双重极性分子结构可与心肌细胞膜磷脂表面的两性离子紧密结合（图 3-30），这种结合使膜磷脂分子表面电荷暴露减少，膜的液相转变成凝胶相，膜磷脂的流动性减少，从而起到稳定细胞膜的作用（图 3-31）。PCr 还通过抑制磷脂酶 A_2 的活性，可抑制膜磷脂降解为溶血磷脂（lysophosphoglyceride，LPG），可以减少缺血心肌细胞内溶血磷脂酰胆碱和溶血磷脂酰乙醇胺的聚集，从而稳定心肌细胞膜。

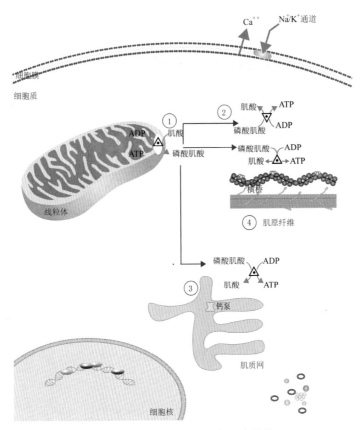

图3-29　PCr为各种细胞活动供能

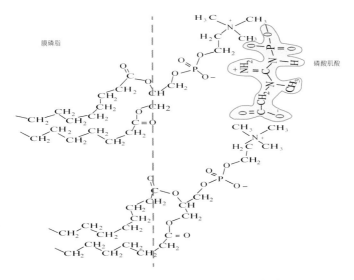

图3-30　PCr钠分子通过电荷反应黏附于膜磷脂

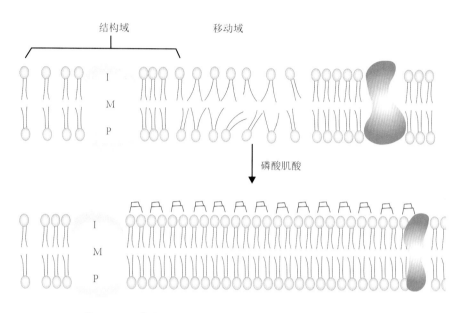

图3-31　膜的移动域（液相）转变成结构域（凝胶相）

3. 稳定细胞内的腺苷酸含量、维持缺血期间的能量供应　一磷酸腺苷（adenosine monophosphate，AMP）发生不可逆降解，在5'-核苷酸酶的作用下转化为腺嘌呤。灌注液中PCr浓度为10mmol/L时，即可抑制5'-核苷酸酶的活性，使得腺嘌呤以AMP的形式存在。由于腺苷酸激酶的反应属于可逆反应，促使ADP和ATP依次形成。心肌缺血时首先利用PCr的能量，再利用ATP的能量，最后利用ADP的能量，即先消耗PCr来维持ATP的浓度。5-磷酸核糖-α-焦磷酸（phosphoribosyl pyrophosphate，PRPP）合成酶可催化ATP与5-磷酸核糖形成PRPP，因ADP是PRPP合成酶的变构抑制剂，而PCr可对抗ADP的抑制作用，从而促进腺苷酸的新合成。

4. 抗氧化、减轻细胞过氧化损伤　自由基的形成以及由它引起的细胞膜脂质过氧化是心肌细胞损伤的主要因素，尤其是缺血再灌注损伤（ischemia reperfusion，I/R）的重要触发因子。丙二醛作为脂质过氧化的代谢产物，可反映机体内脂质过氧化损伤的程度，心肌I/R损伤时丙二醛的含量增加。PCr为Ca^{2+}通道提供能量，同时能使其分布均匀，不至于有更多的Ca^{2+}使黄嘌呤脱氢酶活化为黄嘌呤氧化酶，减少心肌I/R时氧自由基的生成，降低丙二醛含量，减轻心肌过氧化损害，从而提高再灌注心肌细胞抗氧化的能力。

5. 保护线粒体和抗凋亡　线粒体主要通过氧化磷酸化合成ATP，是能量产生的主要场所，因此PCr对心脏保护作用的许多信号通路最终会聚集到线粒体。线粒体通透性改变通道（MPTP）存在于线粒体内、外膜交界处，Ca^{2+}超载、ATP耗竭或氧化应激时 MPTP 开放，引起呼吸链的断裂和线粒体基质的肿胀，导致能量代谢障碍。维持线粒体膜电位（ΔΨm）依赖于呼吸链结构和功能的完整。反之，线粒体功能的正常也依赖正常水平的膜电位。线粒体膜电位（ΔΨm）的崩解是内源性凋亡途径中的一个关键事件。急性缺血期，外源性 PCr 可抑制 MPTP 的开放，减轻 I/R 所致的线粒体肿胀，线粒体保留了正常的形状和内部结构；并且 PCr 抑制线粒体膜电位（ΔΨm）的下降，提高线粒体的氧化磷酸化水平，促进 ATP 生成，从而减少氧自由基的生成，也能减少细胞环素 C、凋亡诱导因子的生成，抑制心肌细胞凋亡。

PCr 的抗凋亡作用是通过抑制细胞内 ROS 的过度生成、线粒体膜电位的丧失以及调控 PI3K/Akt/eNOS 和 NF-κB 信号通路获得的（图 3-32）。PCr 剂量依赖性地防止甲基乙二醛（MGO）相关的内皮细胞毒性，抑制活性氧（ROS）生成，以及抑制凋亡的生化变化，如乳酸脱氢酶、丙二醛（丙二醛）渗漏、Bcl-2/Bax 蛋白比率、Caspase-3 和 Caspase-9 的水平。此外，PCr 的抗凋亡作用增强了 p-Akt/Akt 蛋白比值、NO 合成酶（eNOS）活性、NO 生成和 cGMP 水平，并通过降低促凋亡蛋白（Bax）和增加抗凋亡蛋白（Bcl-2），显著减少细胞凋亡。

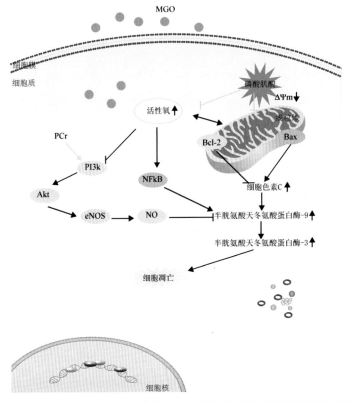

图3-32　PCr对MGO诱导的内皮细胞凋亡信号通路保护作用示意图

6. 抗血小板聚集、改善缺血部位心肌的微循环　PCr 具有独特的双重抗血小板聚集作用：①缺血时因心肌细胞内 CK 外漏，导致血清中 CK 活性增强，PCr 通过肌酸激酶反应迅速将 ADP 转化为 ATP，降低 ADP 的积聚，并且 PCr 对血小板聚集的抑制呈剂量依赖性：当磷酸肌酸浓度为 10mmol/L，肌酸激酶活性为 3.6U/ml 时，血小板聚集完全受到抑制；② ATP 与 ADP 竞争血小板膜上 P2Y12 受体的结合，是 ADP 的拮抗剂，使血小板从凝聚状态成为松散状态，使其变形能力和流动性增强。

PCr 的抗血小板作用对缺血心肌的保护具有重要意义，PCr 可抑制血小板在血管壁特别是心肌梗死时受损心肌血管壁的黏附，降低血小板的促凝作用，从而减少血栓栓塞。冠状动脉阻力的升高通常是由血栓形成和血管收缩引起的，与花生四烯酸代谢的脂氧合酶反应产物的形成有关，而 PCr 可消除冠状动脉中的这些病理效应。由于 ATP 具有舒张血管、加速血流的作用，所以外源性 PCr 能改善微循环以及侧支血流，增加缺血区的冠脉血流量，避免缺血心肌的不可逆损伤。

7. 电生理学作用　心肌能量代谢障碍引起心肌细胞内外离子浓度的异常（细胞内的 K^+ 和 Mg^{2+} 浓度下降、Na^+ 和 Ca^{2+} 浓度增加），0 相上升的速度和幅度减低，电传导减慢，导致传导阻滞。Ca^{2+} 流动异常，快反应细胞可表现出慢反应细胞特征，出现异常自律性；能量代谢障碍还导致心室重构、心肌收缩不协调，局部电活动与周边正常心肌的电活动不同步，复极不一致，造成电位差，形成多灶性折返。离子细胞膜内外的振荡，诱发触发活动，引起室性心动过速，甚至心室颤动。PCr 的抗心律失常作用在于 PCr 可促使 ATP 合成，显著降低心律失常心室肌细胞的 I_{Na} 的幅值，保证细胞 Na^+–K^+ 泵和 Ca^{2+} 泵的能量供应，促进 K^+ 内流和 Na^+ 外流，使 Ca^{2+} 分布均匀，为肌动蛋白 – 肌球蛋白丝的滑行提供能量，恢复心肌收缩力。

细胞膜的稳定是消除电生理紊乱的直接原因。由于 LPG 是缺血心肌电活动不稳定的主要因素，所以减少 LPG 的形成，消除致心律失常中间产物的积累，增加缺血心肌电位的稳定性，从而防止心律失常。

四、用法和用量

缺血状态下的心肌代谢异常：静脉滴注，以注射用水、0.9% 氯化钠注射液或 5% 葡萄糖注射液溶解，30 ~ 45 分钟滴注完毕，每次 1g，每日 1 ~ 2 次，30 ~ 45 分钟静脉滴注。心脏手术时加入心脏停搏液中保护心肌的浓度为 10mmol/L。目前临床研究表明 PCr 每天 4g，可明显改善能量代谢障碍。

五、不良反应

我们在临床应用磷酸肌酸钠的过程当中，发现一些常见的不良反应，如下：

全身性反应：过敏反应、过敏样反应、寒战发热、疼痛、畏寒、乏力等。

皮肤及附件：皮疹、瘙痒、潮红、多汗等。

消化系统：恶心、呕吐、腹痛、腹泻等。

神经系统：头晕、头痛、烦躁等。

呼吸系统：胸闷、呼吸困难、呼吸急促等。

心血管系统：心悸、发绀、心动过速、心律失常、血压升高或下降等。

泌尿系统：肾功能损害、面部水肿、眼睑水肿等。

代谢和营养障碍：血钙降低等。

其他：注射部位疼痛、静脉炎等。

六、禁忌证

对磷酸肌酸钠或本品辅料过敏者禁用；慢性肾功能不全患者禁止大剂量（5 ~ 10g/d）使用本品。

七、药物的相互作用

目前尚未开展直接的临床相互作用研究。

1. 咖啡因可影响肌酸的补充，可能抑制磷酸肌酸的再合成。

2. 肌酸代谢成肌酐，并通过肾脏排泄，因此能干扰肌酐分泌的药物或引起肾功能损伤的药物可能增加磷酸肌酸的不良反应。

八、临床研究与应用

1. 外源性磷酸肌酸在心脏手术中的保护作用 围术期心肌损伤和功能障碍的主要机制是停搏后心肌缺血 / 再灌注（I/R）损伤，导致大量氧自由基产生和钙离子聚集，MPTP 通道开放，线粒体膜电位崩解，可导致发病率和死亡率的增加。在心肌缺血期间，能量生产、转移和利用过程都会受到影响，所以维持高磷酸盐水平是避免和减少心肌损伤的基础。外源性 PCr 作为一种有效、安全的心脏保护剂，近年来被广泛应用于心脏手术中。目前，所有将 PCr 添加到晶体和血液停搏液中的试验都明确证实 PCr 的心脏保护作用：①保持心肌组织中高 ATP 水平；②窦性心律自发恢复率较高；③术后各种心律失常发生率较低；④直流电复律电击能量和次数降低；⑤减少了对肌力支持的需要；⑥减少心肌酶（CK–MB、肌钙蛋白）的释放；⑦提高射血分数。

（1）心脏瓣膜病：PCr 是细胞内能量缓冲系统中的一个关键组成部分，并将 ATP 从能量生产场所输送到能量利用场所，以确保供应满足心脏的高代谢需求。莫斯科的 Semenovsky 等人在 1987 年进行了第一次 PCr 保护心脏的人体试验。他们选取了 78 例心脏瓣膜病手术，其中 41 例患者在术中加入了含 PCr（10mmol/L）的血性停搏液，对照组（37 例）使用标准血性停搏液。结果发现 PCr 组将高能磷酸盐的浓度维持在术前水平，而对照组手术结束时心肌 ATP 含量下降 25%；主动脉钳夹解除后血流动力学恢复更快，纤颤频率降低，即使主动脉钳夹前出现窦性心律不齐，窦性心律恢复也更多，并且除颤的次数减少；从对右心室活检标本的分析表明，PCr 可保护细胞膜结构的完整性。为评估含 PCr 的心肌极化液对老年重症心脏瓣膜病患者瓣膜置换术后心肌的保护作用，我国学者王培等人将 90 例心脏瓣膜病患者随机分为两组，普通极化液组（对照组，每天以极化液静脉滴注）和含 PCr 极化液组（观察组，术前及术后 7 天给予含 PCr 极化液 2g 加入 5% 葡萄糖液 500ml 中静脉滴注，1 次 / 日）。结果显示：观察组术后心脏复跳率、术后 24 小时的心脏指数、射血分数明显高于对照组（$P < 0.05$）；观察组术后心肌损伤标志物、心律失常发生率、术后 24 小时酸中毒发生率均较对照组明显下降（$P < 0.05$）。提示老年患者瓣膜置换术前后应用含 PCr 的极化液有显著保护心肌的作用，并减少术后并发症，提高患者术后心功能。

（2）先天性心脏病（congenital heart disease，CHD）：是新生儿和婴幼儿最常见的心脏病，国内外资料调查显示：CHD 的发病率为 6‰~ 9‰，结果存在地区差异。CHD 修复手术体外循环过程中的低温、再灌注以及炎症反应可引起各种心律失常。Cossolini 等人对接受先天性心脏病心脏直视手术的新生儿和儿童（9 天到 13 岁）进行了研究，结果显示，PCr 可显著减少心室颤动和其他术后心律失常的发生率；并且给予 PCr 治疗后窦性心律的自发恢复率明显升高，转换为窦性心律的直流电复律次数较少，房室传导阻滞次数也少于对照组。

继发孔型房间隔缺损是一种常见的先天性心脏病，发病率约占全球先天性心脏病发病率的 10%。疾病进展缓慢，临床症状和体征不明显，成年后患者可能会受到严重影响。为探讨 PCr 在婴儿房间隔缺损体外循环手术中的心肌保护作用，国内研究团队选取了在接受体外循环手术治疗的 84 例房间隔缺损患儿，分为观察组和对照组。对照组采用常规改良 St Thomas II 高钾冷结晶心脏停搏液，观察组在心脏停搏液中加入 PCr（10mmol/L，相当于 2.5g/L）。术后 3 小时、6 小时、12 小时、24 小时对照组心肌酶指标水平高于观察组；观察组 ATP、ADP 等能量水平及术后恢复率均高于对照组。由此可见，体外循环手术中使用磷酸肌酸液体心搏骤停治疗婴儿房间隔缺损可减少心肌缺血再灌注损伤，维持缺血期间的能量供应，并增强 St Thomas II 停搏液在小儿先天性心脏病矫治术中的心肌保护作用。还有国内学者探讨了 PCr 在 105 例婴幼儿室间隔缺损合并肺动脉高压体外循环术后的作用，实验组于体外循环术后应用 PCr（1.0g/ 次，1 次 /12 小时，静脉滴注 5 天），结果证明体外循环术后使用 PCr，显著改善患儿的血流动力学和心功能，缩短术后呼吸机的使用时间及重症监护室的滞留时间 [（8±12）小时 vs（55±13）小时；（121±44）小时 vs（188±61）小时，P < 0.01]。

（3）冠状动脉搭桥术：Chambers 等人研究了外源性 PCr 对冠状动脉搭桥术心肌的保护作用，50 例心脏直视手术患者随机分为对照组 St.Thomas 停搏液和加入 PCr 的停搏液组（10.0mmol/L）。结果显示 PCr 组右心室缺血后收缩力明显高于对照组。上海同济大学附属医院共收集 24 例老年冠状动脉搭桥手术的患者。当升主动脉被阻断时，对照组从心脏根部灌注冷停搏液，实验组通过主动脉根部灌注含有 PCr（10mmol/L）的心脏停搏液。试验结果显示：PCr 治疗的患者主动脉钳夹解除后 2 小时、24 小时、48 小时的血清 CK、肌酸激酶同工酶（creatine kinase-myocardial band isoenzyme，CK-MB）、乳酸脱氢酶、肌钙蛋白 T 水平均低于对照组，主动脉阻断术后（0 分钟、30 分钟、60 分钟、120 分钟）丙二醛的释放较低，并且在 PCr 治疗组中保持较高的血清超氧化物歧化酶水平。此外，在电子显微镜下研究心肌超微结构表明，线粒体基质仅在 PCr 治疗的患者中保存，说明在冠脉搭桥术的心脏停搏液中加入 PCr，可起到改善能量代谢、减少心肌损伤、稳定细胞膜、保护线粒体等作用。

目前，针对 PCr 在心脏外科手术中的大型荟萃研究较少。一项纳入了 26 个随机对照试验共 1948 名患者的 Meta 分析探讨 PCr 在成人和儿童心脏手术缺血 / 再灌注损伤中的应用：在大多数试验中，PCr 被添加到心脏停搏液中（平均浓度 10mmol/L）；在 9 个试验中，PCr 在围术期内静脉使用（平均剂量 4g/d）；1 项试验在心脏停搏液和 CPB 机启动液中添加 PCr；在 3 项研究的对照组中使用安慰剂，其余 23 项研究使用标准治疗。结果表明：与对照组相比，静脉注射和（或）在停搏液中加入 PCr 可显著降低术中肌力支持率（27% vs 44%；OR 0.47，95% CI 0.35 ~ 0.61；P < 0.001），降低术中严重心律失常的发生率（16% vs 28%；OR 0.44，95% CI 0.27 ~ 0.69；P < 0.001），提高主动脉瓣关闭术后即刻心律的自发恢复率（50% vs 34%；OR 2.45，95% CI 1.82 ~ 3.30，P < 0.001）；术后早期使用 PCr 也可减少心肌损伤并增加左室射血分数（Left ventricular ejection fraction，LVEF），但两组的住院死亡率没有差异。但是，这些发现的平均差异很小，似乎没有临床意义。由于心脏手术期间大部分心肌缺血是暂时性的，因此以 PCr 的形式增加能量储存可能对治疗有益，但仍需要一个大规模的高质量多中心随机试验来验证。

为了评价 PCr 对主要心脏结局事件和急慢性心肌缺血患者生存率的影响，一项纳入 41 项研究 [包括 32 项随机对照试验（3629 名患者），4 项对照试验（610 名患者），5 项病例匹配研究（830 名患者），其中 23 项心脏外科手术的研究、12 项冠心病的研究、6 项慢性心力衰竭的研究〕的 Meta 分析进行了首次报道。研究表明：与对照组相比，接受 PCr 的患者全因死亡率较低〔61/1731（3.5%）vs 177/1667（10.6%）；OR 0.71，95% CI 0.51 ~ 0.99；$P = 0.04$〕。使用 PCr 的手术和慢性心力衰竭患者的 LVEF（95% CI 1.18 ~ 6.46；$P = 0.005$）升高；使用 PCr 的手术和冠心病患者的 CK-MB 峰值释放较低（95% CI -8.01 ~ -4.15；$P < 0.001$）；在心脏手术患者中，与对照组相比，PCr 还与主要心律失常发生率（OR 0.42；95% CI 0.27 ~ 0.66；$P < 0.001$）和体外循环后肌力药物的使用率的降低（OR 0.39，95% CI 0.25 ~ 0.61；$P < 0.001$）以及心脏功能自发恢复水平的升高（OR 3.49，95% CI 2.28 ~ 5.35；$P < 0.001$）有关。由于这种作用的药理学合理性以及 PCr 对一些次要但重要的结果和生存率的有益影响的一致性，仍然需要大型多中心随机试验来证实这些发现。

2. 磷酸肌酸在心血管疾病的内科应用

（1）急性心肌梗死：PCr 可以在不明显影响血流动力学的情况下，预防左室扩张的发展，同时保持心肌的收缩性、抗心律失常、降低心肌损伤标志物，对于左室的收缩功能具有较好保护作用。有研究显示在急性心肌梗死的经皮冠状动脉介入术（percutaneous coronary intervention，PCI）治疗期间接受冠脉内注射 PCr 的患者，心肌坏死程度明显较低，心肌肌钙蛋白 I 水平的峰值明显较低，改善心肌缺血状态。PCr 对缺血性心脏病的保护作用，具体包括：①减少室性心律失常的发生；②增加心肌收缩力；③减少心肌酶（CK-MB 和肌钙蛋白）的释放；④减少心肌梗死面积。

1）急性心肌梗死后心律失常：急性心肌梗死是冠状动脉急性、持续地缺血缺氧引起的心肌组织缺血、坏死，导致心肌细胞跨膜静息电位和动作电位振幅及动作电位时限降低，将引起心肌传导减慢、电生理不稳定。急性心肌梗死易出现恶性室性心律失常，如室性心动过速、心室颤动等，治疗难度较大，如果干预不及时，猝死风险很高。QTd（QT 离散度）反映心室肌复极的不同步性及不稳定性的程度，QTd 越长，复极越不一致，易形成复杂的折返，从而引发心室颤动。研究证实，QTd 与急性心梗早期心室颤动呈正性相关，QTd 增加是预测这类高危患者近期预后的敏感指标。充足的能量供给是心肌细胞维持正常电活动和机械收缩的基础，有利于减轻缺血缺氧对心肌细胞造成的损害。补充外源性 PCr 直接供能，显著降低急性冠脉闭塞和再灌注损伤引起的心脏纤维性颤动，并增加心室颤动的阈值和自发除颤的频率，使 QTd 降低，改善心肌细胞复极的不均一性，从而减少心律失常的发生。Samarenko 等人于 1986 年对 60 例急性心肌梗死患者进行 24 小时动态心电图监测。PCr 组的 30 名患者静脉滴注 PCr（4g/h，共 2 小时），另 30 名患者作为对照。研究表明，PCr 治疗组可在发病第一天内降低室性心律失常的发生率。与对照组相比，PCr 治疗组的成对期前收缩、二联律和室性心动过速的发生率显著降低。我国学者梁善福等人收集 104 例急性心肌梗死后室性心律失常患者为研究对象，分为常规治疗组和对照组（在常规治疗基础上联合静脉滴注 PCr，1g/ 次，2 次 / 日，持续治疗 1 周）。结果显示：PCr 治疗组的室性期前收缩数、QTd 改善效果更佳，且总有效率（98.08%）明显高于对照组（84.62%）。

2）急性心肌梗死溶栓治疗后的再灌注损伤：溶栓治疗是改善心肌缺血、降低病死率的主要手段。但很多患者经溶栓冠状动脉再通后恢复并不理想，出现心功能恶化、恶性心律失常等，这与溶栓后心肌缺血 / 再灌注损伤有关。PCr 则为常用的改善心肌能量代谢治疗药物，可有效地改善心肌功能，避免或者降低心肌缺血 / 再灌注损伤。Perepech 等人的研究共纳入 106 例男性急性心肌梗死患者，其中，47 例接受不含溶栓和 PCr 的治疗，30 例接受含链激酶制剂的溶栓，29 例接受链激酶制剂和 PCr 的治疗。结果显示单独使用链激酶的溶栓治疗未能阻止急性心肌梗死发病后第 1 个月左心室扩张的进展，而接受 PCr 的患者左室收缩末期和舒张末期容积均无增加；溶栓患者给予 PCr 后可防止左室收缩功能障碍的进展，减少心律失常的发生。1993 年，Stejfa 等人调查了 106 例首次接受溶栓治疗的心肌梗死患者静脉注射 PCr 的效果，报告显示：PCr 组在急性心肌梗死的第 1 个 24 小时内，动态心电图监测的室性心律失常发生率比对照组的低 30% ~ 40%，证明了其预防原发性心室颤动，减少室性心律失常的作用。陈宗跃等学者探讨 PCr 在急性心肌梗死溶栓治疗后防治再灌注损伤，选择具有溶栓指征的急性心肌梗死 116 例，配对分为观察组与对照组（观察组在使用尿激酶前 10 ~ 30 分钟加用 PCr，第 1 天，先静脉推注 3g 作为起始剂量，2 小时后静脉滴注 6g，第 2 ~ 第 7 天，视患者情况，每日静脉滴注 6g，速度同前，连用 4 天。若患者情况危急或效果不理想，可以增加剂量至 10g，共 7 天），结果可见：观察组患者的心率、心肌耗氧量、血清肌酸激酶（CK）、肌酸激酶同工酶（CK-MB）及肌钙蛋白 T 降低，心肌梗死面积缩小，LVEF 升高，与对照组相比均有统计学意义（$P < 0.05$），这表明 PCr 钠具有显著的抗急性心肌梗死再灌注损伤作用。

3）经皮冠状动脉介入治疗术相关的心肌损伤：PCI 可迅速解除血管狭窄，改善心肌的血流灌注，是治疗冠心病的重要方法之一。近年来大量研究证实，在 PCI 围术期，心肌损伤标志物［CK-MB 和（或）肌钙蛋白］升高，是 PCI 常见的并发症。《PCI 与预后相关的围术期心肌损伤和梗死共识》提出了心肌损伤的定义，其中包括轻微围术期心肌损伤和严重围术期心肌损伤。患者缺乏新发心肌缺血心电图或影像学证据，复测肌钙蛋白超过参考值上限第 99 百分位 5 倍则定义为严重围术期心肌损伤，肌钙蛋白在参考值上限第 99 百分位 1 ~ 5 倍则为轻微围术期心肌损伤。

美国造影与介入协会定义了血运重建后有临床意义的心肌梗死，即术后 48 小时内 CK-MB 升高超过正常上限 10 倍或心肌肌钙蛋白升高超过正常上限 70 倍。为了改善 PCI 疗效，尽早对 PCI 相关心肌损伤和梗死明确诊断，并采取合理的治疗策略是十分关键的。PCr 作为高能磷酸化合物，不仅抗血小板聚集、改善缺血心肌的能量供应，而且稳定细胞膜，减少心肌损伤。一项样本量 400 例接受 PCI 术患者的研究，随机分为 2 组（对照组和 PCr 组）。结果：PCr 组术后 CK-MB［（53.2 + 46.5）U/L vs（85.4 + 61.5）U/L，$P < 0.001$］和肌钙蛋白 I［（0.385 + 0.502）ng/ml vs（0.514 + 0.463）ng/ml，$P < 0.001$］均明显低于对照组。PCr 组中，CK-MB 高于正常上限（25U/L）1 ~ 3 倍和 > 3 倍的比例分别是 8.0% 和 5.0%，显著低于对照组（分别是 19.0% 和 9.0%）；12.0% 和 10.0% 的患者肌钙蛋白 I 高于正常上限（0.05ng/ml）1 ~ 3 倍和 > 3 倍，明显低于对照组（分别为 21.0% 和 18.0%）。

PCI 在缺血坏死区域引起心肌损伤、炎症反应和缺血再灌注损伤，使部分患者术后出现严重的心血管不良事件。为了评价 PCr 参与 PCI 相关炎症的作用，我们团队的研究人员共收集 105 例接受 PCI 的患者，将其随机分为两组：对照组患者在 PCI 前 30 分钟内静脉输注 100ml 生理盐水，PCr 组患者在 PCI 前 30 分钟静脉滴注 4g 磷酸肌酸。结果显示：PCr 组可降低术后 48 小时的白介素 -6 水平；并且，虽然两组肌钙蛋白 I 含量均显著升高，但 PCr 组在 PCI 术后各时间点的含量均显著低于对照组。此外，PCI 后所有时间点的中性粒细胞比率均升高，而 PCr 组在 48 小时的比率较低，淋巴细胞比率的变化显示出相反的结果。这也证实外源性 PCr 通过调节 PCI 患者的血清肌钙蛋白 I、IL-6、中性粒细胞和淋巴细胞水平，对改善心肌灌注、减轻炎症、调节粒细胞和单核细胞功能至关重要。这些发现为 PCI 相关心肌损伤提供了潜在的机制和治疗方法。

（2）心力衰竭：是所有心血管疾病的终末期，病死率高。一项意大利多中心随机对照研究将 1174 例心力衰竭随机分配到对照组和 PCr 治疗组，PCr 治疗组在常规治疗（洋地黄、利尿剂、硝酸盐等）基础上给予 PCr（2g/d，静脉注射，持续 3 周）。结果：PCr 治疗组心力衰竭的临床表现（包括呼吸困难、肺淤血和周围水肿）和缺血的表现（心绞痛，含服硝酸甘油，T 波倒置）均明显好转，并且室性期前收缩发生率有所降低。

使用心脏磁共振波谱，已经发现衰竭心脏的 PCr/CK 系统受损。有研究表明，PCr/CK 系统的损伤导致能量储备减少似乎先于收缩功能障碍的发展。因此，补充外源性 PCr 可用来治疗慢性心力衰竭，并改善心脏功能，特别是左心室收缩功能。王荣凤等人选择 64 例慢性心力衰竭患者，随机分为 PCr 组（2g/d，静脉注射，持续 14 天）和对照组，结果显示：PCr 治疗组的每搏输出量、心输出量和左室射血分数均有显著改善，同时 B 型钠尿肽水平显著降低。在原发性心肌缺血中，舒张功能障碍可能是最早出现的改变，高能磷酸化合物的减少可导致心脏舒张功能障碍。补充 PCr 可降低左室舒张末压，增加再灌注后的冠状动脉血流。PCr 改善舒张功能的结论也在 Ying 等人对高血压患者的研究中得到证实。我们之前的研究选取了 78 例老年慢性心力衰竭患者，随机分为两组，对照组（40 例）给予慢性心力衰竭的标准药物治疗方案，磷酸肌酸组（38 例）在对照组基础上给予磷酸肌酸（2g/d，静脉滴注），连续治疗 7 天。研究发现，外源性磷酸肌酸可有效降低血清心力衰竭的新型标志物 NT-proBNP、半乳糖凝集素 3（Galectin-3）、ST2 蛋白和肽素（Copeptin）的水平，说明外源性 PCr 治疗老年慢性心力衰竭具有显著疗效。

综上可见，目前将 PCr 用于急慢性心力衰竭患者的试验都证实了 PCr 的心脏保护作用，包括：①增加射血分数和改善心肌缺血表现；②降低心律失常的发生率；③减少心力衰竭标志物水平；④改善呼吸困难症状。《中国心力衰竭诊断和治疗指南 2018》指出：磷酸肌酸可改善心力衰竭患者的症状和心功能，改善生活质量，推荐用于心力衰竭的治疗。除此之外，2018 年《临床路径释义》心血管病分册中针对心力衰竭的药物治疗中，磷酸肌酸同样受到推荐。

（3）病毒性心肌炎（viral myocarditis，VMC）：指病毒和毒素感染心肌细胞，导致局灶性或弥漫性心肌间质炎症渗出和心肌纤维坏死或变性，导致心肌细胞功能障碍和收缩力受损，伴有系统性症状。VMC 的发病率逐渐升高，因为其临床表现复杂多样，疾病进展迅速，并且没有特异性诊断指标，是儿童心脏性猝死的常见原因。一项 VMC 的回顾性分析，共纳入 124 例患儿（年龄 1 个月至 9 岁），其中共有 58 例儿童使用 PCr（1 岁以内在 5% 葡萄糖 50ml 中加入 0.5g，1 岁以上儿童在加用 1g，1 次 / 日，治疗 10 ~ 14 日）。观察结果表明，PCr 可以改善 VMC 患者的治疗效果（100% vs 94.35%，$P < 0.05$），常规治疗组的有效率为 96.77%，PCr 组的有效率为 100%。国内学者杨洪清等人对 13 项包含 1195 例病毒性心肌炎患者的随机对照研究进行 Meta 分析，结果表明：PCr 组患者的心肌酶转阴率（OR = 2.86，95% CI：1.97 ~ 4.14，$P < 0.000$）、心电图转阴率（OR = 2.32，95% CI：1.46 ~ 3.70，$P < 0.000$）和总有效率（OR = 5.16，95% CI：3.48 ~ 7.65，$P < 0.000$）与对照组相比，均显著增高。但由于纳入研究的数量少、质量不高，所以结论仍需要数量更多、质量更高的随机对照研究进一步验证。目前 PCr 在《小儿心肌损害诊断和治疗共识》《儿科专科医师规范化培训教材 – 心血管系统疾病分册》和中国国家药典（第 212 页，儿童化学和生物制品）、中国药典（2015 年）中的病毒性心肌炎和心力衰竭治疗中被推荐。

（4）磷酸肌酸对抗肿瘤药物的心脏保护：蒽环类药物高效、光谱，是治疗实体瘤和血液系统恶性肿瘤的基石，但因其心脏毒性而具有明显的剂量限制性。目前现有的证据揭示蒽环类药物诱导心脏毒性的主要机制与自由基生成有关：蒽环类药物螯合铁离子后触发氧自由基，形成了三价铁复合物的自由基，引起心肌细胞膜的脂质过氧化和线粒体 DNA 的损伤。当心肌细胞遭受缺血、缺氧、氧自由基等有害物质攻击时，PCr 能起到良好的保护作用。一项纳入 9 篇的随机对照研究（858 例蒽环类药物心脏毒性患者）的 Meta 分析结果显示，与对照组相比，治疗组的心脏毒性发生率（OR = 0.19，95% CI：0.08 ~ 0.48，P = 0.0004），心电图异常率（OR = 0.33，95% CI：0.20 ~ 0.53，P < 0.00 001）和心肌酶异常率（OR = 0.06，95% CI：0.03 ~ 0.12，P < 0.00 001）及均显著降低，提示蒽环类药物化疗时，PCr 对心脏的保护作用效果显著。因为报道的相关文献较少，且入选与剔除标准差异较大，所以仍需更多、更大的多中心临床研究进一步分析验证 PCr 在蒽环类药物化疗导致的心脏毒性中的具体作用。

3. 磷酸肌酸在骨骼肌功能下降、肌肉营养不良和肌肉康复的应用　心肌和骨骼肌细胞需要能量持续供应，机体在运动时，尤其是剧烈运动疲劳状态时，肌肉的能量大量消耗，肌肉中的 PCr 含量仅相当于运动前的 20%，肌肉工作能力降低，完成不了预定的运动强度。PCr 是肌肉组织的化学能量储备，它在肌酸激酶的催化下迅速将其高能磷酸键转移至 ADP，重新合成 ATP，为肌肉收缩提供能量。Moibenko 等研究发现，在剧烈运动训练前应用外源性 PCr，可以减轻剧烈运动后肌纤维受损、自由基损害及缺血再灌注损伤。在健康受试者中，PCr 被证明能增加肌肉的力量产生能力并延缓肌肉疲劳的发生。在肌肉营养不良的患者中，PCr 被证明可以更有效地恢复肌肉营养和功能。Dal Monte 等人在一项双盲研究表明，与安慰剂相比，PCr 能显著增强肌肉爆发力。在骑自行车计时上坡的研究中，接受 PCr 治疗的业余骑车者的运动能力增强。这些数据已得到 Vorobiev 等人的证实，在健康的受试者进行最大和长时间的体育锻炼，与安慰剂相比，PCr 给药提高了总工作量和厌氧阈值和次极大运动（峰值氧耗量的 70%）的耐受性。在肌肉康复过程中，PCr 给药也有助于肌肉功能的恢复。Satolli 研究表明，肌肉萎缩患者在接受运动疗法同时给予 PCr 治疗后，肌肉力量迅速恢复，并且优于单独运动组。Pirola 等人报道了在老年人因股骨骨折致腿部萎缩的患者中，PCr 也能改善肌肉质量的恢复。

4. 脑血管疾病　脑组织需要高 ATP 转换以维持基本功能，占体内日常能量需求的 20%，而其固有的能量储存有限，且其发挥作用主要依赖于有氧葡萄糖代谢，因此，容易受到缺血性损伤的影响。PCr 作为能量缓冲器和调节器，在一定程度上减轻脑部的神经元凋亡和形态学损伤。Skrivanek 等人通过一项多中心研究对 119 名脑缺血患者进行了评估。其中 PCr 治疗组 64 例（总剂量 34g，静脉注射，共 3 天），

55 例患者接受标准脑血管药物治疗。所有患者采用脑卒中评估系统和多伦多脑卒中量表对脑卒中损伤进行了定量评分。结果显示，PCr 组的评分趋势更好，特别是在 3 小时内开始治疗的患者更明显，并且死亡率低于对照组（6.3% vs 16.4%）。张国英等人研究了 PCr 在新生儿中 / 重度缺氧缺血脑病的作用，结果显示：与对照组相比，PCr 的使用能更明显地改善患儿的神经症状（意识状态恢复、抽搐消失、肌肉张力正常、原始反射恢复）和动脉血气结果。

5. 其他疾病　除上述临床研究，PCr 在造影剂肾病和过敏性紫癜引起的肾损伤、新生儿窒息后心肌损伤、急性心肌梗死相关心脑综合征的应用也有报道。

（1）造影剂肾病：是 PCI 治疗的常见、严重并发症之一，可以造成心血管及肾不良事件危险性增加，增加远期死亡率，临床上尚无特效治疗手段，因此，预防显得极为重要。PCr 是一种改善细胞能量代谢的药物，不仅对心肌细胞具有保护作用，而且可以保护肾功能，预防造影剂肾病。我们的既往研究收集了择期 PCI 的冠心病患者 82 例，随机分为试验组（术前 30 分钟内静脉滴注磷酸肌酸钠 4g ＋氯化钠注射液 100ml）和对照组（术前 30 分钟静脉滴注氯化钠注射液 100ml）。结果发现试验组患者的术后血清肾损伤分子 -1（kidney injury molecule 1，KIM-1）和肌酐、尿素氮、肾小球滤过率水平低于对照组，差异有统计学意义（$P < 0.05$）。说明外源性 PCr 对经 PCI 治疗的冠心病患者具有肾脏保护作用，并且未增加不良心血管事件发生风险，安全性较高。

（2）过敏性紫癜：是儿童的一种小血管疾病，常伴有肾脏损害。KIM-1 对过敏性紫癜患者的肾损伤有早期诊断价值。Zhang 等人研究证明在过敏性紫癜和早期肾脏疾病患者中使用 PCr 可降低尿 KIM-1 水平，从而预防早期肾损伤。

（3）急性心肌梗死的心脑综合征：指急性心肌梗死前 3 天的一般神经精神状态，即心脑综合征，韦伯等人将 50 例心肌梗死患者随机分配给 PCr 治疗（3 天内总静脉注射 18g）和对照组，验证 PCr 的使用是否会改善心脑综合征。结果：PCr 治疗组心肌梗死后第 3 天的简易精神状态检查显示 PCr 组优于对照组。

（4）新生儿窒息后心肌损伤：Miao 等人涉及 400 名新生儿窒息后心肌损伤的 Meta 分析表明，PCr 治疗 7 天可降低血清心肌酶水平（CK、CK-MB、乳酸脱氢酶和肌钙蛋白 I 水平），治疗组的有效率（RR：1.29，95% CI：1.12 ～ 1.48）和显效率（RR：1.78，95% CI：1.32 ～ 2.41）均显著高于对照组，并且 PCr 治疗组的住院时间较对照组缩短了 4.07 天。然而，由于目前的研究质量不高，因此本研究获得的证据并不可靠，仍需要进一步研究高质量、大规模的试验。

随着 PCr 的多靶点作用机制研究的进一步深入，将会对临床许多疾病的治疗提供新的思路。期待更多关于 PCr 作用机制和临床应用的研究指导临床医生更加合理的应用。

参考文献

[1]Wheeler TJ，Chien S.Characterization of the high-affinity uptake of fructose-1，6-bisphosphate by cardiac myocytes[J].Mol Cell Biochem，2012，366（1-2）：31-39.

[2]Kalam Y，Graudins A.The effects of fructose-1，6-diphosphate on haemodynamic parameters and survival in a rodent model of propranolol and verapamil poisoning[J].Clin Toxicol（Phila），2012，50（7）：546-554.

[3]Markov AK，Brumley MA，Figueroa A，et al.Hemodynamic effects of fructose 1，6-diphosphate in patients with normal and impaired left ventricular function[J].Am Heart J，1997，133（5）：541-549.

[4]Gawarammana I，Mohamed F，Bowe SJ，et al.Fructose-1，6-diphosphate（FDP）as a novel antidote for yellow oleander-induced cardiac toxicity：a randomized controlled double blind study[J].BMC Emerg Med，2010，10：15.

[5]Li TT，Xie JZ，Wang L，et al.Rational application of fructose-1，6-diphosphate：From the perspective of pharmacokinetics[J].Acta Pharm，2015，65（2）：147-57.

[6]Ding Y，Wang S，Zhang MM，et al.Fructose-1，6-diphosphate inhibits seizure acquisition in fast hippocampal kindling[J].Neurosci Lett，2010，477（1）：33-36.

[7]Cohly H，Jenkins J，Skelton T，et al.Fructose-1，6-diphosphate suppresses T-lymphocyte proliferation，promotes apoptosis and inhibits interleukins-1，6，beta-actin mRNAs，and transcription factors expression[J].Immunol Invest，2004，33（4）：407-421.

[8]Li L，Wu Y，Yin F，et al.Fructose 1，6-diphosphate prevents alcohol-induced liver injury through inhibiting oxidative stress and promoting alcohol metabolism in mice[J].Eur J Pharmacol，2017，815：274-281.

[9]Bulluck H，Paradies V，Barbato E，et al.Prognostically relevant periprocedural myocardial injury and infarction associated with percutaneous coronary interventions：a Consensus Document of the ESC Working Group on Cellular Biology of the Heart and European Association of Percutaneous Cardiovascular Interventions（EAPCI）[J].Eur Heart J，2021，42（27）：2630-2642.

[10]Ling MY，Song YP，Liu C，et al.Protection of Exogenous Phosphocreatine for Myocardium in Percutaneous Coronary Intervention Related to Inflammation[J].Rev Cardiovasc Med，2022，23（3）：89.

[11]Xu K，Stringer JL.Pharmacokinetics of fructose-1，6-diphosphate after intraperitoneal and oral administration to adult rats[J].Pharmacol Res，2008，57（3）：234-238.

[12]Cohen JE，Atluri P，Taylor MD，et al.Fructose 1，6-diphosphate administration attenuates post-ischemic ventricular dysfunction[J].Heart Lung Circ，2006，15（2）：119-123.

[13]Mingxing F，Landoni G，Zangrillo A，et al.Phosphocreatine in Cardiac Surgery Patients：A Meta-Analysis of Randomized Controlled Trials[J].J Cardiothorac Vasc Anesth，2018，32（2）：762-770.

[14]Marmo E，Filippelli A，Marfella A，et al.Fructose-1，6-diphosphate（FDP），hemodynamics and heart metabolism：preliminary experimental studies[J].J Med，1982，13（5-6）：411-417.

[15]李新强，钟焕清，陈海生.1，6-二磷酸果糖在心血管疾病中的临床应用进展[J].医学综述，2006，12（21）：1332-1334.

[16]汪明慧（综述），解旭东（审校）.二磷酸果糖在心血管疾病中的临床应用及作用机制[J].医学综述，2015，21（12）：2199-2202.

[17]彭程，黎金雨，赵云.1，6-二磷酸果糖对小儿病毒性心肌炎心肌酶谱和心功能的影响[J].岭南心血管病杂志，2020，26（5）：585-588.

[18]戴亨纷，肖婧雯，张宏，等.1，6-二磷酸果糖对慢性心衰患者的心肌酶谱和凝血功能的影响分析[J].海峡药学，2019，31（7）：111-113.

[19]高宇飞.1，6-二磷酸果糖联合胺碘酮治疗顽固频发室性早搏的疗效分析[J].中国冶金工业医学杂志，2018，35（5）：564.

[20]于振海，郭峰.1，6-二磷酸果糖对妊娠期心律失常的治疗作用探讨[J].中西医结合心血管病电子杂志，2017，5（15）：24.

[21]刘品茹.1，6二磷酸果糖及磷酸肌酸治疗儿童病毒性心肌炎的疗效分析[J].临床医学研究与实践，2017，2（14）：95-96.

[22]张小莉，赵小蕊.极化液及1，6-二磷酸果糖治疗急性心肌损伤的疗效对比[J].中西医结合心脑血管病杂志，2016，14（16）：1906-1907.

[23]张莉莉，黄志勇，叶晓青.心脏手术围体外循环期应用1，6-二磷酸果糖对心肌的保护作用[J].广州医科大学学报，2015，43（2）：19-22.

[24] 王振记 .1，6- 二磷酸果糖治疗 AECOPD 合并呼吸衰竭疗效观察 [J]. 基层医学论坛，2015，19（9）：1188–1189.

[25] 李少辉，周如君 .1，6 二磷酸果糖对心脏瓣膜置换术患者心肌的保护作用 [J]. 中国老年学杂志，2015，35（4）：992–994.

[26] 刘晓霞，李彩霞 .1，6 二磷酸果糖治疗新生儿窒息致心肌损伤的临床疗效分析 [J]. 世界最新医学信息文摘，2015，15（1）：9–56.

[27] 菅丽萍，王云，杨静慧 .1，6- 二磷酸果糖治疗病毒性心肌炎疗效观察 [A]. 中华高血压杂志社 . 全国高血压防治知识推广培训班暨健康血压中国行福建漳州会论文综合刊 [C]. 中华高血压杂志社：中华高血压杂志社，2014：1.

[28] 游向东，邸龙辉，王会娣 .1，6- 二磷酸果糖在阵发性室上速转复后治疗的临床意义 [J]. 临床急诊杂志，2013，14（11）：556–557.

[29] 王贵双 .1，6- 二磷酸果糖治疗小儿手足口病心肌损害疗效观察 [J]. 中国药物与临床，2013，13（S1）：55–56.

[30] 蔡卫东，符秋红 .1，6- 二磷酸果糖治疗急性心力衰竭的疗效 [J]. 当代医学，2013，19（15）：128–129.

[31] 张海涛，郭雅，曹成明，等 .1，6- 二磷酸果糖在肿瘤诊疗中的应用进展 [J]. 广东医学，2013，34（9）：1451–1453.

[32] 朱伟雄，肖勇，严丽霞 .1，6- 二磷酸果糖治疗小儿病毒性心肌炎疗效及对心电图和心肌酶谱的影响 [J]. 实用医学杂志，2012，28（16）：2798–2799.

[33] 王华，刘达兴，任彦，等 . 果糖诱导犬重度心肌损伤血流动力学保护作用 [J]. 中华实验外科杂志，2013，30（5）：1089.

[34] 杨东林，王建斌，冉珂，等 .1，6- 二磷酸后处理心脏瓣膜置换术患者围手术期炎症反应的影响 [J]. 中南药学，2011，9（1）：72–74.

[35] 徐向辉，常业恬，李李，等 .1，6- 二磷酸果糖在肺手术围术期的心肌保护作用 [J]. 中南大学学报：医学版，2008，33（10）：966–969.

[36] 白延涛，石全宝，李燕 . 果糖二磷酸钠治疗急性心肌梗死的临床研究 [J]. 中国药房，2017，28（8）：1076–1079.

[37] 冯艳霜 . 果糖二磷酸钠的临床应用 [J]. 天津药学，2006，18（4）：70–72.

[38] 张霞，杨宝娣 .1，6- 二磷酸果糖在预防合并感染的老年 COPD 慢性呼吸衰竭中并发房性心律失常疗效的观察 [J]. 山西医药杂志，2007（8）：744–745.

[39] 陆敏 . 果糖二磷酸钠辅助治疗期前收缩的疗效观察 [J]. 中国误诊学杂志，2010，10（4）：813–814.

[40] 邓秀美，李加良 .1，6- 二磷酸果糖治疗妊娠期心律失常疗效观察 [J]. 海南

医学，2008，（3）：102-103.

[41] 叶斌 .1，6- 二磷酸果糖治疗新生儿缺氧缺血性脑病疗效观察及预后探讨 [J]. 新生儿科杂志，2000，3（001）：114-116.

[42] 郭梦，胥雪莲，周晓莉 . 果糖二磷酸钠对缺血心肌围手术期保护作用观察 [J]. 西部医学，2017，29（3）：343-346，350.

[43] 莫锦，蒋莉莉，袁莉萍，等 . 注射用果糖二磷酸钠配伍禁忌的文献分析 [J]. 全科护理，2018，16（1）：72-74.

[44] 杜世国，宋凤亮 .1，6 二磷酸果糖治疗急性心肌梗死疗效观察 [J]. 华北煤炭医学院学报，2008，（002）：153.

[45] 李小宇，张丽琨，杨家声 .1，6- 二磷酸果糖对急性心肌梗死再灌注治疗的心肌保护作用 [J]. 北京医学，2004，（5）：306-308.

[46] 张玲，徐洪国，王延玲，等 .1，6- 二磷酸果糖对老年急性心肌梗死患者血浆 LPO、红细胞膜 SOD 的影响 [J]. 中国民康医学，2004，（3）：161.

[47]Sodi-Pallares D，Testelli MR，Fishleder BL，et al.effects of an intravenous electrocardiographic signs of myocardial infarction[J].Am J Cardiol，1962，9：166-181.

[48]Broomhead CJ，Colvin MP.Glucose，insuli，and the cardiovascular[J].Heart，2001，85：495-496.

[49]Hirsch IB，Kevin DO.Brien How to best manage glycemia and non-glycemia during the time of acute myocardial infarction[J].Diabetes Technol Ther，2012，14（Suppl 1）：S22-S23.

[50]Diaz R，Goyal A，Mehta SR，et al.Glucose-insulin-potassium therapy in patients with ST-segment elevation myocardial infarction[J].JAMA，2007，298（20）：2399-2405.

[51] 王敏，杨人强 . 极化液治疗急性冠脉综合征的研究进展 [J]. 广东医学，2013，34（14）：2266-2268.

[52]Satomi N，Sakurai A，Haranaka K.Relationship of hypoglycemia to tumor necrosis factor production and antitumor activity：role of glucose，insulin，and macrophages[J].J Natl Cancer Inst，1985，74（6）：1255-1260.

[53] 李嘉，张海锋，楠英，等 . 胰岛素对心肌缺血再灌注大鼠血清 TNF-α 及 IL-10 的双向作用 [J]. 细胞与分子免疫学杂志，2005，21（1）：96-97.

[54]Apstein CS，Taegtmeyer H.Glucose-insulin-potassium in acute myocardial infarction：the time has come for a large，prospective trial[J].Circulation，1997，96：1074-1077.

[55]Mamas MA，Neyses L，Fath-Ordoubadi F，et al.A meta-analysis of glucose-insulin-potassium therapy for treatment of acute myocardial infarction[J].Exp Clin Cardiol，2010，15（2）：e20-e24.

[56] 刘圣莲，马度芳. 极化液对急性心肌梗死患者短期病死率影响的系统评价 [J]. 实用医技杂志，2020，27（5）：558-561.

[57] 窦晓语. 不同浓度的极化液对急性心肌梗死并发症的影响 [J]. 现代中西医结合杂志，2012，21（13）：1407-1408.

[58]Jin PY，Zhang HS，Guo XY，et al.Glucose-insulin-potassium therapy in patients with acute coronary syndrome：a meta-analysis of therapy in randomized controlled trials[J].BMC Cardiovasc Disord，2014，14：169.

[59] 董国良. 强极化液对急性心肌梗死病人介入治疗后心肌再灌注及炎性因子的影响 [J]. 中西医结合心脑血管病杂志，2019，17（12）：1781-1784.

[60]Ali-Hassan-Sayegh S，Mirhosseini SJ，Zeriouh M，et al.Safety and efficacy of glucose-insulin-potassium treatment in coronary artery bypass graft surgery and percutaneous coronary intervention[J].Interactive CardioVascular and Thoracic Surgery，2015，21（5）：667-676.

[61]Lopaschuk GD，Ussher JR，Folmes CD，et al.Myocardial fatty acid metabolism in health and disease[J].Physiol Rev，2010，90（1）：207-258.

[62] 秦营. 西地兰联合镁离子极化液治疗风湿性心脏病急性心力衰竭的疗效观察 [J]. 临床合理用药，2014，7（9）：45.

[63] 魏建军，王振琴，左伟慧，等. 倍他乐克、胺碘酮、加镁极化液治疗急性梗死并快速房颤临床观察 [J]. 中国实用医药，2012，7（12）：191-192.

[64] 朱正奎，李小平，吴其琛. 镁极化液预防胸科老年患者手术后心律失常的临床观察 [J]. 中外医学研究，2013，11（10）：34-35.

[65] 孙家政. 镁极化液治疗慢性心衰疗效观察 [J]. 青岛医药卫生，2013，45（2）：123-124.

[66] 赵俊文. 极化液对围术期老年患者室性心律失常和心率变异性的影响 [J]. 实用临床医药杂志，2015，19（3）：36-39.

[67]Kaynar AM，Bakalov V，Laverd EM，et al.Cost of surviving sepsis：a novel model of recovery from sepsis in Drosophila melanogaster[J].Intensive Care Med Exp，2016，4（1）：4.

[68]Howell NJ，Ashrafian H，Drury NE，et al.Glucose-insulin-potassium reduces the incidence of low cardiac output episodes after aortic valve replacement for aortic stenosis

in patients with left ventricular hypertrophy：results from the Hypertrophy，Insulin，Glucose，and Electrolytes（HINGE）tri[J].Circulation，2011，123（2）：170-177.

[69] 王新利，陈文生，金振晓 . 改良极化液对体外循环二尖瓣置换患者心脏功能的作用及其机制 [J]. 中国体外循环杂志，2012，10（1）：20-24.

[70]Zhao K，Yue Z，Jia LI，et al.Modified Glucose-Insulin-Potassium Regimen Provides Cardioprotection With Improved Tissue Perfusion in Patients Undergoing Cardiopulmonary Bypass Surgery[J].J Am Heart Assoc，2020，9（6）：e012376.

[71]Licker M，Diaper J，Sologashvili T，et al.Glucose-insulin-potassium improves left ventricular performances after aortic valvereplacement：a secondary analysis of a randomized controlled tria[J].BMC Anesthesiology，2019，19（1）：175.

[72]Licker M，Reynaud T，Garofano N，et al.Pretreatment with glucose-insulin-potassium improves ventricular performances after coronary artery bypass surgery：a randomized controlled trial[J].J Clin Monit Comput，2020，34（1）：29-40.

[73]Shim YH，Kweon TD，Lee JH，et al.Intravenous glucose-insulin-potassium during off-pump coronary artery bypass surgery does not reduce myocardial injury[J].Acta Anaesthesiol Scand，2006，50（8）：954-961.

[74]Rabi DM，Clement FM，Mcalister FA，et al.Effect of perioperative glucose-insulin-Potassium infusions on mortality and atrial fibrillation after coronary artery bypass grafting：a systematic review and meta-analysis[J].Can J Cardiol，2010，26（6）：178-184.

[75]姜静，朱长亮，董敬之 . 极化液在脓毒症心肌损伤的应用研究 [J]. 心脏杂志，2018，30（1）：117-119.

[76]Kim WY，Bake MS，Kim YS，et al.Glucose-insulin-potassium correlates with hemodynamic improvement in patients with septic myocardial dysfunction[J].J Thorac Dis，2016，8（12）：3648-3657.

[77] 刘东飞 . 镁极化液治疗慢性肺心病心衰疗效观察中国 [J]. 药物经济学，2012，2：215-216.

[78] 王文浩，张欣，徐萍 . 曲美他嗪合成方法的改进 [J]. 中国药物化学杂志，2003，13（4）：219-220.

[79] 郭江，刘涛 . 盐酸曲美他嗪的合成 [J]. 淮海工学院学报（自然科学版），2012，21（3）：30-32.

[80]Mcclellan KJ，Plosker GL.Trimetazidine.A review of its use in stable angina pectoris and other coronary conditions[J].Drugs，1999，58（1）：143-157.

[81]刘士花 . 曲美他嗪在心血管疾病中的应用进展 [J]. 哈尔滨医药，2013，33（2）：153-154.

[82]夏铭蔚，马礼坤 . 曲美他嗪在心血管疾病中的临床应用进展 [J]. 医学综述，2008，14（14）：2186-2188.

[83]梁丽华，江珊 . 曲美他嗪在心血管疾病防治中的研究进展 [J]. 心血管病学进展，2006，27（6）：804-806.

[84]戴军，陈凌 . 曲美他嗪在心血管疾病中的临床应用 [J]. 心血管病学进展，2001，22（5）：278-280.

[85]Kantor PF，Lucien A，Kozak R，et al.The antianginal drug trimetazidine shifts cardiac energy metabolism from fatty acid oxidation to glucose oxidation by inhibiting mitochondrial long-chain 3-ketoacyl coenzyme A thiolase[J].Circ Res，2000，86（5）：580-588.

[86]Cian PM，Kieran VM，David MK.The role of trimetazidine in cardiovascular disease：beyond an anti-anginal agent[J].Eur Heart J Cardiovasc Pharmacother，2016，2（4）：266-272.

[87]Liu XH，Gai YL，Liu F，et al.Trimetazidine inhibits pressure overload-induced cardiac fibrosis through NADPH oxidase-ROS-CTGF pathway[J].Cardiovasc Res，2010，88（1）：150-158.

[88]Zhang L，Ding WY，Wang ZH，et al.Early administration of trimetazidine attenuates diabetic cardiomyopathy in rats by alleviating fibrosis，reducing apoptosis and enhancing autophagy[J].J Transl Med，2016，14（1）：109.

[89]林丽，冯林松，吴国芳 . 曲美他嗪在心血管疾病中的药理学研究进展 [J]. 实用临床医学，2016，17（2）：99-101.

[90]黄震华 . 抗心肌缺血新药曲美他嗪 [J]. 中国新药与临床杂志，2001，20（6）：469-471.

[91]Koylan N，Bilge AK，Adalet K，et al.Comparison of the effects of trimetazidine and diltiazem on exercise performance in patients with coronary heart disease.The Turkish trimetazidine study（TTS）[J].Acta Cardiol，2004，（59）：644-650.

[92]Detry JM，Sellier P，Pennaforte S，et al.Trimetazidine：a new concept in the treatment of angina.Comparison with propranolol in patients with stable angina.Trimetazidine European Multicenter Study Group[J].Br J Clin Pharmacol，1994，（37）：279-288.

[93]Szwed H，Sadowski Z，Elikowski W，et al.Combination treatment in stable effort angina using trimetazidine and metoprolol：results of a randomized，double-blind，

multicentre study（TRIMPOL Ⅱ）.TRIMetazidine in POLand[J].Eur Heart J，2001，（22）：2267-2274.

[94]Sellier P，Broustet JP.Assessment of anti-ischemic and antianginal effect at trough plasma concentration and safety of trimetazidine MR 35mg in patients with stable angina pectoris：a multicenter，double-blind，placebo-controlled study[J].Am J Cardiovasc Drugs，2003，（3）：361-369.

[95]Oganov RG，Glezer MG，Deev AD.Program for Detection of Patients With Ineffective Therapy With Beta-Adrenoblockers and Comparative Assessment of Efficacy of Addition of Trimetazidine MB or Isosorbide Dinitrate in Stable Angina.Results of a Russian Study Parrallel[J].Randomized Controlled Trial，2007，47（3）：4-13.

[96]Vitale C，Spoletini I，Malorni W，et al.Efficacy of trimetazidine on functional capacity in symptomatic patients with stable exertional angina—the VASCO-angina study[J].Int J Cardiol，2013，（168）：1078-1081.

[97]Manchanda SC，Krishnaswami S.Combination treatment with trimetazidine and diltiazem in stable angina pectoris[J].Heart，1997，78（4）：353-357.

[98]Maria G.CHOICE-2 study investigators：The Effectiveness of Trimetazidine Treatment in Patients With Stable Angina Pectoris of Various Durations：Results From the CHOICE-2 Study[J].Adv Ther，2018，35（7）：1103-1113.

[99]Danchin N，Marzilli M，Parkhomenko A，et al.Efficacy comparison of trimetazidine with therapeutic alternatives in stable angina pectoris：a network meta-analysis[J].Cardiology，2011，120（2）：59-72.

[100]Ciapponi A，Pizarro R，Harrison J.WITHDRAWN：Trimetazidine for stable angina[J].Cochrane Database Syst Rev，2017，3（3）：CD003614.

[101]Knuuti J，Wijns W，Saraste A，et al.ESC Scientific Document Group.2019 ESC Guidelines for the diagnosis and management of chronic coronary syndromes[J].Eur Heart J，2020，41（3）：407-477.

[102]田学增，王立峰，陈豫贤，等.曲美他嗪治疗不稳定心绞痛临床观察[J].第二军医大学学报，2007，28（11）：F0003.

[103]李静，史志勇.曲美他嗪治疗不稳定心绞痛80例的临床观察[J].当代临床医刊，2016，29（1）：1919-1920.

[104]Effect of 48-h intravenous trimetazidine on short-and long-term outcomes of patients with acute myocardial infarction，with and without thrombolytic therapy；A double-blind，placebo-controlled，randomized trial.The EMIP-FR Group.European

Myocardial Infarction Project-Free Radicals[J].Eur Heart J, 2000, 21（18）: 1537-1546.

[105]Kim JS, Kim CH, Chun KJ, et al.Effects of trimetazidine in patients with acute myocardial infarction : data from the Korean Acute Myocardial Infarction Registry[J].Clin Res Cardiol, 2013, 102（12）: 915-922.

[106]Laurent B, Pascal S, Nicolas A, et al.Protective Effect of an Acute Oral Loading Dose of Trimetazidine on Myocardial Injury Following Percutaneous Coronary Intervention[J].Heart, 2007, 93（6）: 703-707.

[107]Shao S, Shi ZZ, Tse G, et al.Effects of Trimetazidine Pretreatment on Endothelial Dysfunction and Myocardial Injury in Unstable Angina Patients Undergoing Percutaneous Coronary Intervention[J].Cardiol Res Pract, 2019, 2019（1）: 4230948.

[108]Ferrari R, Ford I, Fox K, et al.A Randomized, Double-Blind, Placebo-Controlled Trial to Assess the efficAcy and Safety of Trimetazidine in Patients With Angina Pectoris Having Been Treated by Percutaneous Coronary Intervention（ATPCI Study）: Rationale, Design, and Baseline Characteristics[J].Am Heart J, 2019,（210）: 98-107.

[109]Zhang Y, Ma XJ, Shi DZ.Effect of Trimetazidine in Patients Undergoing Percutaneous Coronary Intervention : A Meta-Analysis[J].PLoS One, 2015, 10（9）: e0137775.

[110]Chen JS, Zhou SS, Jin J, et al.Chronic Treatment With Trimetazidine After Discharge Reduces the Incidence of Restenosis in Patients Who Received Coronary Stent Implantation : A 1-year Prospective Follow-Up Study[J].Int J Cardiol, 2014, 174（3）: 634-639.

[111]Tunerir B, Colak O, Alatas O, et al.Measurement of troponin T to detect cardioprotective effect of trimetazidine during coronary artery bypass grafting[J].Ann Thorac Surg, 1999, 68（6）: 2173-2176.

[112]Iskesen I, Saribulbul O, Cerrahoglu M, et al.Trimetazidine reduces oxidative stress in cardiac surgery[J].Circ J, 2006, 70（9）: 1169-1173.

[113]Zhang N, Lei J, Liu Q, et al.The effectiveness of preoperative trimetazidine on myocardial preservation in coronary artery bypass graft patients : a systematic review and meta-analysis[J].Cardiology, 2015, 131（2）: 86-96.

[114]Pericle DN, Paolo DG, Marta AG, et al.Beneficial effects of trimetazidine treatment on exercise tolerance and B-type natriuretic peptide and troponin T plasma levels in patients with stable ischemic cardiomyopathy[J].Am Heart J, 2007, 154（3）: 602.e1-602.e5.

[115]Belardinelli R，Lacalaprice F，Faccenda E，et al.Trimetazidine potentiates the effects of exercise training in patients with ischemic cardiomyopathy referred for cardiac rehabilitation[J].Eur J Cardiovasc Prev Rehabil，2008，15（5）：533-540.

[116]Marazzi G，Gebara O，Vitale C，et al.Effect of trimetazidine on quality of life in elderly patients with ischemic dilated cardiomyopathy[J].Adv Ther，2009，26（4）：455-461.

[117]Nalbantgil S，Altintig A，Yilmaz H，et al.The Effect of Trimetazidine in the Treatment of Microvascular Angina[J].Int J Angiol，1999，8（1）：40-43.

[118]Rogacka D，Guzik P，Wykretowicz A，et al.Effects of trimetazidine on clinical symptoms and tolerance of exercise of patients with syndrome X：a preliminary study[J]. Coron Artery Dis，2000，11（2）：171-177.

[119] 中华医学会心血管病学分会，中华心血管杂志编辑委员会.慢性稳定性心绞痛诊断与治疗指南[J].中华心血管病杂志，2007，35（3）：195-206.

[120]Lopatin YM，Rosano GMC，Fragasso G，et al.Rationale and benefits of trimetazidine by acting on cardiac metabolism in heart failure[J].Int J Cardiol，2016，203（Null）：909-915.

[121]Fragasso G，Perseghin G，Cobelli FD，et al.Effects of metabolic modulation by trimetazidine on left ventricular function and phosphocreatine/adenosine triphosphate ratio in patients with heart failure[J].Eur Heart J，2006，27（8）：942-948.

[122]Belardinelli R，Solenghi M，Volpe L，et al.Trimetazidine improves endothelial dysfunction in chronic heart failure：an antioxidant effect[J].Eur Heart J，2007，28（9）：1102-1108.

[123]Fragasso G，Palloshi A，Puccetti P，et al.A randomized clinical trial of trimetazidine，a partial free fatty acid oxidation inhibitor，in patients with heart failure[J].J Am Coll Cardiol，2006，48（5）：992-998.

[124]Fragasso G，Lattuada G，Salerno A，et al.Effect of partial inhibition of fatty acid oxidation by trimetazidine on whole body energy metabolism in patients with chronic heart failure[J].Heart，2011，97（18）：1495-1500.

[125]Fragasso G，Rosano G，Baek SH，et al.Effect of partial fatty acid oxidation inhibition with trimetazidine on mortality and morbidity in heart failure：results from an international multicentre retrospective cohort study[J].Int J Cardiol，2013，163（3）：320-325.

[126]Winter JL，Castro PF，Quintana JC，et al.Effects of trimetazidine in

nonischemic heart failure：a randomized study[J].J Card Fail，2014，20（3）：149–154.

[127]Gao D，Ning N，Niu X，et al.Trimetazidine：a meta–analysis of randomised controlled trials in heart failure[J].Heart，2011，97（4）：278–286.

[128]Zhang L，Lu Y，Jiang H，et al.Additional use of trimetazidine in patients with chronic heart failure：a meta–analysis[J].J Am Coll Cardiol，2012，59（10）：913–922.

[129]Zhou X，Chen J.Is treatment with trimetazidine beneficial in patients with chronic heart failure？[J].PLoS One，2014，9（5）：e94660.

[130]中华医学会心血管病学分会心力衰竭学组，中国医师协会心力衰竭专业委员会，中华心血管杂志编辑委员会.中国心力衰竭诊断和治疗指南2018[J].中华心血管病杂志，2018，46（10）：760–789.

[131]Kota SK，Kota SK，Jammula S，et al.Effect of diabetes on alteration of metabolism in cardiac myocytes：therapeutic implications[J].Diabetes Technol Ther，2011，13（11）：1155–1160.

[132]Szwed H，Sadowski Z，Pachocki R，et al.The antiischemic effects and tolerability of trimetazidine in coronary diabetic patients.A substudy from TRIMPOL–1[J].Cardiovasc Drugs Ther，1999，13（3）：217–222.

[133]Ribeiro LW，Ribeiro JP，Stein R，et al.Trimetazidine added to combined hemodynamic antianginal therapy in patients with type 2 diabetes：a randomized crossover trial[J].Am Heart J 2007，154（1）：78.e1–7.

[134]Marazzi G，Wajngarten M，Vitale C，et al.Effect of free fatty acid inhibition on silent and symptomatic myocardial ischemia in diabetic patients with coronary artery disease[J].Int J Cardiol，2007，120（1）：79–84.

[135]Xu X，Zhang W，Zhou Y，et al.Effect of trimetazidine on recurrent angina pectoris and left ventricular structure in elderly multivessel coronary heart disease patients with diabetes mellitus after drug–eluting stent implantation：a single–centre，prospective，randomized，double–blind study at 2–year follow–up[J].Clin Drug Investig，2014，34(4)：251–258.

[136]Fragasso G，Md PMP，Monti L，et al.Short–and long–term beneficial effects of trimetazidine in patients with diabetes and ischemic cardiomyopathy.Am Heart J，2003，146（5）：E18.

[137]Rosano GM，Vitale C，Sposato B，et al.Trimetazidine improves left ventricular function in diabetic patients with coronary artery disease：a double–blind placebo–controlled study[J].Cardiovasc Diabetol，2003，2（1）：16.

[138]Zhao P，Zhang J，Yin XG，et al.The effect of trimetazidine on cardiac function in diabetic patients with idiopathic dilated cardiomyopathy[J].Life Sci，2013，92（11）：633-638.

[139]Zou H，Zhu XX，Ding YH，et al.Trimetazidine in conditions other than coronary disease，old drug，new tricks？[J].Int J Cardiol，2017，（234）：1-6.

[140]Tang SG，Liu XY，Wang SP，et al.Trimetazidine prevents diabetic cardiomyopathy by inhibiting Nox2/TRPC3-induced oxidative stress[J].J Pharmacol Sci，2019，139（4）：311-318.

[141] 邹晓霞，但三利 . 曲美他嗪对糖尿病心肌病患者的保护效应 [J]. 中国基层医药，2009，16（1）：1-3.

[142] 李雪霖，何金，田卓，等 .Tei 指数评价曲美他嗪治疗糖尿病心肌病慢性心力衰竭的临床研究 [J]. 临床超声医学杂志，2017，19（7）：437-439.

[143]Papadopoulos CL，Kanonidis IE，Kotridis PS，et al.The effect of trimetazidine on reperfusion arrhythmias in acute myocardial infarction[J].Int J Cardiol，1996，55（2）：137-142.

[144]Vaillant F，Tsibiribi P，Bricca G，et al.Trimetazidine protective effect against ischemia-induced susceptibility to ventricular fibrillation in pigs[J].Cardiovasc Drugs Ther，2008，22（1）：29-36.

[145]Ramezani-Aliakbari F，Badavi M，Dianat M，et al.The Beneficial Effects of Trimetazidine on Reperfusion-Induced Arrhythmia in Diabetic Rats[J].Exp Clin Endocrinol Diabetes，2019，127（5）：320-325.

[146] 李素花，王文静，李莉娜，等 . 曲美他嗪治疗急性心肌梗死后心律失常40 例疗效观察 [J]. 中国煤炭工业医学杂志，2013，16（6）：946-948.

[147] 穆晓光，翟爱芳，王雪芹，等 . 曲美他嗪治疗急性病毒性心肌炎的疗效观察 [J]. 中西医结合心脑血管病杂志，2008，6（3）：349-350.

[148] 伊新芝 . 曲美他嗪对病毒性心肌炎的治疗效果观察 [J]. 医学信息，2012，25（10）：124-125.

[149] 孙玉胜 . 老年病毒性心肌炎患者曲美他嗪治疗期间血清心肌酶谱的变化及预后 [J]. 中国药物警戒，2016，13（8）：456-459.

[150]Tallarico D，Rizzo V，Fernando DM，et al.Myocardial cytoprotection by trimetazidine against anthracycline-induced cardiotoxicity in anticancer chemotherapy[J].Angiology，2003，54（2）：219-227.

[151]Zhao L.Protective effects of trimetazidine and coenzyme Q_{10} on cisplatin-induced

cardiotoxicity by alleviating oxidative stress and mitochondrial dysfunction[J].Anatol J Cardiol，2019，22（5）：232-239.

[152]Yang Y，Li N，Chen T，et al.Protective effects of trimetazidine and coenzyme Q$_{10}$ on cisplatin-induced cardiotoxicity by alleviating oxidative stress and mitochondrial dysfunction[J].Pharm Biol，2019，57（1）：625-631.

[153] 单丹妮，尹晓芹，宋芳华，等 . 曲美他嗪防治表柔比星心肌毒性的临床观察 [J]. 大连医科大学学报，2013，35（3）：255-257.

[154]Syrkin AL，Artiukhina EG，Kanorski SG，et al.Antiischemic efficacy of trimetazidine in patients with intermittent claudication and effort angina[J].Kardiologiia，2003，43（7）：49-52.

[155]Vitale C，Marazzi G，Pelliccia F，et al.Trimetazidine improves exercise performance in patients with peripheral arterial disease[J].Pharmacol Res，2011，63（4）：278-283.

[156] 储毓舜，李东霞，张梅，等 . 外周血管疾病患者应用盐酸曲美他嗪治疗的效果评价 [J]. 实用医学杂志，2016，32（24）：4097-4100.

[157]Onbasili AO，Yeniceriglu Y，Agaoglu P，et al.Trimetazidine in the prevention of contrast-induced nephropathy after coronary procedures[J].Heart，2007，93（6）：698-702.

[158] 樊泽元，季汉华 . 曲美他嗪对肾功能不全患者冠脉介入术后造影剂肾病的预防作用 [J]. 实用医学杂志，2017，33（15）：2558-2562.

[159] 郝西源，安娜，程刚 . 曲美他嗪对预防造影剂肾病疗效的 Meta 分析 [J]. 沈阳药科大学学报，2018，35（6）：499-508.

[160]Ozcan MF，Hekimoglu E，Ener K，et al.Trimetazidine has protective effects on spermatogenesis in a streptozotocin-induced diabetic rat model[J].Andrologia，2017，49（10）：e12780.

[161] 李文武，夏旭东，王丽，等 . 曲美他嗪口服制剂致不良反应 / 事件 768 例分析 [J]. 中国药房，2014，25（4）：366-368.

[162]Marti MJF，Marti I，Carrera N，et al.Trimetazidine induces parkinsonism，gait disorders and tremor[J].Therapie，2005，60（4）：419-422.

[163]AIM-HIGHInvestigators.The role of niacin in raising high-density lipoprotein cholesterol to reduce cardiovascular events in patients with atherosclerotic cardiovascular disease and optimally treated low-density lipoprotein cholesterol : baseline characteristics of study participants.The atherothrombosis intervention in metabolic syndrome with low

HDL/high triglycerides：impact on global health outcomes（AIM-HIGH）trial[J].Am Heart J，2011，161（3）：538-543.

[164]Probstfield JL，Boden WE，Anderson T，et al.Cardiovascular outcomes during extended follow-up of the AIM-HIGH trial cohort[J].J Clin Lipidol，2018，12（6）：1413-1419.

[165]HPS2-THRIVE Collaborative Group.HPS2-THRIVE randomized placebo-controlled trial in 25 673 high-risk patients of ER niacin/laropiprant：trial design，pre-specified muscle and liver outcomes，and reasons for stopping study treatment[J].Eur Heart J，2013，34（17）：1279-1291.

[166]Mach F，Baigent C，Catapano AL，et al.2019 ESC/EAS Guidelines for the management of dyslipidaemias：lipid modification to reduce cardiovascular risk[J].Eur Heart J，2020，41（1）：111-188.

[167]Grundy SM，Stone NJ，Bailey AL，et al.2018 AHA/ACC/AACVPR/AAPA/ABC/ACPM/ADA/AGS/APhA/ASPC/NLA/PCNA Guideline on the Management of Blood Cholesterol：Executive Summary：A Report of the American College of Cardiology/American Heart Association Task Force on Clinical Practice Guidelines[J].Circulation，2019，139（25）：e1046-e1081.

[168]中国成人血脂异常防治指南修订联合委员会.中国成人血脂异常防治指南（2016年修订版）[J].中国循环杂志，2016，31（10）：937-950.

[169]Kerner J，Hoppel C.Generic disorders of carnitine metabolism and their nutritional management[J].Annu Rev Nutr，1998，18（1）：179.

[170]范晶晶，吕超，滕文娇，等.左旋肉碱与代谢综合征关系的研究进展[J].医学综述，2011，17（15）：2356-2357.

[171]Lin TJ，Tang SC，Liao PY，et al.A comparison of L-carnitine and several cardiovascular-related biomarkers between healthy vegetarians and omnivores[J].Nutrition，2019，66（1）：29-37.

[172]Dambrova M，Liepinsh E.Risks and benefits of carnitine supplementation in diabetes[J].Exp Clin Endocrinol Diabetes，2015，123（2）：95-100.

[173]Mingorance C，Rodriguez-Rodriguez R，Justo ML，et al.Pharmacological effects and clinical applications of propionyl-L-carnitine[J].Nutr Rev，2011，69（5）：279-290.

[174]Mohammadi M，Hajhossein Talasaz A，Alidoosti M.Preventive effect of l-carnitine and its derivatives on endothelial dysfunction and platelet aggregation[J].Clin

Nutr ESPEN, 2016, (15): 1–10.

[175]周筱燕, 陈静, 刘常秀.左旋肉碱抗疲劳实验研究[J].热带医学杂志, 2011, 11 (7): 740–742.

[176]Mao C, Yang P.GW29–e1635 Levocarnitine protects cardiomyocytes from oxidative stress and apoptosis in heart failure rat[J].Journal of the American College of Cardiology, 2018, 72 (16): C51–52.

[177]Vacante F, Senesi P, Montesano A, et al.L–Carnitine: An Antioxidant Remedy for the Survival of Cardiomyocytes under Hyperglycemic Condition[J].J Diabetes Res, 2018, (2018): 40282–40297.

[178]Yang LW, Song M, Li YL, et al.L–Carnitine inhibits the senescence–associated secretory phenotype of aging adipose tissue by JNK/p53 pathway[J].Biogerontology, 2019, 20 (2): 203–211.

[179]Dinicolantonio JJ, Lavie CJ, Fares H, et al.L–carnitine in the secondary prevention of cardiovascular disease: systematic review and meta–analysis[J].Mayo Clin Proc, 2013, 88 (6): 544–551.

[180]Colonna P, Iliceto S.Myocardial infarction and left ventricular remodeling: results of the CEDIM trial.Carnitine Ecocardiografia Digitalizzata Infarto Miocardico[J].Am Heart J, 2000, 139 (2 Pt 3): S124–130.

[181]Scrutinio D, Tarantini G, Bruzzi P, et al.Metabolic treatment with L–carnitine in acute anterior ST segment elevation myocardial infarction.A randomized controlled trial[J].Cardiology, 2006, 106 (4): 215–223.

[182]江志平, 肖立中, 黄志, 等.左卡尼汀提高稳定型劳力性心绞痛病人运动耐量[J].中国新药与临床杂志, 2004, 23 (10): 658–660.

[183]da Silva G, Maciel G, da Silva L, et al.Effect of L–Carnitine Supplementation on Reverse Remodeling in Patients with Ischemic Heart Disease Undergoing Coronary Artery Bypass Grafting: A Randomized, Placebo–Controlled Trial[J].Ann Nutr Metab, 2017, 70 (2): 106–110.

[184]Wang ZY, Liu YY, Liu GH, et al.l–Carnitine and heart disease[J].Life Sciences, 2018, 194: 88–97.

[185]Moreira da Silva Guimarães SM, de Souza CRUZ WM, de Souza Weigert G, et al.Decompensated Chronic Heart Failure Reduces Plasma L–carnitine[J].Arch Med Res, 2018, 49 (4): 278–281.

[186]HiguchiT, Abe M, Yamazaki T, et al.Levocarnitine improves cardiacfunction

in hemodialysis patients with left ventricular hypertrophy : a randomized controlled trial[J]. Am J Kidney Dis，2016，67（2）: 260-270.

[187]Song X，Qu H，Yang Z，et al.Efficacy and Safety of L-Carnitine Treatment for Chronic Heart Failure : A Meta-Analysis of Randomized Controlled Trials[J].Biomed Res Int，2017（2017）: 6274854.

[188]Strilakou AA，Lazaris AC，Perelas AI，et al.Heart dysfunction induced by choline-deficiency in adult rats : the protective role of L-carnitine.Eur J Pharmacol，2013，709（1-3）: 20-27.

[189] 朱凤喜，杨渊，黄玮 . 左卡尼汀改善心力衰竭疗效的 Meta 分析 . 第三军医大学学报，2014，36（13）: 1428-1430.

[190] 中华医学会心血管病学分会心力衰竭学组，中国医师协会心力衰竭专业委员会，中华心血管杂志编辑委员会 . 中国心力衰竭诊断和治疗指南 2018[J]. 中华心血管病杂志，2018，46（10）: 760-789.

[191] 吴锐，温振团，何就明 . 左卡尼汀治疗急性病毒性心肌炎的临床分析 [J]. 中国当代医药，2012，19（22）: 76-77.

[192] 李铭来 . 左卡尼汀在病毒性心肌炎急性期治疗中的应用研究 [J]. 中西医结合心血管病杂志，2018，6（1）: 60-61.

[193]Armenian SH.Anthracycline-Induced Cardiotoxicity in Young Cancer Patients : The Role of Carnitine[J].Ann Nutr Metab，2016，68（Suppl 3）: 10-14.

[194]Sayed-Ahmed MM，Alrufaiq BI，Alrikabi A，et al.Carnitine Supplementation Attenuates Sunitinib-Induced Inhibition of AMP-Activated Protein Kinase Downstream Signals in Cardiac Tissues[J].Cardiovasc Toxicol，2019，19（4）: 344-356.

[195]Blanca AJ，Ruiz-Armenta MV，Zambrano S，et al.Inflammatory and fibrotic processes are involved in the cardiotoxic effect of sunitinib : Protective role of L-carnitine[J].Toxicol Lett，2016，241（1）: 9-18.

[196]Askarpour M，Hadi A，Symonds ME，et al.Efficacy of l-carnitine supplementation for management of blood lipids : A systematic review and dose-response meta-analysis of randomized controlled trials[J].Nutr Metab Cardiovasc Dis，2019，29（11）: 1151-1167.

[197]Fragasso G，Margonato A，Spoladore R，et al.Metabolic effects of cardiovascular drugs[J].Trends Cardiovasc Med，2019，29（3）: 176-187.

[198]Bordoni L，Sawicka AK，Szarmach A，et al.A Pilot Study on the Effects of l-Carnitine and Trimethylamine-N-Oxide on Platelet Mitochondrial DNA Methylation and

CVD Biomarkers in Aged Women[J].Int J Mol Sci，2020，21（3）：1047.

[199]Samulak JJ，Sawicka AK，Hartmane D，et al.L-Carnitine Supplementation Increases Trimethylamine-N-Oxide but not Markers of Atherosclerosis in Healthy Aged Women[J].Ann Nutr Metab，2019，74（1）：11-17.

[200]Gholipur-Shahraki T，Feizi A，Mortazavi M，et al.Effects of Carnitine on Nutritional Parameters in Patients with Chronic Kidney Disease：An Updated Systematic Review and Meta-Analysis[J].J Res Pharm Pract，2018，7（2）：57-68.

[201]中国左卡尼汀临床应用专家共识编写组，中华医学会男科学分会.左卡尼汀在男性不育中临床应用专家共识（2014版）[J].中华男科学杂志，2015，21（1）：82-85.

[202]中华医学会儿科学分会神经学组左卡尼汀应用协作组.左卡尼汀在儿童癫痫治疗中的应用专家共识（2018年）[J].中国实用儿科杂志，2018，33（8）：561-565.

[203]Zeiler FA，Sader N，Gillman LM，et al.Levocarnitine induced seizures in patients on valproic acid：A negative systematic review[J].Seizure，2016，（36）：36-39.

[204]李庆超，王恩生.左卡尼汀不良反应文献概述[J].中国药物滥用防治杂志，2018，24（3）：175-176.

[205]Bonakdar RA，Guarneri E.Coenzyme Q_{10}[J].Am Fam Physician，2005，72（6）：1065-1070.

[206]中国药典委员会.中华人民共和国药典（2010版）[M]，北京：化学工业出版社，2010.

[207]Crane FL.Biochemical functions of coenzyme Q_{10}[J].J Am Coll Nutr，2001，20（6）：591-598.

[208]Siemieniuk E，Skrzydlewska E.Koenzym Q_{10}-biosynteza i znaczenie biologiczne w organizmach zwierzati człowieka [Coenzyme Q_{10}：its biosynthesis and biological significance in animal organisms and in humans][J].Postepy Hig Med Dosw（Online），2005，59：150-159.

[209]Gotto Jr AM.Establishing the benefit of statins in low-to-moderate-risk primary prevention：the Air Force/Texas Coronary Atherosclerosis Prevention Study（AFCAPS/TexCAPS）[J].Atheroscler Suppl，2007，8（2）：3-8.

[210]Kitano M，Hosoe K，Fukutomi N，et al.Evaluation of the mutagenic potential of ubidecarenone using three short-term assays[J].Food Chem Toxicol，2006，44（3）：364-370.

[211]Kumar A, Kaur H, Devi P, et al.Role of coenzyme Q_{10} (CoQ_{10}) in cardiac disease, hypertension and Meniere-like syndrome[J].Pharmacol Ther, 2009, 124 (3): 259-268.

[212]Berman M, Erman A, Ben-Gal T, et al.Coenzyme Q_{10} in patients with end-stage heart failure awaiting cardiac transplantation: a randomized, placebo-controlled study[J].Clin Cardiol, 2004, 27 (5): 295-299.

[213]Watson PS, Scalia GM, Galbraith A, et al.Lack of effect of coenzyme Q on left ventricular function in patients with congestive heart failure[J].J Am Coll Cardiol.1999, 33 (6): 1549-1552.

[214]Khatta M, Alexander BS, Krichten CM, et al.The effect of coenzyme Q_{10} in patients with congestive heart failure[J].Ann Intern Med, 2000, 132 (8): 636-640.

[215]Keogh A, Fenton S, Leslie C, et al.Randomised double-blind, placebo-controlled trial of coenzyme Q, therapy in class II and III systolic heart failure[J].Heart Lung Circ, 2003, 12 (3): 135-141.

[216]Mortensen SA, Rosenfeldt F, Kumar A, et al.The effect of coenzyme Q_{10} on morbidity and mortality in chronic heart failure: results from Q-SYMBIO: a randomized double-blind trial[J].JACC Heart Fail, 2014, 2 (6): 641-649.

[217]Mcmurray JJ, Dunselman P, Wedel H, et al.CORONA Study Group.Coenzyme Q_{10}, rosuvastatin, and clinical outcomes in heart failure: a pre-specified substudy of CORONA (controlled rosuvastatin multinational study in heart failure) [J].J Am Coll Cardiol, 2010, 56 (15): 1196-1204.

[218]Tiano L, Belardinelli R, Carnevali P, et al.Effect of coenzyme Q_{10} administration on endothelial function and extracellular superoxide dismutase in patients with ischaemic heart disease: a double-blind, randomized controlled study[J].Eur Heart J, 2007, 28 (18): 2249-2255.

[219]李伟静，于群.辅酶Q_{10}的生理作用及临床应用[J].生物技术通讯，2007，9 (5): 882-884.

[220]舒雯，张芯，李瀚莹，等.辅酶Q_{10}干预对子痫前期样模型大鼠TNF-α，IL-IL-17A，MCP-1水平变化的影响[J].武警后勤学院学报（医学版），2018，27 (3): 195-199.

[221]Littarru GP, Tiano L.Clinical aspects of coenzyme Q_{10}: An update[J].Nutrition, 2010, 26 (3): 250-254.

[222]Zhang PW, Yang C, Guo HH, et al.Treatment of coenzyme Q_{10} for 24 weeks

improves lipid and glycemic profile in dyslipidemic individuals[J].Journal of Clinical Lipidology，2018，12（2）：417-427.

[223]Liu PP，Mason JW.Advances in the understanding of myocarditis[J].Circulation，2001，104（9）：1076-1082.

[224]蒋飞吉，唐建军.大剂量 Vit C 联合辅酶 Q_{10} 治疗病毒性心肌炎的疗效分析[J].中华全科医学，2011，9（7）：1061-1062.

[225]Rundek T，Naini A，Sacco R，et al.Atorvastatin decreases the coenzyme Q_{10} level in the blood of patients at risk for cardiovascular disease and stroke[J].Arch Neurol，2004，61（6）：889-892.

[226]Serban C，Ursoniu S，Banach M，et al.Statin therapy and plasma coenzyme Q_{10} concentrations-A systematic review and meta-analysis of placebo-controlled trials[J].Pharmacol Res，2015，99（Null）：329-336.

[227]Apostolopoulou M，Corsini A，Roden M.The role of mitochondria in statin-induced myopathy[J].Eur J Clin Invest，2015，45（7）：745-754.

[228]他汀类药物安全性评价工作组.他汀类药物安全性评价专家共识[J].中华心血管病杂志，2014，42（11）：890-894.

[229]Bardbori AM，Najibi A，Amirzadegan N，et al.Coenzyme Q_{10} remarkably improves the bio-energetic function of rat liver mitochondria treated with statins[J].Eur J Pharmacol，2015，762（Null）：270-274.

[230]Fedacko J，Pella D，Fedackova P，et al.Coenzyme Q（10）and selenium in statin-associated myopathy treatment[J].Can J Physiol Pharmacol，2013，91（2）：165-170.

[231]Langsjoen PH，Langsjoen JO，Langsjoen AM，et al.Treatment of statin adverse effects with supplemental Coenzyme Q_{10} and statin drug discontinuation[J].Biofactors，2005，25（1-4）：147-152.

[232]Omidi G，Karimi SA，Shahidi S，et al.Coenzyme Q_{10} supplementation reverses diabetes-related impairments in long-term potentiation induction in hippocampal dentate gyrus granular cells：An in vivo study[J].Brain Res，2020，1726：146475.

[233]Park J，Park HH，Choi H，et al.Coenzyme Q_{10} protects neural stem cells against hypoxia by enhancing survival signals[J].Brain Res，2012，1478（Null）：64-73.

[234]Gaul C，Diener HC，Danesch U.Improvement of migraine symptoms with a proprietary supplement containing riboflavin，magnesium and Q_{10}：a randomized，placebo-controlled，double-blind，multicenter trial[J].J Headache Pain，2015，16（1）：

516.

[235] 李熙东，赵春玉，隋汝波，等．辅酶 Q_{10} 对多巴胺损伤的 PC 细胞凋亡的影响 [J]. 中国临床康复，2005，9（45）：32.

[236] 赵春玉，赵宝东，王雅君，等．辅酶 Q_{10} 在帕金森病治疗中的应用 [J]. 中华神经科杂志，2003，36（4）：314.

[237]Hershey AD，Powers SW，Vockell AL，et al.Coenzyme Q_{10} deficiency and response to supplementation in pediatric and adolescent migraine[J].Headache，2007，47（1）：73–80.

[238] 华驾略，蒋仙国，季伟华，等．循证指南更新：非甾体类抗炎药和其他辅助治疗预防成人发作性偏头痛 [J]. 神经病学与神经康复学，2012，9（2）：96–100.

[239] 杨敬源，黄卫．辅酶 Q_{10} 与癌症治疗相关研究进展．海南医学，2018，29（2）：242–245.

[240]Shimizu Y，Mukumoto N，Idrus N，et al.Amelioration of Radiation Enteropathy by Dietary Supplementation With Reduced Coenzyme Q_{10}[J].Adv Radiat Oncol，2019，4（2）：237–245.

[241]Frontián–Rubio J，Santiago–Mora RM，Nieva–Velasco CM，et al.Regulation of the oxidative balance with coenzyme Q_{10} sensitizes human glioblastoma cells to radiation and temozolomide[J].Radiother Oncol，2018，128（2）：236–244.

[242]Safarinejad MR.The effect of coenzyme Q_{10} supplementation on partner pregnancy rate in infertile men with idiopathic oligoasthenoter atozoospermia：an openlabel prospective study[J].Int Urol Nephrol，2012，44（3）：689–700.

[243] 董华平，罗勇军．辅酶 Q_{10} 在特发性男性不育中作用的研究进展 [J]. 重庆医学，2016，45（25）：3563–3565.

[244] 李垣君，邓列华，胡云峰，等．辅酶 Q_{10} 对 UVB 损伤人角质形成细胞的保护作用 [J]. 广东医学，2005，26（4）：467.

[245] 洪钢，方红．天然抗氧化剂维生素 E、维生素 C、辅酶 Q_{10} 的光保护作用 [J]. 国外医学皮肤性病学分册，2003，29（4）：241.

[246]Zhang D，Yan B，Yu S，et al.Coenzyme Q_{10} inhibits the aging of mesenchymal stem cells induced by D–galactose through Akt/mTOR signaling[J].Oxid Med Cell Longev，2015，2015（11）：867293.

[247]Žmitek K，Pogačnik T，Mervic L，et al.The effect of dietary intake of coenzyme Q_{10} on skin parameters and condition：Results of a randomised，placebo–controlled，double–blind study[J].Biofactors，2017，43（1）：132–140.

[248]Kon M，Tanabe K，Akimoto T，et al.Reducing exercise-induced muscular injury in kendo athletes with supplementation of coenzyme Q_{10}[J].Br J Nutr，2008，100（4）：903-909.

[249]吴炎.辅酶 Q_{10} 对高龄慢性心功能不全的疗效及安全性分析 [J]. 中国老年保健医学，2014，12（3）：42-43.

[250]姜之歆，王从容.辅酶 Q_{10} 治疗线粒体疾病的临床应用进展 [J]. 医学综述，2017，23（23）：4644-4648.

[251]中华医学会心血管病学分会，中国心肌炎心肌病协作组.中国扩张型心肌病诊断和治疗指南 [J]. 临床心血管病杂志，2018，34（5）：421-434.

[252]Bookstaver DA，Burkhalter NA，Hatzigeorgiou C.Effect of coenzyme Q_{10} supplementation on statin-induced myalgias[J].Am J Cardiol，2012，110（4）：526-529.

[253]Banach M，Serban C，Sahebkar A，et al.Effects of coenzyme Q_{10} on statin-induced myopathy：a meta-analysis of randomized controlled trials[J].Mayo Clin Proc，2015，90（1）：24-34.

[254]Qu H，Guo M，Chai H，et al.Effects of Coenzyme Q_{10} on Statin-Induced Myopathy：An Updated Meta-Analysis of Randomized Controlled Trials[J].J Am Heart Assoc，2018，7（19）：e009835.

[255]Eggleton P，Eggleton GP.The Inorganic Phosphate and a Labile Form of Organic Phosphate in the Gastrocnemius of the Frog[J].Biochem J，1927，21（1）：190-195.

[256]Wyss M，Kaddurah-Daouk R.Creatine and creatinine metabolism[J].Physiol Rev，2000，80（3）：1107-1213.

[257]Xu L，Wang CY，Lv L，et al.Pharmacokinetics of phosphocreatine and its active metabolite creatine in the mouse plasma and myocardium[J].Pharmacol Rep，2014，66（5）：908-914.

[258]邹玲莉，李秋莎，韩国柱，等.外源性磷酸肌酸在大鼠体内的药代动力学代谢处置 [J]. 药学学报，2011，46（01）：75-80.

[259]Guimarães-Ferreira L.Role of the phosphocreatine system on energetic homeostasis in skeletal and cardiac muscles[J].Einstein（Sao Paulo），2014，12（1）：126-131.

[260]Strumia E，Pelliccia F，D'Ambrosio G.Creatine phosphate：pharmacological and clinical perspectives[J].Adv Ther，2012，29（2）：99-123.

[261]Saks VA，Dzhaliashvili IV，Konorev EA，et al.Molekuliarnye i kletochnye aspekty mekhanizma kardioprotektivnogo deĭstviia fosfokreatina[Molecular and cellular

aspects of the cardioprotective mechanism of phosphocreatine][J].Biokhimiia，1992，57（12）：1763–1784.

[262]Landoni G，Zangrillo A，Lomivorotov VV，et al.Cardiac protection with phosphocreatine：a meta–analysis[J].Interact Cardiovasc Thorac Surg，2016，23（4）：637–646.

[263]Zucchi R，Poddighe R，Limbruno U，et al.Protection of isolated rat heart from oxidative stress by exogenous creatine phosphate[J].J Mol Cell Cardiol，1989，21（1）：67–73.

[264]Otani H，Tanaka H，Inoue T，et al.In vitro study on contribution of oxidative metabolism of isolated rabbit heart mitochondria to myocardial reperfusion injury[J].Circ Res，1984，55（2）：168–175.

[265]Chu P，Han G，Ahsan A，et al.Phosphocreatine protects endothelial cells from Methylglyoxal induced oxidative stress and apoptosis via the regulation of PI3K/Akt/eNOS and NF–κB pathway[J].Vascul Pharmacol，2017，91：26–35.

[266]Azova MM，Blagonravov ML，Frolov VA.Effect of phosphocreatine and ethylmethylhydroxypyridine succinate on the expression of Bax and Bcl–2 proteins in left–ventricular cardiomyocytes of spontaneously hypertensive rats[J].Bull Exp Biol Med，2015，158（3）：313–314.

[267]Ferraro S，Codella C，Palumbo F，et al.Hemodynamic effects of creatine phosphate in patients with congestive heart failure：a double–blind comparison trial versus placebo[J].Clin Cardiol，1996，19（9）：699–703.

[268]Saks VA，Makhotina LA，Lakomkin VL，et al.High specificity in the molecular mechanism of the protective action of phosphocreatine on the myocardium in ischemia[J].Biull Vsesoiuznogo Kardiol Nauchn Tsentra AMN SSSR，1988，11（2）：42–50.

[269]Kryzhanovskiĭ SA，Vititnova MB，Kaverina NV，et al.Characteristics of the anti–arrhythmia effect of phosphocreatine in the acute stage of experimental myocardial infarction[J].Kardiologiia，1988，28（11）：100–103.

[270]Ruda MYa，Samarenko MB，Afonskaya NI，et al.Reduction of ventricular arrhythmias by phosphocreatine（Neoton）in patients with acute myocardial infarction[J].Am Heart J，1988，116（2 Pt 1）：393–397.

[271]Robinson LA，Braimbridge MV，Hearse DJ.Creatine phosphate：an additive myocardial protective and antiarrhythmic agent in cardioplegia[J].J Thorac Cardiovasc Surg，1984，87（2）：190–200.

[272]Semenovsky ML，Shumakov VI，Sharov VG，et al.Protection of ischemic myocardium by exogenous phosphocreatine.II.Clinical，ultrastructural，and biochemical evaluations[J].J Thorac Cardiovasc Surg，1987，94（5）：762-769.

[273]Chambers DJ，Braimbridge MV，Kosker S，et al.Creatine phosphate（Neoton）as an additive to St.Thomas' Hospital cardioplegic solution（Plegisol）.Results of a clinical study[J].Eur J Cardiothorac Surg，1991，5（2）：74-81.

[274]Guo-han C，Jian-hua G，Xuan H，et al.Role of creatine phosphate as a myoprotective agent during coronary artery bypass graft in elderly patients[J].Coron Artery Dis，2013，24（1）：48-53.

[275]Mingxing F，Landoni G，Zangrillo A，et al.Phosphocreatine in Cardiac Surgery Patients：A Meta-Analysis of Randomized Controlled Trials[J].J Cardiothorac Vasc Anesth，2018，32（2）：762-770.

[276] 赵晓辉，赵桂芝.磷酸肌酸钠对急性心肌梗死 QT 间期离散度的影响 [J]. 中国急救医学，2005，25（10）：771-771.

[277]Stejfa M，Zeman K，Groch L，et al.Ucinek kreatinfosfátu（Neoton）u akutní ho srdeclí ho infarktu（pilotní multicentrická prospektivní studie）[The effect of creatine phosphate（Neoton）in acute myocardial infarct（a prospective multicenter pilot study]][J].Vnitr Lek，1993，39（2）：136-142.

[278] 陈宗跃、焦丽强、于明克.磷酸肌酸钠对急性心肌梗死溶栓治疗再灌注损伤的防治作用 [J]. 解放军医药杂志，2012，24（9）：45-48，33.

[279]Zhou B，Tian R.Mitochondrial dysfunction in pathophysiology of heart failure[J].J Clin Invest，2018，128（9）：3716-3726.

[280]Neubauer S，Krahe T，Schindler R，et al.^{31}P magnetic resonance spectroscopy in dilated cardiomyopathy and coronary artery disease.Altered cardiac high-energy phosphate metabolism in heart failure[J].Circulation，1992，86（6）：1810-1818.

[281]Gaddi AV，Galuppo P，Yang J.Creatine Phosphate Administration in Cell Energy Impairment Conditions：A Summary of Past and Present Research[J].Heart Lung Circ，2017，26（10）：1026-1035.

[282]Scheuermann-Freestone M，West S，Watson G，et al.Sleep apnoea is associated with impaired cardiac high-energy phosphate metabolism and abnomal diastolic function[J].Heart，2006，5：A4-A121.

[283]Feng NC，Satoh H，Urushida T，et al.A selective inhibitor of Na$^+$/Ca^{2+} exchanger，SEA0400，preserves cardiac function and high-energy phosphates against

ischemia/reperfusion injury[J].J Cardiovasc Pharmacol，2006，47（2）：263-270.

[284] 王凤荣，郑娴.磷酸肌酸钠对心力衰竭患者左室功能及血浆脑钠肽的影响[J].实用心脑肺血管病杂志，2008，16（8）：33-35.

[285]Moussa ID，Klein LW，Shah B，et al.Consideration of a new definition of clinically relevant myocardial infarction after coronary revascularization：an expert consensus document from the Society for Cardiovascular Angiography and Interventions（SCAI）[J].J Am Coll Cardiol，2013，62（17）：1563-1570.

[286]Niu L，An XJ，Tian J，et al.124 cases of clinical analysis of children with viral myocarditis[J].Eur Rev Med Pharmacol Sci，2015，19（15）：2856-2859.

[287] 杨洪清，吴俊超，杨静清，等.磷酸肌酸钠治疗小儿病毒性心肌炎疗效的Meta 分析 [J]. 中国药房，2014，25（36）：3392-3395.

[288]Payne DL，Nohria A.Prevention of Chemotherapy Induced Cardiomyopathy.Curr Heart Fail Rep，2017，14（5）：398-403.

[289]Armenian S，Bhatia S.Predicting and Preventing Anthracycline-Related Cardiotoxicity[J].Am Soc Clin Oncol Educ Book，2018，38：3-12.

[290] 陈健康，王春光.磷酸肌酸对蒽环类抗生素心脏毒性保护作用的 Meta 分析 [J]. 临床医学研究与实践，2018，3（34）：8-11.

[291]Vorobiev DV，Vetrova EG，Larina IM，et al.Energy substrates，hormone responses and glucocorticoid binding in lymphocytes during intense physical exercise in humans following phosphocreatine administration[J].Eur J Appl Physiol Occup Physiol，1996，74（6）：534-540.

[292]Satolli F，Marchesi G.Creatine phosphate in the rehabilitation of patients with muscle hypotonotrophy of the lower extremity[J].Curr Ther Res，1989，46：67-73.

[293]Pirola V，Pisani L，Teruzzi P.Valutazione del recupero del trofismo muscolare in pazienti anziani con frattura di femore trattati con creatina fosfato e fisiokinesiterapia [Evaluation of the recovery of muscular trophicity in aged patients with femoral fractures treated with creatine phosphate and physiokinesitherapy][J].Clin Ter，1991，139（3-4）：115-119.

[294]Cruz-Jentoft AJ，Bahat G，Bauer J，et al.Sarcopenia：revised European consensus on definition and diagnosis[J].Age Ageing，2019，48（4）：601.

[295]Haehling SV，Ebner N，Santos MD，et al.Muscle wasting and cachexia in heart failure：mechanisms and therapies[J].Nat Rev Cardiol，2017，14（6）：323-341.

[296]Beltran Valls MR，Wilkinson DJ，Narici MV，et al.Protein carbonylation and

heat shock proteins in human skeletal muscle : relationships to age and sarcopenia[J].J Gerontol A Biol Sci Med Sci，2015，70（2）：174-181.

[297]F ü lster S，Tacke M，Sandek A，et al.Muscle wasting in patients with chronic heart failure : results from the studies investigating co-morbidities aggravating heart failure（SICA-HF）[J].Eur Heart J，2013，34（7）：512-519.

[298]Balestrino M，Sarocchi M，Adriano E，et al.Potential of creatine or phosphocreatine supplementation in cerebrovascular disease and in ischemic heart disease[J].Amino Acids，2016，48（8）：1955-1967.

[299] 张国英，罗苇，郑静，等 . 磷酸肌酸治疗中重度新生儿缺氧缺血性脑病的临床观察及血气影响 [J]. 小儿急救医学，2004，11（6）：397-398.

[300]Zhang J，Zeng H，Wang N，et al.Beneficial effects of creatine phosphate sodium for the treatment of Henoch-Schönlein purpura in patients with early renal damage detected using urinary kidney injury molecule-1 levels[J].Eur J Pediatr，2016，175（1）：49-55.

[301]Miao P，Sun B，Feng X.Treatment of myocardial damage with creatine phosphate following neonatal asphyxia : a meta-analysis[J].Zhongguo Dang Dai Er Ke Za Zhi，2012，14（3）：172-176.

[302]Weber P，Vlasicova Y，Labrova R，et al.Asset of creatine phosphate for cardiocerebral syndrome treatment in acute myocardial infarction in old age[J].Cas Lek Ces，1992，134（2）：53-56.

[303]Zhang W，Zhang H，Xing Y.Protective effects of phosphocreatine administered post-treatment combined with ischemic post-conditioning on rat hearts with myocardial ischemia/reperfusion injury[J].J Clin Med Res，2015，7（4）：242-247.

[304] 李雪辉，邢艳秋，张霞，等 . 磷酸肌酸治疗老年慢性心力衰竭的临床疗效及其对心力衰竭标志物的影响研究 [J]. 实用心脑肺血管病杂志，2020，28（06）：42-46.

[305] 刘春，凌明英，李雪辉，等 . 外源性磷酸肌酸对行择期经皮冠状动脉介入治疗的冠心病患者的肾脏保护作用研究 [J]. 实用心脑肺血管病杂志，2019，7（04）：1-7.

[306] 王妍，邢艳秋，刘春 . 磷酸肌酸对冠状动脉介入治疗患者的肾脏保护作用 [J]. 中国医学创新，2017，14（16）：1-4.

[307] 张会珍，邢艳秋，章萌，等 . 磷酸肌酸后适应联合缺血后适应减轻大鼠心肌缺血再灌注损伤 [J]. 山东医药，2012，52（13）：46-48.

[308]Liu W，Qaed E，Zhu HG，et al.Non-energy mechanism of phosphocreatine on the protection of cell survival[J].Biomed Pharmacother，2021，141（1）：111839.

[309]Sun N，Li Q，Zhao L，et al.Simultaneous quantitative analysis of phosphocreatine，creatine and creatinine in plasma of children by HPLC-MS/MS method：Application to a pharmacokinetic study in children with viral myocarditis[J].Biomed Chromatogr，2019，33（8）：e4558.

[310]Wang H，Ai J，Shopit A，et al.Protection of pancreatic β-cell by phosphocreatine through mitochondrial improvement via the regulation of dual AKT/IRS-1/GSK-3β and STAT3/Cyp-D signaling pathways[J].Cell Biol Toxicol，2022，38（3）：531-551.

[311]Tereschenko SN，Perepech NB，Cheremisina IA，et al.Interim Results of the BYHEART Observational Study：Exogenous Phosphocreatine Effect on the Quality of life of Patients with Chronic Heart Failure[J].Kardiologiia，2021，61（7）：22-27.

[312]Li H，Tang Z，Chu P，et al.Corrigendum to Neuroprotective effect of phosphocreatine on oxidative stress and mitochondrial dysfunction induced apoptosis in vitro and in vivo：Involvement of dual PI3K/Akt and Nrf2/HO-1 pathways[J].Free Radic Biol Med，2018，120：228-238.

[313]Sharov VG，Afonskaya NI，Ruda MY，et al.Protection of ischemic myocardium by exogenous phosphocreatine（neoton）：pharmacokinetics of phosphocreatine，reduction of infarct size，stabilization of sarcolemma of ischemic cardiomyocytes，and antithrombotic action[J].Biochem Med Metab Biol，1986，35（1）：101-114.

第四章

其他药物

第一节　部分心血管药物的心肌能量代谢作用

　　心血管药物旨在预防和治疗影响心血管系统的疾病，它们的作用模式通常是针对潜在疾病的病理生理机制。例如，抗心绞痛药物用于减少氧耗或增加氧气供应；在心力衰竭时，药物治疗的方向是阻断神经激素的激活；在心律失常的控制中，药物用于细胞电生理效应。然而，除了它们的主要治疗目标外，一些在心脏科日常实践中使用的普通药物还具有额外的药理作用。在这些辅助作用中，那些主要影响全局和心脏代谢的作用值得特别关注。事实上，除了原发性心脏代谢性疾病外，大多数心血管疾病都受到患者的代谢状态和对疾病本身的适应能力的很大影响。在这种背景下，影响全局和心血管代谢的药物，除了它们公认的主要作用机制外，可能对潜在的有益和有害的影响。在所有情况下，所有管理心血管疾病患者的医生都应该很好地理解和了解这些影响。

　　本节的目的是描述一些主要心血管药物通常未知的代谢特性，最重要的药物引起的次生代谢变化也将被提及。事实上，药物诱导的血管扩张、心脏卸载、心率减慢和心室功能改善，单独和所有这些都有助于心脏（通常是全局）代谢的改善。本节将报道对心脏和全局新陈代谢的正面和负面影响，在给定的药理学类别中选择一种药物可能会通过考虑这些抗血管效应而更有效地指导。代谢一词具有广泛的意义，因此，在本文中，我们将主要讨论代谢对中期能量代谢的影响。表4-1 显示了在本综述中评估的药物的主要代谢影响的快速摘要。

表4-1　药物的主要代谢影响

药物	代谢效应
乙酰水杨酸	通过激活 AMP 活化蛋白激酶降低循环 FFA 分解代谢途径的激活（葡萄糖摄取和游离脂肪酸氧化） 抑制 NF-κB（增加胰岛素敏感性）

续表

药物	代谢效应
β 受体阻滞剂	减少周围脂肪分解 降低游离脂肪酸循环水平 提高碳水化合物利用率 改善胰岛素敏感性（卡维地洛）
伊伐布雷定	减少线粒体活性氧的形成，增加 ATP 的产生和钙滞留能力
钙离子通道阻滞剂	降低心肌碳水化合物利用率
硝酸盐	提高脂肪与碳水化合物的氧化比率
α 受体阻滞剂	改善内皮血管舒张功能和逆转异常小动脉结构改善糖代谢 对胆固醇合成的直接抑制作用不依赖于 LDL 受体
中枢性交感神经抑制剂	减少 FFA 改善胰岛素分泌 潜在的直接降胆固醇作用 然而，在心力衰竭中，莫索尼定增加 FFA 利用率和心肌耗氧量
RAAS 抑制剂	通过增加骨骼肌血流量、积累缓激肽或更有效地释放胰岛素来改善葡萄糖稳态
噻嗪类利尿剂	诱导性高脂血症 诱导性胰岛素抵抗 诱导性低血钾和高尿酸血症 增加代谢综合征的风险 积极的骨骼稳态效应
盐皮质激素受体拮抗剂	通过阻断糖皮质激素受体增加皮质醇水平对血糖和血脂稳态的不利影响 然而，依普利酮似乎没有代谢作用
胺碘酮	抑制线粒体脂肪酸氧化 抑制磷脂酰基转移酶 -1 通过降低 LDL 受体增加血清胆固醇浓度
肝素	通过释放内皮和肝脂蛋白脂酶增加循环中的游离脂肪酸，从而促进乳糜微粒和极低密度脂蛋白中三酰甘油的水解 在高剂量下，不会损害生产
直接凝血酶抑制剂	增加外周脂肪分解
他汀类药物	普伐他汀促进降低新发糖尿病的风险（其他他汀类药物，包括阿托伐他汀、瑞舒伐他汀和辛伐他汀，显示这种风险显著增加） 所有他汀类药物均可降低血清睾酮浓度
曲美他嗪	选择性阻断长链 3-KAT 活性，这是参与 β - 氧化的最后一种酶 降低 FFA 氧化 增强胰岛素敏感性 改善糖酵解和葡萄糖氧化

续表

药物	代谢效应
雷诺嗪	调节晚期钠电流，从而减少细胞内钙超载 增加葡萄糖的氧化
左旋肉碱 / 米屈膦酸盐	尽管游离脂肪酸血清浓度升高，左旋肉碱仍可增加葡萄糖的氧化，但通过增加三甲胺 – 氮氧化物的产生（促进动脉粥样硬化病变的发展），潜在地对心血管风险产生负面影响 米屈膦酸钠抑制脂肪酸氧化，激活糖酵解

CCB：钙通道阻滞剂；DTI：直接凝血酶抑制剂；FFA：游离脂肪酸；KAT：酮酰基辅酶 –A 硫解酶；LDL：低密度脂蛋白；MRAS：矿物皮质激素受体拮抗剂；NF–κB：核因子 –κB；NO：一氧化氮；RAAS：肾素 – 血管紧张素 – 醛固酮系统；TG：三酰甘油。

一、阿司匹林

阿司匹林，2-（乙酰氧基）苯甲酸，又名乙酰水杨酸。是一种白色结晶或结晶性粉末，无臭或微带醋酸臭，微溶于水，易溶于乙醇，可溶于乙醚，氯仿，水溶液呈酸性，是水杨酸的衍生物。阿司匹林对缓解轻度及中度疼痛效果较好，亦用于发热疾病的退热，治疗风湿痛等。它还通过抑制环氧合酶，从而抑制血小板聚集。阿司匹林除了抗血栓作用外，近年来发现它也可以减少循环中的游离脂肪酸及甘油三酯水平，主要机制与水杨酸盐抑制外周脂肪分解和减少肝脏脂肪酸合成有关。最近有新研究发现阿司匹林的上述代谢调节作用是通过直接激活 AMP 激活的蛋白激酶（AMPK）起作用的。AMPK 是新陈代谢的关键调节因子，它的激活会导致一系列代谢酶的磷酸化，关闭了耗能的合成代谢途径，例如脂肪酸、三酰甘油、磷脂和蛋白质生物合成，同时激活 ATP 生成的分解代谢途径，如葡萄糖摄取和脂肪酸氧化（综述见）。也有研究证明阿司匹林通过降低调节炎症反应的 IKK–κ 的降解来抑制转录因子 NF–β 的激活，进而减轻胰岛素抵抗和改善糖耐量。阿司匹林治疗的大鼠，由于其抗炎特性和一氧化氮水平的提高，促进了靶组织中的胰岛素信号和能量利用。基于这些原因，除了其主要的抗血小板黏附作用外，阿司匹林在胰岛素抵抗条件下的治疗作用是可以预见的。

二、β 受体阻滞剂

β – 肾上腺素能受体阻滞剂是能选择性的与 β – 肾上腺素能受体结合，从而拮抗神经递质和儿茶酚胺对 β 受体的激动作用的一种药物类型。肾上腺素受体分布于大部分交感神经节后纤维所支配的效应器细胞膜上，其受体分 3 种类型，可激动引起心率和心肌收缩力增加、支气管扩张、血管舒张、内脏平滑肌松弛和脂肪分解等。也是用来治疗各种心脏疾病的常用处方药。增加交感神经传入心脏的已被证明是缺血的先兆，并使未灌注心肌易于发生发展。交感神经兴奋时心血管系统影响主要是心动过速、血压升高和收缩力增强等血流动力学改变，所有这些反应都会增加心肌能量需求。因此，β 受体阻滞剂可以抑制部分肾上腺素能兴奋引起的心血管反应，从而减轻缺血并保护心肌细胞，这也是 β 受体阻滞剂的指南推荐作为治疗心肌缺血的一线药物的原因。在促进脂解的机制中，交感神经兴奋也可以刺激脂肪组织上的 β1 受体并促进脂肪分解，因此，β 受体阻滞剂通过抑制外周脂肪分解，维持循环中游离脂肪酸（FFA）处于较低，最终导致心脏能量产生转向依赖碳水化合物氧化。因此，β 受体阻滞剂调节心肌细胞能量代谢的主要机制是通过 FFA 摄取减少和葡萄糖利用率增加实现的。部分显示当梗阻性冠状动脉疾病患者通过加速起搏诱导心脏缺血的情况下，β 受体阻滞剂可降低动脉 FFA 浓度并增加心脏乳酸摄取量。研究者观察到应用 β 受体阻滞剂后心脏碳水化合物代谢增加，游离脂肪酸摄取减少，动脉谷氨酸水平升高。后者是一种灵活的代谢底物，特别是在心肌缺血时，既可以用作厌氧燃料，也可以用作有氧燃料。众所周知，在相似的氧耗水平下心脏利用葡萄糖比利用脂肪供能产生更多的能量。因此，β 受体阻滞剂除了血流动力学效应外，也可以通过调节能量代谢治疗心肌缺血和心力衰竭。

衰竭心脏的一个主要的病理生理改变是血清 FFA 及 TG 水平升高，在心脏能量生产的占比增加，而葡萄糖利用率降低，因此，β 受体阻滞剂对于改善衰竭心肌的能量代谢是非常有差的。临床衰竭心脏一个重要的病理生理改变是血清 FFA 及 TG 水平升高，在心脏能量生成的占比增加，而葡萄糖利用率降低，因此，β 受体阻滞剂对于改善衰竭心脏的能量代谢是非常有益的。研究也表明，β 受体阻滞剂卡维地洛减少了稳定的 NYHA 功能性Ⅲ级心力衰竭患者 FFA 的利用，葡萄糖氧化增加这种心肌能量代谢的调节作用为 β 受体阻滞剂治疗心力衰竭提供一个潜在的机制。与选择性 β 受体阻滞剂相比，非选择性 β 受体阻滞剂更有效地将全身能量底物利用从脂质转换为葡萄糖。

最后，研究报道 β 受体阻滞剂可以影响血脂血清浓度，升高甘油三酯水平达40%，将降低高密度脂蛋白胆固醇血清浓度降低约20%。β 受体阻滞剂引起的脂蛋白血清浓度的这些变化不是一种类别效应。非选择性 β 受体阻滞剂通过外周 β 肾上腺素能受体引起外周血管收缩导致胰岛素抵抗可能是引起高密度脂蛋白胆固醇降低，三酰甘油血清浓度升高药物。相反，心脏 β 阻滞剂不会增加胰岛素抵抗。研究显示卡维地洛具有选择性的 α-1 肾上腺素受体阻断活性，可引起血管扩张并改变胰岛素抵抗的降低。此外，小型研究中已经证实卡维地洛与美托洛尔、阿替洛尔相比，对血脂水平影响有优势。同样，另一种具有血管扩张作用的 β 受体阻滞剂奈比洛尔也对血脂水平没有明显。

三、伊伐布雷定

伊伐布雷定是一种单纯降低心率的药物，通过选择性和特异性抑制心脏起搏 If 电流进而降低心率。伊伐布雷定只特异性对窦房结起作用，对心房、房室或者心室传导时间未见明显影响，对心肌的收缩性或者心室复极化未见明显影响。大量证据表明，心率是心肌代谢的重要决定因素，静息心率升高是心血管事件和死亡率的一个独立的、可逆转的危险因素。心率是心脏能量消耗的重要决定因素。因此，药物诱导的心率减慢在维持心肌细胞能量水平方面起到重要作用。伊伐布雷定通过特异性抑制 If 电流减慢心率。已有研究表明，在离体灌注的健康小鼠心脏，伊伐布雷定不仅能够选择性地降低心率，同时有助于维持正常的能量底物代谢过程。研究者应用血脂异常的小鼠模型，分别给予伊伐布雷定和美托洛尔，尽管两组小鼠心率减慢相似，但最终伊伐布雷定组小鼠心功能和葡萄糖代谢损伤更轻。尽管伊伐布雷定主要通过抑制窦房结的 If 电流来减慢心率，但在心室肌细胞中也有伊伐布雷定作用靶点。If 通道是超极化激活环核苷酸门控（HCN）通道家族的成员，心脏窦房结主要表达的是 HCN4 异构体，HCN2 和 HCN4 在小鼠和人类的心脏，尤其是在衰竭的人心肌细胞，HCN2、HCN4 均有表达中。动物试验结果显示，伊伐布雷定减少心肌梗死面积，而这种保护作用与心率减慢无关。减少线粒体活性氧的形成，增加 ATP 的产生。伊伐布雷定的这种非心率依赖性的心脏代谢调节作用是否由 HCN 通道抑制有关目前尚值得进一步研究。

四、钙通道阻滞剂

钙通道阻滞剂又叫钙拮抗剂，这些药物阻断钙离子的内流，扩张冠状动脉和外周动脉，而外周动脉的扩张，可引起反射性肾上腺素能激活，进而引起血管收缩和心动过速。因此，这类药物最终的血流动力学和电生理效应是交互作用的结果。从结构上看，钙通道阻滞剂有三种类型：苯基烷胺类、苯并噻嗪类和二氢吡啶类。由于钙离子在心肌和平滑肌细胞的多个基本生理过程中起主要作用，因此，钙通道阻滞剂对心脏血流动力学和电生理有重要影响，但除此之外，它也发挥调节代谢作用。有研究在心肌缺血的情况下，给予维拉帕米会增加心脏乳酸摄取。动物研究已经证明地尔硫草可以抑制大鼠心脏的糖酵解并减少乳酸的产生，从而改善了糖酵解与葡萄糖氧化的耦联。钙阻滞剂在应激过程中发挥的增加游离脂肪酸及碳水化合物利用率的作用，是通过改变葡萄糖跨细胞膜运输的能力和细胞内钙释放实现的。事实上，葡萄糖代谢的调节是由多种激素相互作用的结果，涉及儿茶酚胺、胰岛素、胰高血糖素、甲状腺激素和乙酰胆碱。环磷酸腺苷（CAMP）是细胞内信号转导的第二信使，可调节心肌葡萄糖摄取，而这一作用又在一定程度上收到 Ca^{2+} 的介导。因此，细胞内钙是葡萄糖摄取的调节因素，而钙通道阻滞剂能抑制心肌细胞的葡萄糖摄取。有多个研究显示，在高血压合并糖尿病或糖尿病前期患者中，使用二氢吡啶钙通道阻滞剂较其他药物相比，会增加心血管事件的风险。此外，在 ALLHAT 研究中，包括使用氨氯地平在内的多个老年高血压患者等均出现空腹血糖升高不同类别的钙通道阻滞剂在心肌能量代谢的影响，特别是在已经存在代谢紊乱患者的亚组，尚需进一步研究证实。

五、硝酸盐

硝酸盐，是硝酸衍生的化合物的统称。硝酸盐几乎全部易溶于水，其在酸性水溶液中是强氧化剂。目前没有研究报道，硝酸盐对心脏能量代谢的直接调节作用，可能会有间接的调节作用。研究显示，只要心率、前负荷和后负荷保持恒定，硝酸甘油不会影响离体大鼠心脏的代谢或功能。因此，有机硝酸盐对心肌能量代谢没有直接影响。是否能诱导细胞内更细微的变化还有待研究阐明。

尼可地尔（N-[2-羟乙基]硝酸尼克酰胺）有两种主要作用机制：作为硝酸盐的环状鸟苷（cGMP）依赖组分和作为 K^+-ATP 通道开放剂的三磷腺苷（ATP）敏感的 K^+（K-ATP）通道依赖组分。钾通道开放剂通过减轻氧化应激发挥保护心肌线粒体膜结构、推荐电子传递、减少细胞色素 C 的释放等心脏保护作用。动物实验研究也发现，尼可地尔可以改善缺血心肌能量代谢状况。结果显示在动物基础状态下，尼可地尔可以增加脂肪细胞葡萄糖、乳酸代谢，抑制游离脂肪酸代谢。这一研究结果提示尼可地尔甚至可能加重缺血心肌的代谢状况；这一研究结果支持硝酸酯类药物潜在的代谢作用。尼可地尔在再灌注期间再次显示有益的代谢改变，可能是与减少氧自由基产生有关。

六、α-肾上腺素能阻滞剂

α-肾上腺素受体拮抗剂（也称为 α-受体阻滞剂）通过阻断去甲肾上腺素与平滑肌受体的结合而引起血管扩张。α 受体阻滞剂通常与其他药物联合使用用于治疗高血压。哌唑嗪、特拉唑嗪和多沙唑嗪是具有 $α_1$-肾上腺素受体选择性的拮抗剂；酚妥拉明、苯氧苄明是非选择性的 α 受体拮抗剂，非选择性药物。同时，由于通过刺激糖原分解和糖异生来增加高血糖，导致这些药物对能量代谢的不利影响。

另外，研究证实选择性的 α-1 阻滞剂对血糖和血脂水平是有益的。这种糖代谢的有益调节效应很可能是通过改善内皮血管运动功能和逆转的小动脉重构来介导的。但是，也有研究报道选择性 α 受体阻滞的作用是不依赖于 α_2- 肾上腺素能受体，并通过增加胰岛素分泌已被认为是 α 受体阻滞剂改善正常人或非胰岛素依赖型糖尿病患者糖代谢的可能机制。

此外，α 受体阻滞剂对胆固醇合成的调节也是独立于 LDL 受体的直接抑制作用。另外，动物实验结果显示，多沙唑嗪可以抑制家兔主动脉中胆固醇的沉积和动脉粥样硬化斑块的形成，减轻饮食诱导的主动脉管壁重构，但不改变血清胆固醇、三酰甘油、葡萄糖、游离脂肪酸或酮体水平。这一研究结果提示，α_1 肾上腺素能受体可能参与内膜下巨噬细胞对平滑肌细胞的募集和抑制脂质浸润。因此，多沙唑嗪对胰岛素抵抗和脂代谢的影响最终可能有助于降低轻度高血压患者罹患冠心病的风险。

七、肾素-血管紧张素-醛固酮系统（RAAS）抑制剂

肾素 – 血管紧张素系统（RAS）或肾素 – 血管紧张素 – 醛固酮系统（RAAS）是一种调节血压和液体平衡的激素系统。RAAS 抑制剂通过抑制组织中的 RAAS，降低去甲肾上腺素释放，降低交感神经对心血管系统的作用，有助于降压和改善心功能。减少缓激肽的降解，而缓激肽可以作用于血管内皮引起血管内皮超极化因子及一氧化氮的释放，因而发挥强的扩血管效应及抑制血小板的功能。其中，血管紧张素 II 也是心肌能量代谢和心脏功能的重要调节因子。血管紧张素 II 可能通过几种机制直接导致心功能不全的发生和持续。血管紧张素 II 通过增加活性氧的产生而损伤心肌细胞的线粒体，导致线粒体氧化磷酸化和脂肪酸氧化障碍。也有研究表明，抑制血管紧张素 II 效应可能起到有益的作用有利于葡萄糖氧化。血管紧张素 II 通过降低氧化代谢，减少 ATP 的产生。血管紧张素 II 拮抗剂是一种改善能量代谢的治疗方法。

八、噻嗪和袢利尿剂

利尿剂除了降压之外，其血管的保护作用及对于改善患者的预后也至关重要。噻嗪类利尿剂药物虽然应用于高血压患者的治疗，但也增加了心血管风险和代谢异常的频率，其中高脂血症、胰岛素抵抗、新发糖尿病、高钾血症、高尿酸血症等并发症尤为明显。例如，在 ALLHAT 研究中，噻嗪治疗组的 4 年 2 型糖尿病发病率显著增加（11.0% 比 9.3%，7.8%），较氨氯地平和赖诺普利组虽然与钙通道阻滞剂和 ACEI 治疗相比，即使代谢综合征发病率增高，噻嗪类药物并没有增加总体的血管事件，但这可能是在于老年高血压患亚组心血管事件发生率降低明显，如果考虑到

降压治疗通常是终生的，在青少年高血压患者中关注噻嗪治疗的长期结果，尤其是新发糖尿病的可能性。

高尿酸血症和低血钾可能在噻嗪类药物引起的代谢综合征加重中起关键作用，增加代谢综合征或糖尿病的风险。在59项噻嗪类利尿剂临床试验的定量综述中，观察到低钾血症与葡萄糖耐量异常之间有很强的相关性。这些结果清楚地表明，治疗噻嗪引起的低钾血症可以减轻葡萄糖耐量异常，并可能减少糖尿病的发生。然而，目前还没有前瞻性的临床试验报道糖尿病的发生与血钾浓度有关。

九、盐皮质激素受体拮抗剂（MRAs）

螺内酯和依普利酮可以阻断由盐皮质激素受体介导的，对醛固酮有抑制效应。主要用于治疗高血压和心力衰竭等，可以降低心力衰竭患者的发病率和死亡率。有多项研究还观察到螺内酯通过"非靶点效应"影响血糖和血脂稳态。这种不利影响的一个机制是由于螺内酯通过非靶点效应增加糖皮质激素皮质醇的分泌，而皮质醇通过增加脂肪分解和糖异生升高血糖。而选择性 MRA 依普利酮则增加皮质醇的生成，也不会影响葡萄糖代谢。近期荟萃分析的结果螺内酯可以引起血糖的改变，而依普利酮对血糖稳态没有影响。

十、胺碘酮与抗心律失常药物

胺碘酮是一种Ⅲ类抗心律失常药物，具有轻度非竞争性的 α 及 β 肾上腺素受体阻滞剂，且具轻度Ⅰ类及Ⅳ类抗心律失常药的性质。具有延长各部心肌组织的动作电位时程和延长不应期，利于消除折返激动的作用。它还抑制心房及心肌传导纤维的快钠离子内流，减慢传导速度，减低窦房结自律性。对静息膜电位及动作电位高度无影响，对房室旁路前向传导的抑制大于逆向。由于复极过度延长，心电图有 Q-T 间期延长及 T 波改变。静脉滴注有轻度负性肌力的作用，但一般不会抑制左室功能。同时也有扩冠状动脉及周围血管作用，最早被用作抗缺血性药物。另外一个主要的作用机制是对甲状腺的潜在不良反应（由于其高碘含量，它可以引起甲状腺机能减退和甲状腺功能亢进），因此，胺碘酮能够直接诱导细胞代谢。事实上，胺碘酮抑制线粒体膜外膜上的线粒体肉碱棕榈酰基转移酶 1（CPT1），与乙莫克舍、派克西林和羟苯甘氨酸相似。这种药物在线粒体内的进行性蓄积可能脂肪酸的 β-氧化减少。因此，胺碘酮除了目前作为抗心律失常药物的治疗适应证外，对心肌能量代谢也有重要影响，后者可能是其发挥抗缺血作用的首要作用机制。

胺碘酮增加血浆胆固醇血清浓度而且呈剂量依赖的方式。除了胺碘酮影响甲状腺功能之外，部分原因是在于 LDL 受体数量的减少。

决奈达隆是胺碘酮的非碘代苯并呋喃衍生物，用于治疗心房颤动，是一种有效的多离子电流阻滞剂。动物实验结果显示，决奈达隆也会引起血脂异常，机制可能与甲状腺功能障碍有关。

索他洛尔是一种非选择性的竞争性 β 受体阻滞剂，也是一种Ⅲ类抗心律失常（类似胺碘酮）。索他洛尔和 ACEI 分别联合氢氯噻嗪长期治疗高血压后，利尿剂 /β 受体阻滞剂组合对血脂和葡萄糖代谢的影响更显著。利尿剂 /ACE 抑制剂联合应用对脂代谢的影响不明显，对糖代谢无不良影响。常用药物地高辛、多非利特、普罗帕酮和氟卡尼未见影响代谢的报道。

十一、肝素

肝素能影响血凝过程的很多环节，在体内外都有抗凝血的作用。其作用机制复杂，主要通过与酶抑制剂抗凝血酶Ⅲ（AT）结合并激活它。激活的 AT 对活化的Ⅱ、Ⅸ、Ⅹ、Ⅺ和Ⅻ凝血因子有抑制作用，阻止血小板凝集和破坏，凝血激酶的形成，阻止凝血酶原变为凝血酶，抑制凝血酶，从而阻碍纤维蛋白原变成纤维蛋白。在发挥抗凝的保护作用同时，肝素升高了循环中的游离脂肪酸水平，从而对缺血的心肌能量代谢产生不利影响。此外，动物试验显示过量肝素反而可以增加大鼠的血小板聚集率，并干扰 NO 的产生和血管功能。

既往的研究报道标准普通肝素可以降低冠心病患者的缺血阈值，这种作用可能与游离脂肪酸的释放增加有关。肝素可引起内皮细胞肝脂蛋白脂酶（LPL）的释放，从而促进乳糜微粒和极低密度脂蛋白中的甘油三酯水解成非酯化脂肪酸（NEFAs）和单酰甘油。这可能会进一步加重缺血心肌的代谢环境恶化。外源性脂肪酸是有氧条件下心肌的主要代谢燃料，但在缺氧条件下却是有害的，脂肪酸氧化增加葡萄糖代谢，进而增加了长链酰酯在细胞中的积累，并加重心肌细胞损伤。

与普通肝素相似，直接凝血酶抑制剂也会增加外周脂肪分解。一项包含 39 357 名患者进行的荟萃分析显示：与华法林相比，口服 DTI 会增加心肌梗死的风险。其中一个机制与 DTI 患者血清 FFA 浓度升高，加重急性冠脉综合征患者心肌坏死的发生有关。

十二、他汀类药物

3- 羟基 -3- 甲基戊二酰辅酶 A（HMG-CoA）还原酶抑制剂（他汀类）是一类通过抑制 HMG-CoA 还原酶来减少胆固醇合成的药物。他汀类药物是大多数心血管疾病的主要治疗药物之一。在大多数情况下，改善内皮功能障碍的治疗将同时改善胰岛素敏感性和其他代谢参数。然而，他汀类药物虽然显著改善了内皮功能，降低了循环中的促炎因子，但他汀类药物不会改变胰岛素敏感性，甚至可能会促进胰岛素抵抗。这可能是由于一些他汀类药物的多效性或"非靶向效应"，通过与内皮功能无关的机制导致胰岛素抵抗。事实上，有证据表明不同的他汀类药物还有其他不同的代谢作用，包括异丙烯合成、钙释放、葡萄糖转运、胰岛素分泌和（或）胰岛素抵抗的影响。但大量研究显示，他汀类药物会增加糖尿病发生的风险，但风险都很低。临床研究也表明，不同种类他汀类药物（包括阿托伐他汀、瑞舒伐他汀和辛伐他汀）的潜在差异增加糖尿病的风险，其中普伐他汀降低新发糖尿病的风险，而其他他汀类药物则显示增加风险。

胆固醇是合成睾酮和雌激素等所有类固醇激素的主要化合物。由于他汀类药物降低血清胆固醇浓度，影响类固醇源性组织合成肾上腺皮质激素和性激素的能力。事实上，最近对安慰剂对照随机试验的分析表明他汀类药物降低睾酮。并且睾酮下降的幅度已与他汀类药物的剂量成正比。流行病学数据已经表明，低睾酮血清浓度会增加未来患 2 型糖尿病的风险。主要机制与低睾酮水平减少了脂肪分解并增加内脏脂肪组织中的脂肪堆积，导致血糖控制恶化有关。

另外，他汀类药物对雌激素的影响不明显。有研究报道普伐他汀对更年期女性内源性雌激素没有显著影响。也有研究报道，长期服用他汀类药物对接受和不接受口服雌激素替代治疗的绝经后妇女的血清雌激素和雌激素水平没有影响。

大多数常用的心血管药物会对心肌能量代谢产生有益或有害的作用，内科医生应该意识到这些药物的代谢特性，并注意监测和试图改善外周和心脏代谢水平变化。循证医学临床用药指南是以药物对硬性终点的有益作用、长期应用的日作用为证据，综合考虑这些有益作用可以由于其辅助能量代谢作用对代谢的具体作用的评估，掌握常用药物对心脏代谢的影响，有利于在不同代谢风险特征的心脏病患者中选择更合理的药物。

第二节　降糖药物对心脏能量代谢的影响

糖尿病是心血管疾病最重要的危险因素之一，大多数糖尿病患者死于心血管疾病。近年来，随着研究的深入，一些降糖药物除了控制血糖之外对心血管的影响得到重视，这些抗糖尿病药物的一些有益的心脏作用可能部分是通过改变心肌代谢来实现的。本章重点阐述二甲双胍、二肽基肽酶 –4（DPP-4）抑制剂、胰高血糖素样肽 –1– 受体激动剂（GLP-1-RAs）、钠 – 葡萄糖协同转运蛋白 –2– 抑制剂（SGLT-2i）

这四类降糖药物对心脏能量代谢的影响。

一、二甲双胍

1. 二甲双胍的分子结构（图4-1）及来源　二甲双胍最早期的发现来源于中世纪欧洲一种名为法国丁香（French lilac）的植物，人们发现法国丁香可以缓解伴有多尿症状的疾病——即现在所称的糖尿病。后来证实在法国丁香中起降糖作用的有效成分是胍类物质。双胍衍生物于20世纪50年代开始应用于糖尿病的治疗。由于经常发生危及生命的乳酸酸中毒，苯双胍和布双胍在20年后被停用。二甲双胍作为一种更安全、亲脂性较低的衍生物，在欧洲使用20年后，于1995年在美国被批准使用。

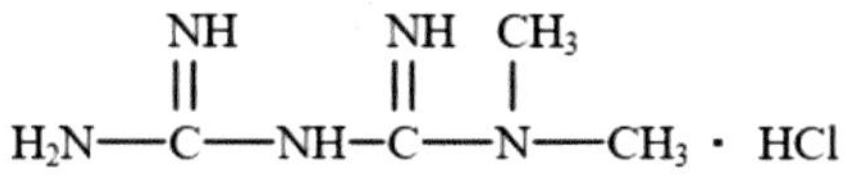

$$H_2N-\overset{\overset{\displaystyle NH}{\|}}{C}-NH-\overset{\overset{\displaystyle NH}{\|}}{C}-\overset{\overset{\displaystyle CH_3}{|}}{N}-CH_3 \cdot HCl$$

图4-1　盐酸二甲双胍的分子结构

2. 二甲双胍的药代动力学特征　二甲双胍主要从小肠吸收，吸收半衰期为0.9 ~ 2.6小时，口服二甲双胍0.5 ~ 1.5mg的绝对生物利用度是50% ~ 60%。口服后2小时血液中浓度达到高峰，血浆半衰期为1.5 ~ 4.5小时，在血浆中较稳定，不与血浆蛋白结合，口服后分布广泛，但多在小肠聚集。二甲双胍及其代谢产物大部分从肾排泄，几乎100%以原型从尿中排出，从血液中清除较快，12小时清除90%，其肾清除率＞肾小球滤过率，表明本品一部分从肾近曲小管分泌。H_2受体阻滞剂可竞争结合抑制肾小管排泄双胍类药物。二甲双胍本身不损害肾，但肾衰竭时排泄受阻，可能在体内堆积而导致乳酸酸中毒。

3. 二甲双胍影响心脏能量代谢的作用机制　二甲双胍的降糖作用主要是通过减少肝葡萄糖产生：大部分作用是通过抑制糖异生（gluconeogenesis），另有小部分作用是抑制糖原分解（glycogenolysis）以及增强胰岛素刺激下的外周组织（骨骼肌和脂肪组织）对葡萄糖的摄取，减少小肠对葡萄糖的吸收。除了它的主要降糖作用机制外，二甲双胍对心脏能量代谢影响的可能机制如下：

（1）糖代谢：在心力衰竭时，二甲双胍通过激活腺苷单磷酸活化蛋白激酶（AMPK）来调节糖脂代谢改善心肌能量代谢状态。在衰竭的心脏中，心肌细胞中由AMPK控制的代谢通路的激活是一种机制，以允许适应能量生成减少的条件。AMPK是新陈代谢的关键调节因子，它的激活会导致一系列代谢酶的磷酸化，关闭了耗能的合成代谢途径，例如脂肪酸、三酰甘油、磷脂和蛋白质生物合成，同时激活ATP生成的分解代谢途径，如葡萄糖摄取和脂肪酸氧化，从而使在能量匮乏环境下心肌细胞存活率增加。在这种情况下，可以观察到调节磷酸果糖激酶-1（PFK-1）活性的因子水平的变化。例如，PFK-1 变构激活物 AMP（腺苷一磷酸）、ADP（腺苷二磷酸）和无机磷酸盐水平升高，而 ATP、柠檬酸和 H+ 离子等 PFK-1 抑制剂水平降低。此外，AMPK 激活磷酸果糖激酶-2（PFK-2），导致心肌细胞产生的另一种 PFK-1 激活物果糖 2，6- 二磷酸浓度增加。由于 PFK-1 是糖酵解的限速酶，其激活导致糖酵解加剧。此外，AMPK 激活导致 GLUT-4 转位到心肌细胞膜，加速胰岛素依赖的葡萄糖摄取。体外研究证实，与对照组心肌细胞相比，尽管 ATP 生成和氧利用率相当，PFK-1 激活因子水平升高，柠檬酸、磷酸肌酸和 H+ 离子水平降低，且伴随着两倍的葡萄糖利用率。

体外研究表明，二甲双胍通过刺激磷酸肌醇 3- 激酶（PI3-K）- 蛋白激酶 B/Akt 通路和 AMPK 活化，显著增加了葡萄糖摄取。这种积极作用在胰岛素抵抗心肌细胞和胰岛素正常敏感性细胞中均可观察到。因此，在糖尿病患者的心肌细胞中，二甲双胍可能会使 AMPK 通路激活，使糖代谢恢复正常。

（2）脂代谢：如果在患有糖尿病的心脏中，AMP 活化激酶级联反应通过强化葡萄糖氧化增加能量生产，矛盾的是，它可能导致心肌细胞中 β 氧化的抑制和游离脂肪酸（FFA）积累进而导致心脏脂肪变性。事实上，已经证明，即使没有左心室功能不全症状，患有糖耐量受损或 2 型糖尿病的肥胖患者的心脏甘油三酯水平甚至比健康人高出两倍。然而，体外研究显示，小剂量的二甲双胍没有使其恶化，甚至可以保护心肌免受脂肪诱导的细胞凋亡。研究发现，AMPK 激活酰基辅酶 a 氧化，抑制负责神经酰胺合成的丝氨酸棕榈酰基转移酶（serine palmitoyl transferase, SPT），并抑制 caspase 3 参与肌细胞凋亡。另外也有研究表明，高剂量的二甲双胍可能会增加 FFA 积累导致细胞凋亡的数量。如前所述，二甲双胍诱导的 AMPK 磷酸化不仅促进了葡萄糖转运和糖酵解，还促进了脂肪酸摄取和 β- 氧化。但是 β- 氧化过程中合成的乙酰 CoA 阻断了丙酮酸被丙酮酸脱氢酶（PDH）氧化的糖酵解阶段。这种抑制导致乳酸脱氢酶（LDH）的突然释放，将丙酮酸转化为乳酸。乳酸的积累会导致 pH 降低、Ca^{2+} 超载和细胞死亡。当葡萄糖从培养基中去除时，这种效应没有观察到。当使用低剂量二甲双胍时，也观察到乳酸合成和 pH 降低，但低浓度二甲双胍对心肌细胞的存活没有影响。

此外，体内研究显示，慢性给药二甲双胍可降低非糖尿病心肌细胞血浆游离脂肪酸水平，增加游离脂肪酸氧化。同时，观察到对葡萄糖氧化的抑制，可能是二甲双胍直接或间接通过 FFA 氧化过程中合成的乙酰 CoA 阻断糖酵解作用的结果。增加 β 氧化和抑制糖酵解对心力衰竭没有影响。

（3）线粒体功能：二甲双胍对衰竭心脏代谢有益的另一个机制是改善心肌细胞

线粒体功能。在小鼠心肌缺血引起的实验性心力衰竭中，给予小剂量二甲双胍四周显著改善了左心室功能和结构，并将动物存活率提高了近47%。这种效应与AMPK磷酸化水平升高和eNOS（内皮型一氧化氮合酶）及PGC-1α（过氧化物酶体增殖物激活受体γ共激活因子1-α）的表达增加有关。eNOS和PGC-1α都是生物发生和线粒体功能的重要调节因子，它们的激活促进了心肌细胞的氧化代谢，即增加ATP合成并恢复ATP合成/氧气消耗的正常比例。相比之下，在其他对AMPKα2和eNOS基因不活跃的转基因动物进行的研究中，没有观察到二甲双胍的心脏保护作用。

（4）其他（内皮功能、炎症等）：Akt激酶和（或）AMPK对eNOS丝氨酸1177位残基的磷酸化是eNOS激活的关键。在胰岛素抵抗中，PI3K-Akt通路受损，导致eNOS减少，NO生物利用度进一步降低，从而导致血管舒张功能减弱。Akt激活通过eNOS诱导细胞保护作用，防止线粒体细胞死亡。AMPK通过磷酸化和激活eNOS刺激NO的产生。研究表明，二甲双胍以AMPK依赖的方式显著增加eNOS ser1177的磷酸化，导致NO产生增加。这可以减少血管炎症，保护内皮免受氧化应激，减少缺血后的心肌损伤，从而改善线粒体耗氧量和内皮功能，降低冠心病的发病率。

4. 临床应用与展望　二甲双胍是糖尿病治疗的一线用药。实验研究和临床观察提供了越来越多的论据来证实二甲双胍在心力衰竭患者中的安全性和益处。基于实验和临床数据，二甲双胍治疗糖尿病合并心力衰竭患者并不与更高的风险相关，其使用的好处超过了潜在的危险。此外，越来越多的人建议二甲双胍作为这一组患者的首选治疗方案。

二、二肽基肽酶-4（DPP-4）抑制剂

1. 二肽基肽酶-4（DPP-4）抑制剂的分子结构及来源（图4-2）　DPP-4酶是1966年首次在大鼠肝脏中分离得到。1990年，DPP-4作为2型糖尿病的新靶点引起关注。2003年其蛋白质三维结构的确定，成为DPP-4抑制剂研究的一个重要里程碑。为防止多器官毒性，新药研发要求化合物对DPP-4具有高度的选择性和高亲和性，即：仅与酶的活性部位相结合，且不抑制其他二肽基肽酶活性。目前上市的DPP-4抑制剂，包括西格列汀（Sitagliptin）、维格列汀（Vildagliptin）、沙格列汀（Saxagliptin）、阿格列汀（Alogliptin）、利格列汀（Linagliptin）均可有效与酶结合。

2. 二肽基肽酶-4（DPP-4）抑制剂的药代动力学特征　口服给药后，所有的DPP-4抑制剂被很好地吸收且不受食物摄入影响，除利格列汀口服生物利用度约为30%，其余范围75%～87%。利拉列汀具有最长的半衰期120～184小时，阿格列汀12.4～21.4小时和西格列汀8～14小时；而沙格列汀和维格列汀具有较短的半

衰期，分别为 2.2 ~ 3.8 小时和 2 ~ 3 小时。

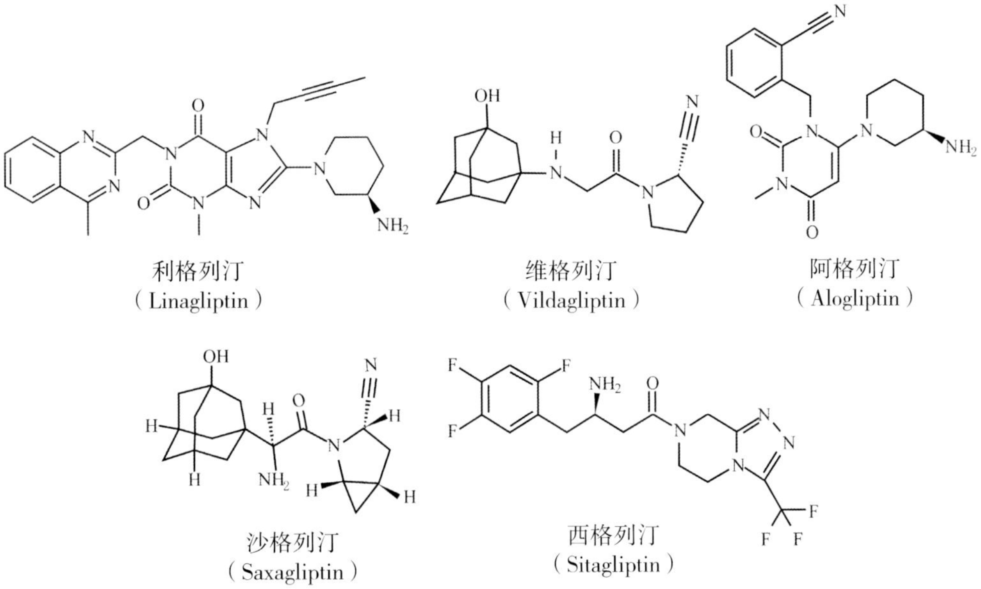

利格列汀
（Linagliptin）

维格列汀
（Vildagliptin）

阿格列汀
（Alogliptin）

沙格列汀
（Saxagliptin）

西格列汀
（Sitagliptin）

图4-2　二肽基肽酶-4（DPP-4）抑制剂的分子结构

　　几乎所有的 DPP-4 抑制剂大部分（75% ~ 87%）通过肾脏排泄，有 76% ~ 87% 原型药物从尿液排出。与此相反，利格列汀主要经过胆汁排泄（90%），因此利格列汀似乎对糖尿病肾病的患者更安全。

　　3. 二肽基肽酶-4（DPP-4）抑制剂影响心脏能量代谢的机制　DPP-4 抑制剂通过抑制二肽基肽酶-4（dipeptidyl peptidase-4，DPP-4），减慢内源性胰高血糖素样肽-1（glucagon-like peptide-1，GLP-1）和葡萄糖依赖性促胰岛素多肽（glucose dependent insulinotropic polypeptide，GIP）的降解，增加活性肠促胰素水平，从而提高和延长内源性肠促胰岛素激素的作用，促进 β 细胞释放胰岛素，抑制 α 细胞分泌胰高血糖素，使胰岛素水平升高。除了它的主要降糖作用机制外，二肽基肽酶-4（DPP-4）抑制剂影响心肌能量代谢的可能作用机制如下：

　　（1）脂代谢：有研究表明，在 Sc4mol、Hsd17b2 和 Cyp51 等类固醇相关代谢酶的表达中，DPP-4 发挥重要的调控作用，DPP-4 的缺乏或抑制可能引起血脂异常。而在动物实验中亦发现，DPP-4 基因敲除大鼠与野生大鼠相比，胆固醇和甘油三酯水平都显著升高，表明 DPP-4 有助于调节脂质代谢。在人类实验中，单剂量的西格列汀可以通过降低载脂蛋白 B48（Apo48）的合成速率进而降低其水平。而 Apo48 与乳糜微粒形成密切相关，其分泌过多可致脂代谢异常。在另一项为期 4 周的随机单中心研究中，维格列汀可以降低餐后甘油三酯的水平和 Apo48 的水平。在实验中亦发现西格列汀能够减少肝内脂肪及全身脂肪的含量进而发挥降脂作用。目前，关于 DPP-4 抑制剂对脂质代谢的影响机制尚未完全明晰，可能与 DPP-4 激活交感神经、增加脂肪组织中的脂质动员和氧化有关。另外，DPP-4 抑制剂可升高餐后 GLP-1 水平，延缓乳糜微粒在肠道局部的释放，通过 GLP-1 依赖的方式发挥调节血脂的作用。通过降低循环血脂，DPP-4 抑制剂间接改善衰竭心脏能量代谢，保护心功能。

（2）线粒体功能：在糖尿病患者中，线粒体功能障碍是能量产生效率降低的原因，而线粒体中脂肪酸氧化和解耦联蛋白（UCP）活性的增加促进了这些患者体内活性氧（ROS）水平的升高。此外，产生的 ROS 可以直接激活 UCPs，并减少线粒体中三磷腺苷（ATP）的产生。内皮细胞暴露于高血糖诱导线粒体分裂和超氧化物的产生，与 eNOS 的激活和 cGMP 的产生减少相关。糖尿病患者右心肌收缩功能障碍与线粒体网络断裂和氧化应激有关。以往的研究表明，心肌 I/R 损伤过程中存在严重的氧化应激，通过电子传递链的恶化和凋亡途径的激活以及心肌死亡等途径导致心肌线粒体功能障碍。因此，ROS 水平升高可能导致心肌线粒体膜去极化，这是导致心律失常的一种状态。然而，DPP-4i 通过抑制 ROS 的产生和线粒体膜电位的改变来减轻过氧化氢（H_2O_2）所致的心肌线粒体功能障碍。因此，这些机制被认为是降低心肌对心律失常的易感性以及缩小梗死面积的机制。此外，DPP-4i 可以通过线粒体功能保护减少再灌注损伤和降低 ROS 来维持心脏保护。文献数据还显示，DPP-4i 治疗显著降低了心脏脂质过氧化和 NO 水平，同时增加了抗氧化防御系统。线粒体在心肌 I/R 损伤后存活或死亡中起重要作用。I/R 损伤时 ROS 水平的突然升高导致线粒体通透性转换孔（MPTP）开放，导致 ATP 裂解和线粒体肿胀，从而导致凋亡通路激活和心肌细胞死亡。此外，ROS 水平升高导致线粒体膜去极化，从而证明这一过程与心律失常有关。在 DPP-4i 处理的心脏中，观察到抗凋亡作用和血管生成，以及梗死区的显著减少。在心肌细胞凋亡增加的情况下，抑制 DPP-4 可导致抗凋亡蛋白 Bcl-2 的增加。该蛋白调节线粒体膜外孔的形成，参与细胞凋亡过程。此外，Bcl-2 水平升高会导致 caspase-3 活性降低，而 caspase-3 则是凋亡级联反应的激活剂。DPP-4i 可以减少肥胖相关胰岛素抵抗 I/R 损伤患者体内 ROS 的产生，从而降低氧化应激。

（3）其他（内皮功能、炎症等）：DPP-4i 的几个成员已经被证明实现了不依赖于它们的降糖潜力的血管效应。DPP-4i 在维持内皮细胞的血管反应性方面也发挥重要作用，可能通过恢复因循环 FFA 水平升高而受损的 eNOS 水平。维达格列汀可能在调节游离脂肪酸（FFA）诱导的内皮功能障碍的信号通路中起关键作用。在糖尿病中，葡萄糖的能量贡献大大减少，有利于游离脂肪酸的 β 氧化。糖尿病患者心肌 FFA 摄取增加超过 FFA 氧化能力，导致心肌甘油三酯蓄积和细胞死亡。这个过程指的是在许多糖尿病动物模型中观察到的脂毒性。胰岛素缺乏状态下脂肪组织脂解增加，导致循环 FFA 水平升高，直接干扰内皮细胞 NO 的产生机制，这依赖于内皮细胞 PI3K-eNOS 信号。此外，内皮细胞通过降低 eNOS 活性来减少糖尿病条件下 NO 的产生。FFA 水平升高可能会对心肌功能产生有害影响，包括 ROS 的产生增加，FFA 有毒中间体（包括二酰甘油和神经酰胺）在细胞内的积累，以及通过抑制葡萄糖氧化。值得强调的是，心肌细胞内 90% 的 ATP 是在线粒体氧化磷酸化的细胞过程中产生的。然而，在糖尿病患者中，线粒体从葡萄糖切换到游离脂肪酸氧化以产生 ATP，导致线粒体 ROS 生成增加，氧化磷酸化减弱。循环中脂质的增加可能导致糖尿病患者的心脏炎症。游离脂肪酸通过核因子-κβ（NF-κβ）途径激活 Toll 样受体 4（TLR4），促进强烈的炎症反应，导致肿瘤坏死因子-α（TNF-α）、白介素-1（IL-1）和白介素-6（IL-6）作为促炎细胞因子的表达。维达格列汀在增加游离脂肪酸环境方面的一些保护作用被证明。维达格列汀的解毒能力降低了游离脂肪酸诱导的乳酸脱氢酶（LDH）的释放，提示其具有保护作用。此外，还观察到维达格列汀通过强烈抑制 ROS 产生过程中的重要线粒体酶 NOX-4 来实现其抗 ROS 作用。值得注意的是，NOX-4 的高表达与 NLRP3 炎症体（多聚体蛋白复合体）的激活有关，NLRP3 多聚体蛋白复合体启动了一种炎症形式的细胞死亡，以及两种促炎细胞因子 IL-1β 和 IL-18 在内皮细胞中的成熟。因此，抑制 NOX-4 导致细胞 ROS 水平降低，并恢复由 FFA 诱导的氧化应激引起的 GSH 值降低。这些结果表明，这种降糖药物具有降血糖和改善血管功能的双重作用。

众所周知，糖尿病作为一种并存疾病，会导致全身炎症状态。DPP-4i 降低全身促炎状态的能力解释了这些降糖药物降低冠状动脉微血管炎症的可能性，并有助于心力衰竭期间急性心肌梗死后的重构。抑制 DPP-4 活性会减少外周血单个核细胞和 T 细胞产生包括 IL-2、IL-10、IL-12 和干扰素-γ 在内的细胞因子。DPP-4i 可降低动脉粥样硬化病变中促炎症细胞因子的表达以及单核细胞的活化和趋化作用。此外，这些药物还降低了 T2DM 患者的炎症和氧化应激的标志物。鉴于上调的 JAK/STAT 通路是由 IL-6 诱导的，并且与 HF 诱导的心肌肥大密切相关，该通路的调节介导了 DPP-4i 的抗炎作用。DPP-4i 可能具有减轻慢性炎症和改善氧化还原平衡的双重功能，因而能够保护心脏免受糖尿病引起的细胞损伤。

4. 临床应用与展望　DPP-4 抑制剂是一种重要的口服降糖药，在二甲双胍失效后作为促胰岛素药物作为二线治疗。DPP-4 抑制剂显示心血管安全，没有内在的低血糖风险，对体重影响是中性的，正越来越多地取代磺酰脲类药物作为促胰岛素药物。也经常是其他治疗方案（如格列酮或葡萄糖苷酶抑制剂）的良好替代治疗方案。

三、胰高血糖素样肽-1-受体激动剂（GLP-1 RAs）

1. 胰高血糖素样肽 -1- 受体激动剂（GLP-1 RAs）的分子结构（图 4-3）及来源　20 世纪 80 年代初，对哺乳动物胰高血糖素原 cDNA 和基因进行分子克隆，发现了胰高血糖素样肽 GLP-1 和 GLP-2 的序列。研究发现，GLP-1 表现出肠促胰岛素样活性，增强正常和糖尿病动物和人类的葡萄糖依赖性胰岛素分泌。这些发现很快证实了 GLP-1 抑制胰高血糖素分泌、食物摄入和胃排空，支持 GLP-1 受体（GLP-1R）激动剂的发展。

H-His-Gly-Glu-Gly-Thr-Phe-Thr-Ser-Asp-Leu-Ser-Lys-Gln-Met-Glu-Glu-Glu-Ala-Val-Arg-Leu-Phe-Ile-Glu-Trp-Leu-Lys-Asn-Gly-Gly-Pro-Ser-Ser-Gly-Ala-Pro-Pro-Pro-Ser-NH$_2$

艾塞那肽（Exenatide）

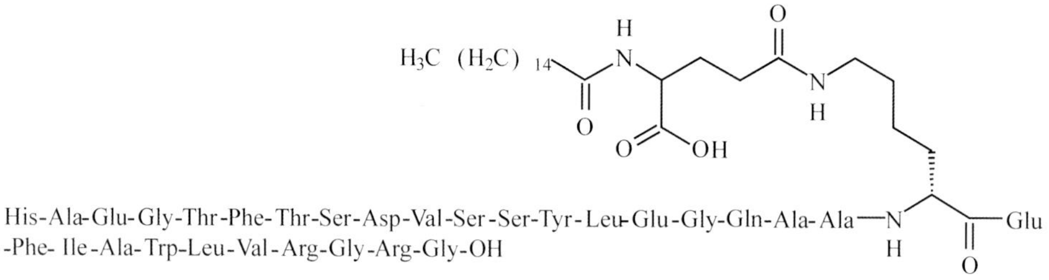

His-Ala-Glu-Gly-Thr-Phe-Thr-Ser-Asp-Val-Ser-Ser-Tyr-Leu-Glu-Gly-Gln-Ala-Ala-Phe-Ile-Ala-Trp-Leu-Val-Arg-Gly-Arg-Gly-OH

利拉鲁肽（Liraglutide）

图 4-3　胰高血糖素样肽-1受体激动剂2个代表药物的分子结构

2. 胰高血糖素样肽 -1- 受体激动剂（GLP-1 RAs）的药代动力学特征

（1）利拉鲁肽：皮下注射后 8 ~ 12 小时达到最大血浆浓度，皮下注射后利拉鲁肽的绝对生物利用度约为 55%。单次皮下注射利拉鲁肽后的平均表观清除率约为 1.2L/h，清除半衰期约为 13 小时，因此利拉鲁肽适于每日使用一次。

（2）艾塞那钛：对于 2 型糖尿病患者，在皮下注射艾塞那肽后达到峰值血浆浓度的中位时间为 2.1 小时。在人体内，艾塞那肽的平均表观清除率为 9.1L/h，平均半衰期为 2.4 小时。艾塞那肽的建议用药间隔为每日 2 次（早餐和晚餐前），故对空腹血糖的影响弱于长效 GLP-1 类似物。

3. 胰高血糖素样肽 -1- 受体激动剂（GLP-1RAs）影响心脏能量代谢的作用机制　GLP-1RAs 可以模仿内源性 GLP1 的作用，通过刺激胰岛素的释放、抑制胰高血糖素的分泌、抑制内源性葡萄糖的产生和食欲来改善葡萄糖稳态。它们通过减轻体重和减少炎性 β 细胞损伤间接提高胰岛素敏感性。除了它的主要降糖作用机制外，

GLP-1RAs影响心肌能量代谢的可能作用机制如下：

（1）糖代谢：尽管关于GLP-1和GLP-1R激动剂是否对不表达GLP-1R的心室肌细胞有直接作用的争论仍在继续，但很可能是对其他外周组织的间接作用导致了GLP-1R介导的心脏能量代谢的变化。众所周知，胰岛β细胞胰岛素分泌的增加是GLP-1和GLP-1R激动剂介导的改善健康和糖尿病动物或人类葡萄糖稳态的主要因素。重要的是，胰岛素是心脏葡萄糖代谢的有力刺激因子，尤其是葡萄糖氧化。因此，在T2DM受试者中，GLP-1R激动剂诱导的胰岛素分泌增加可能会增加心脏葡萄糖氧化率，并有助于改善心功能。为了说明GLP-1R激动剂的间接作用影响心脏胰岛素信号，利拉鲁肽治疗仍然导致心脏/心房特异性GLP1R缺失的小鼠心脏Akt磷酸化显著增加。

然而先前的研究表明，GLP-1和GLP-1R激动剂不能增加肥胖/T2DM猪或人的心脏葡萄糖摄取，也不能增加患有NYHAⅡ级或NYHAⅢ级心力衰竭的人的心脏葡萄糖摄取。值得注意的是，GLP-1或GLP-1R激动剂治疗后心肌葡萄糖摄取缺乏增加并不一定反映葡萄糖氧化的潜在变化。正如脂肪酸介导的对心脏葡萄糖代谢的抑制在葡萄糖氧化水平上比糖酵解水平更有效。心脏中葡萄糖摄取和糖酵解的速率明显高于葡萄糖氧化速率，这在肥胖症和（或）T2DM中很明显，因为循环脂肪酸向心脏的输送显著增加，因此有可能在不改变葡萄糖摄取的情况下提高心脏的葡萄糖氧化率。为了支持这一点，激活PDH特异性地刺激葡萄糖氧化率，可以改善实验性缺血/再灌注损伤下离体工作啮齿动物心脏的心功能恢复，尽管糖酵解率没有受到影响。相反，一些临床前研究表明，只有心脏葡萄糖摄取/糖酵解增加，而葡萄糖氧化没有相应增加的情况实际上可能会加剧心脏功能障碍。这些发现的机制尚不清楚，但已经提出，糖酵解和葡萄糖氧化之间的耦合不良会增加心脏中质子的产生和细胞内酸中毒，这可能会削弱心肌的收缩效率。在T2DM期间，心脏葡萄糖摄取和葡萄糖氧化率之间的巨大差异也可能会增加进入氨基己糖生物合成途径的葡萄糖的比例，这可能会增加蛋白质连接的β-D-N-乙酰氨基葡萄糖（O-GlcNAc）翻译后修饰，并恶化心功能。关于GLP-1/GLP-1R信号转导，通过使用ameroid缩窄器减少LAD冠状动脉流量，对精瘦和肥胖的Ossabaw猪进行的随访研究表明，利拉鲁肽［5~15μg/（kg·d）］治疗30天可改善心功能，而不会减少梗死面积。重要的是，利拉鲁肽介导的心功能改善与单位压力-容积面积心功率之间的关系增加有关，这表明心脏效率增加。这是相关的，因为增加葡萄糖氧化率通常会导致心脏效率的提高，因为相对于每摩尔氧气消耗产生的ATP而言，葡萄糖是更有效的燃料。因此，利拉鲁肽介导的心脏葡萄糖氧化的增加，而不是糖酵解的实际增加，可能解释了临床前和临床研究中看到的各种GLP-1R激动剂对心脏效率和随后的功能的改善。

（2）脂代谢：此外，GLP-1R 激动剂介导的胰高血糖素分泌减少也可能影响心脏能量代谢，因为胰高血糖素治疗（1ng/ml）显著增加了离体工作兔心脏的脂肪酸氧化率。在永久性左前降支冠状动脉闭塞后接受胰高血糖素系统治疗的小鼠的心脏代谢组学研究显示，广泛的长链酰基肉碱种类显著增加，这与心脏脂肪酸氧化水平的升高一致。相反，在心脏特有的胰高血糖素受体缺失的小鼠的心脏中，多种长链酰肉碱种类减少，无论是假手术还是永久性左前降支冠状动脉阻塞，这与心脏中胰高血糖素受体信号的减少脂肪酸氧化是一致的。

综上所述，循环中胰岛素和胰高血糖素水平的增加和降低分别可能是使用 GLP-1R 激动剂治疗的动物的心脏葡萄糖利用 / 氧化增加和脂肪酸氧化率降低的原因。

（3）其他（内皮功能、炎症等）：全身性 GLP-1R 激动剂治疗也很可能影响其他多种循环因子，如心钠素，其他 GLP-1R 调节的循环因子仍有可能影响 T2DM 患者的心脏能量代谢。

4. 临床应用与展望　GLP-1 受体激动剂是 T2DM 治疗领域的一类重要新型降糖药，在临床上应用越来越广泛。CVOT 研究证实利拉鲁肽可为合并心血管疾病或具有心血管疾病高风险的 T2DM 患者带来明确心血管获益，为改善糖尿病患者心血管疾病发生的风险提供了新的治疗手段。

四、钠-葡萄糖协同转运蛋白-2-抑制剂（SGLT-2i）

1. SGLT-2i 的分子结构及来源　SGLT-2i 最初来源于从苹果树皮中分离出的根皮苷，随后其被证明可以促进糖尿病患者的葡萄糖尿和降低血糖水平，并抑制人体肾脏对葡萄糖的再吸收。但由于小肠吸收差、生物利用度低和对 SGLT-2 缺乏选择性，该药物未被用于临床。后来，人们开始开发这种化合物的衍生物，从而导致了目前的 SGLT-2 抑制剂家族的发现。目前已有多种 SGLT-2i 上市，包括坎格列净（canagliflozin）、达格列净（dapagliflozin）、恩格列净（empagliflozin）等（图4-4）。

2. SGLT-2i 的药代动力学特征

（1）坎格列净：单剂口服 100mg 或 300mg 后，血浓度达峰时间为 1 ~ 2 小时，相对生物利用度（F）约为 65%，消除 $t_{1/2}$ 分别为 10.6 小时和 13.1 小时。

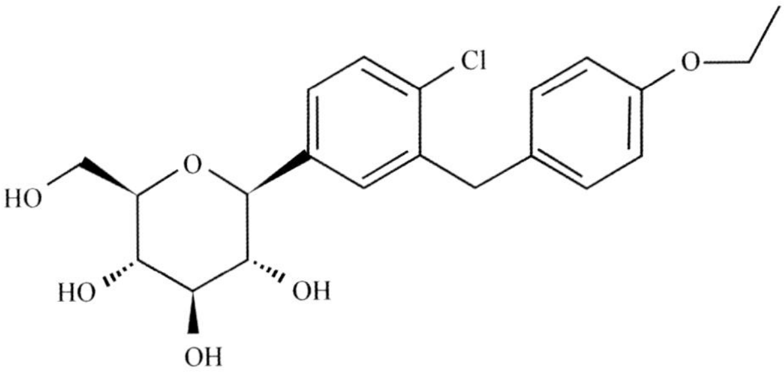

达格列净（dapagliflozin）

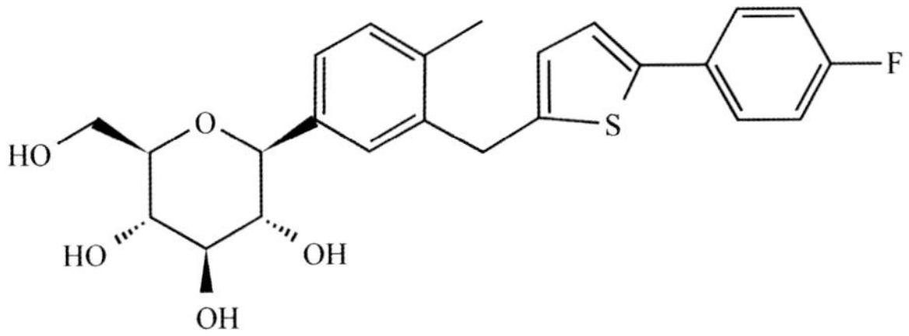

坎格列净（canagliflozin）

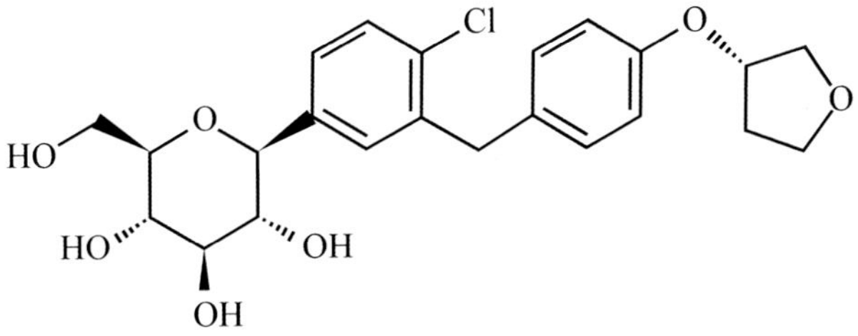

恩格列净（empagliflozin）

图4-4 SGLT-2i的3个代表药物的分子结构

（2）达格列净：口服易吸收，服药2小时可达血药浓度峰值。在人体中很少通过CYP酶代谢。主要由UGT1A9转化为无活性的3-O-葡萄糖醛酸代谢物，约占61%，并从肾排泄。

（3）恩格列净：口服后1.5小时血药浓度达峰值。$t_{1/2}$约12.4小时。

3. 钠-葡萄糖协同转运蛋白-2-抑制剂（SGLT-2i）影响心脏能量代谢的作用机制 这类药物以肾近端小管为靶点，阻止葡萄糖的再吸收，从而增强尿葡萄糖排泄。由于其特异性分布在肾脏，对其他组织、器官无显著影响，从而产生主要独立于胰岛素的抗高血糖作用。除了它的主要降糖作用机制外，钠-葡萄糖协同转运蛋白-2-抑制剂（SGLT-2i）对心脏能量代谢的可能作用机制如下：

（1）糖代谢、酮氧化和脂代谢：衰竭的心脏的能量代谢发生了巨大的变化。随着心力衰竭的进展，线粒体氧化代谢持续下降，心脏变得更加依赖糖酵解作为能量来源。线粒体葡萄糖氧化在衰竭的心脏中减少，导致能量生产的减少和心脏燃料的缺乏。心力衰竭时糖酵解和葡萄糖氧化之间的不耦合也导致质子产生增加，从而导致心脏效率的降低。这种心脏效率的降低并不局限于心力衰竭和射血分数降低的患者，也发生在心力衰竭和射血分数保持、左室（LV）肥厚但同时左室机械效率降低的患者。

已经有人提出 SGLT-2 抑制剂在心力衰竭中的有益作用可以通过改善心脏能量和提高心脏效率来发生。SGLT-2 抑制剂增加循环酮水平，其次是调动脂肪组织脂肪酸，然后被肝脏用于生酮。即使在没有糖尿病的情况下，SGLT-2 抑制剂治疗后，循环酮水平也会增加。这些酮被提议通过作为心脏的"节约"燃料来改善心脏能量和心脏效率。我们已经证明了酮不是心脏的有效燃料来源，但它们是衰竭心脏的额外燃料来源。衰竭的心脏"能量匮乏"，主要是由于线粒体氧化代谢的减少。酮氧化在衰竭的心脏中增加，这被认为是一种适应性代谢过程。由于 SGLT-2 抑制而增加血液中的血浆酮水平确实增加了心脏酮氧化速率，从而改善了"饥饿"衰竭心脏的能量供应。在糖尿病心肌病小鼠中，恩格列净诱导的心脏酮氧化增加为心脏提供了额外的燃料来源，这与心脏功能的改善有关。也有研究表明，SGLT-2 抑制剂可以改善糖尿病大鼠线粒体呼吸功能，这也可能有助于改善心脏的能量生产。线粒体呼吸的这些变化被认为是由心脏能量供应的有利改变部分介导的。心力衰竭患者注射酮也可改善收缩功能。有趣的是，这种酮引起的收缩性能的改善也与心脏效率的增加无关。因为与葡萄糖的氧化相比，酮的氧化并不是一种更有效的能源。因此，SGLT-2 抑制剂在心力衰竭中的一些有益作用可能继发于增加衰竭心脏的燃料供应，而不是为心脏提供更有效的燃料来源。此外，心力衰竭时心脏酮氧化的增加与葡萄糖或脂肪氧化的减少无关，因此，尽管 SGLT-2 抑制剂可能不会增加衰竭心脏的心脏效率，但它们可能为心脏提供额外的燃料来源，这可能对能量受损的衰竭心脏特别有益。

（2）线粒体功能：线粒体因其在能量生成、钙稳态和 ROS 生成等方面的作用，对维持心脏生理功能非常重要。线粒体功能障碍被发现与糖尿病心肌病的病理进展有关。糖尿病患者线粒体功能和动力学受损，导致心肌收缩功能障碍。一些报告显示，SGLT-2 抑制剂治疗可减弱线粒体功能障碍。

在遗传性糖尿病小鼠模型中，恩格列净已被证明可以减轻肌纤间线粒体的超微结构异常，包括肌节外观紊乱、基质电子密度降低、嵴缺失和线粒体碎片。在肥胖胰岛素抵抗大鼠心肌 I/R 损伤前，达格列净治疗 4 周后，可抑制线粒体 ROS 产生、去极化和线粒体肿胀的增加。线粒体碎片减少、嵴缺失和嵴融合也改善了线粒体形态。对于线粒体生物发生，达格列净增加了过氧化物酶体增殖物激活受体 γ 共激活因子 1-α（PGC1-α）和肉碱棕榈酰基转移酶 1（CPT1）的蛋白表达，这是调节心脏线粒体脂肪酸氧化的必要蛋白。达格列净治疗后，电子传递链复合物 I 的表达也增加，提示其在恢复心肌 I/R 损伤时心肌能量代谢降低的作用。

（3）其他（内皮功能、炎症等）：在啮齿动物模型和人类中获得的 SGLT-2i 和炎症数据一致表明，SGLT-2i 抑制炎症，在肾脏和肝脏发挥特定的保护作用。这一效应也已经在人类身上表现出来，在人类中，坎格列净能够通过降低白介素 -1、白介素 -6 和肿瘤坏死因子 1 受体来逆转与炎症相关的分子过程。与这些作用一致的是，越来越多的证据表明，SGLT-2i 可以改善血管僵硬和内皮功能，减少微血管损伤，这可能是由于它们的抗炎特性。SGLT-2i 通过激活 AMPK 和增加褐色和白色脂肪组织解耦联蛋白 1 的表达，将巨噬细胞极化从促炎 M1 改变为抗炎 M2，并刺激全身能量消耗。

4. 临床应用与展望 在常规降糖治疗的基础上，SGLT-2 抑制剂恩格列净等可对糖尿病合并 CVD 患者带来显著的心血管保护作用，尤其是降低因心血管原因死亡及因心力衰竭住院。SGLT-2 抑制剂在心力衰竭中获益的有趣机制如改善心脏能量代谢，需要进一步的研究，以揭示 SGLT-2 抑制剂如何发挥对心血管的有益作用。

参考文献

[1]Chierchia SL，Fragasso G.Metabolic management of ischaemic heart disease[J].Eur Heart J，1993，14：G2-5.

[2]Wooles WR，Borzelleca JF，Branham GW.Effect of acute and prolonged salicylate administration on liver and plasma triglyceride serum concentrations and diet-induced hypercholesterolemia[J].Toxicol Appl Pharmacol，1967，10（1）：1-7.

[3]Vik-Mo H，Mjos OD.Mechanisms for inhibition of free fatty acid mobilization by nicotinic acid and sodium salicylate in canine subcutaneous adipose tissue in situ[J].Scand J Clin Lab Invest，1978，38（3）：209-216.

[4]Beynen AC，Buechler KF，Molen AJVD，et al.Inhibition of hepatic lipogenesis by salicylate[J].Toxicology，1982，24（1）：33-43.

[5]Hawley SA，Fullerton MD，Ross FA，et al.The ancient drug salicylate directly activates AMP-activated protein ki-nase[J].Science，2012，336（6083）：918-922.

[6]Steinberg GR, Dandapani M, Hardie DG.AMPK: mediating the metabolic effects of salicylate-based drugs? [J].Trends Endocrinol Metabol, 2013, 24（10）: 481-487.

[7]Kopp E, Ghosh S.Inhibition of NF-kappa B by sodium salicylate and aspirin[J].Science, 1994, 265（5174）: 956-959.

[8]Amiri L, John A, Shafarin J, et al.Enhanced glucose tolerance and pancreatic beta cell function by low dose aspirin in hyperglycemic insulin-resistant type 2 Diabetic Goto-Kakizaki（GK）Rats[J].Cell Physiol Biochem, 2015, 36（5）: 1939-1950.

[9]Thompson DS, Naqvi N, Juul SM, et al.Haemodynamic and metabolic effects of atenolol in patients with angina pectoris[J].Br Heart J, 1980, 43（6）: 668-679.

[10]Day JL.The metabolic consequences of adrenergic blockade: a review[J].Metabolism, 1975, 24（8）: 987-996.

[11]Lech JJ, Jesmok GJ, Calvert DN.Effects of drugs and hormones in lipolysis in the heart[J].Fed Proc, 1977, 36（7）: 2000-2008.

[12]Simonsen S, Ihlen H, Kjekshus JK.Haemodynamic and metabolic ef-fects of timolol（blocadren）on ischemic myocardium[J].Acta Med Scand, 1983, 213（5）: 393-398.

[13]Lewis CM, Brink AJ, Thero MJ, et al.Beta adrenergic blockade.Hemodynamics and myocardial energy metabolism in patients with ischemic heart disease[J].Am J Cardiol, 1968, 21（6）: 846-859.

[14]Bagger JP, Thomassen A, Nielsen TT.Improved myocardial lactate extraction after propranolol in coronary artery disease: effected by peripheral glutamate and free fatty acid metabolism[J].Br Heart J, 1986, 55（2）: 140-147.

[15]Fragasso G, Salerno A, Margonato A.Heart rate reduction is probably not the main beneficial mechanism by which beta blockade improves outcome in patients with systolic chronic heart failure[J].Am J Cardiol, 2008, 102（4）: 506-507.

[16]Al-Hesayen A, Azevedo ER, Floras JS, et al.Selective versus nonselective beta-adrenergic receptor blockade in chronic heart failure: differential effects on myocardial energy substrate utilization[J].Eur J Heart Fail, 2005, 7（4）: 618-623.

[17]Podbregar M, Voga G.Effect of selective and nonselective beta-blockers on resting energy production rate and total body substrate utilization in chronic heart failure[J].J Cardiac Fail, 2002, 8（6）: 369-378.

[18]Giugliano D, Acampora R, Marfella R, et al.Metabolic and cardiovascular effects of carvedilol and atenolol in non-insulin-dependent diabetes mellitus and

hypertension.A randomized, controlled trial[J].Ann Intern Med, 1997, 126（12）: 955–959.

[19]Lacourci è re Y, Arnott W.Placebo-controlled comparison of the effects of nebivolol and low-dose hydrochlorothiazide as monotherapies and in combination on blood pressure and lipid profile in hypertensive patients[J].J Hum Hypertens, 1994, 8（4）: 283–288.

[20]Fragasso G, Cobelli FD, Spoladore R, et al.Resting cardiac energy metabolism is inversely associated with heart rate in healthy young adult men[J].Am Heart J, 2011, 162（1）: 136–141.

[21]Lauzier B, Vaillant F, G é linas R, et al.Ivabradine reduces heart rate while preserving metabolic fluxes and energy status of healthy normoxic working hearts[J].Am J Physiol Heart Circ Physiol, 2011, 300（3）: H845–852.

[22]Vaillant F, Lauzier B, Ruiz M, et al.Ivabradine and metoprolol differentially affect cardiac glucose metabolism despite similar heart rate reduction in a mouse model of dyslipidemia[J].Am J Physiol Heart Circ Physiol, 2016, 311（4）: H991–H1003.

[23]Black HR, Davis B, Barzilay J, et al.Metabolic and clinical outcomes in nondiabetic individuals with the metabolic syndrome assigned to chlorthalidone, amlodipine, or lisinopril as initial treatment for hypertension : a report from the Antihypertensive and Lipid-Lowering Treatment to Prevent Heart Attack Trial（ALLHAT）.Antihypertensive and Lipid-Lowering Treatment to Prevent Heart Attack Trial[J].Diabetes Care, 2008, 31（2）: 353–360.

[24]Barzilay JI, Davis BR, Pressel SL, et al.Long-term effects of incident diabetes mellitus on cardiovascular outcomes in people treated for hypertension : the ALLHAT diabetes extension study[J].Circ Cardiovasc Qual Outcomes, 2012, 5（2）: 153–162.

[25]De Coster PM, Chierchia S, Davis GJ, et al.Combined effects of nitrates on the coronary and peripheral circulation in exercise induced ischemia[J].Circulation, 1990, 81（6）: 1881–1886.

[26]Taira N, Satoh K, Yanagisawa T, et al.Pharmacological profile of a new coronary vasodilator drug, 2-nicotinamidoethyl nitrate（SG-75）[J].Clin Exp Pharmacol Physiol, 1979, 6（3）: 301–316.

[27]Kukovetz WR, Holzmann S, Braida C, et al.Dual mechanism of the relaxing effect of nicorandil by stimulation of cyclic GMP formation and by hyperpolarization[J].J Cardiovasc Pharmacol, 1991, 17（4）: 627–633.

[28]Ozcan C，Bienengraeber M，Dzeja PP，et al.Potassium channel openers protect cardiac mitochondria by attenuating oxidant stress at reoxygenation[J].Am J Physiol Heart Circ Physiol，2002，282（2）：H531-539.

[29]Korb H，Hoeft A，Hunneman DH，et al.Effectiveness of nicorandil in the preservation of myocardium stressed by transient ischemia and its influence on cardiac metabolism during coronary artery occlusion with subsequent reperfusion：a comparison with isosorbide dinitrate[J].Naunyn-Schmiedeberg's Arch Pharmacol，1985，329（4）：440-446.

[30]Cohn JN，Pfeffer MA，Rouleau J，et al.Adverse mortality effect of central sympathetic inhibition with sustained-release moxonidine in patients with heart failure（MOXCON）[J].Eur J Heart Fail，2003，5（5）：659-666.

[31]Mobini R，Jansson PA，Bergh CH，et al.Influence of central inhibition of sympathetic nervous activity on myocardial metabolism in chronic heart failure：acute effects of the imidazoline I1-receptor agonist moxonidine[J].Clin Sci，2006，110（3）：329-336.

[32]Elisaf M S，Petris C，Bairaktari E，et al.The effect of moxonidine on plasma lipid profile and on LDL subclass distribution[J].J Hum Hypertens，1999，13（11）：781-785.

[33]Dvorak MM，De Joussineau C，Carter DH.Thiazide diuretics directly induce osteoblast differentiation and mineralized nodule formation by interacting with a sodium chloride co-transporter in bone[J].J Am Soc Nephrol，2007，18（9）：2509-2516.

[34]Rejnmark L，Vestergaard P，Heickendorff L，et al.Effects of long-term treatment with loop diuretics on bone mineral density，calcitropic hormones and bone turnover[J].J Intern Med，2005，257（2）：176-184.

[35]Elmgreen J，Tougaard L，Leth A，et al.Elevated serum parathyroid hormone concentration during treatment with high ceiling diuretics[J].Eur J Clin Pharmacol，1980，18：363-364.

[36]Falch DK，Schreiner A.The effect of spironolactone on lipid，glucose and uric acid levels in blood during long-term administration to hypertensives[J].Acta Med Scand，1983，213（1）：27-30.

[37]Yamaji M，Tsutamoto T，Kawahara C，et al.Effect of eplerenone versus spironolactone on cortisol and hemoglobin A（1）（c）levels in patients with chronic heart failure[J].Am Heart J，2010，160（5）：915-921.

[38]Korol S，Mottet F，Perreault S，et al.A systematic review and meta-analysis of

the impact of mineralocorticoid receptor antagonists on glucose homeostasis[J].Medicine（Baltimore），2017，96（48）：e8719.

[39]Connolly SJ，Ezekowitz MD，Yusuf S，et al.Dabigatran versus warfarin in patients with atrial fibrillation[J].N Engl J Med，2009，361：1139-1151.

[40]Artang R，Rome E，Nielsen JD，et al.Meta-analysis of randomized controlled trials on risk of myocardial infarction from the use of oral direct thrombin inhibitors[J].Am J Cardiol，2013，112（12）：1973-1979.

[41]Fragasso G，Corti A，Loiacono F，et al.Thrombin inhibition：a double edged sword？[J].Heart，Lung and Vessels，2015，7（3）：191-197.

[42]Koh KK，Oh PC，Sakuma I，et al.Rosuvastatin dose-dependently improves flow-mediated dilation，but reduces adiponectin levels and insulin sensitivity in hypercholesterolemic patients[J].Int J Cardiol，2016，223（16）：488-493.

[43]Schooling CM，Au Yeung SL，Freeman G，et al.The effect of statins on testosterone in men and women，a systematic review and meta-analysis of randomized controlled trials[J].BMC Med，2013，11（1）：57.

[44]Ding EL，Song Y，Malik VS，et al.Sex differences of endogenous sex hormones and risk of type 2 diabetes[J].JAMA，2006，295（11）：1288-1299.

[45]Peck A，Chaikittisilpa S，Mirzaei R，et al.Effect of statins on estrogen and androgen levels in postmenopausal women treated with estradiol[J].Climacteric，2011，14（1）：49-53.

[46]Kantor PF，Lucien A，Kozak R.The antianginal drug trimetazidine shifts cardiac energy metabolism from fatty acid oxidation to glucose oxidation by inhibiting mitochondrial long-chain 3-ketoacyl coenzyme A thiolase[J].Circ Res，2000，86（5）：580-588.

[47]Fragasso G，Piatti PM，Monti L，et al.Short and long term beneficial effects of trimetazidine in patients with diabetes and ischemic cardiomyopathy[J].Am Heart J，2003，146（1）：18.

[48]Witters LA.The blooming of the French lilac[J].J Clin Invest，2001，108（8）：1105-1107.

[49]李鑫，李焕德.一类全新机制的 2 型糖尿病治疗药物 SGLT2 抑制剂 [J].中南药学，2018，16（3）：289-296.

[50]Driver C，Bamitale KDS，Kazi A，et al.Cardioprotective Effects of Metformin[J].J Cardiovasc Pharmacol，2018，72（2）：121-127.

[51]Al Batran R，Almutairi M.Glucagon-like peptide-1 receptor mediated control of

cardiac energy metabolism[J].Peptides，2018，100：94-100.

[52] 熊芳菲，王丽宏，车慧 . 二肽基肽酶 4 抑制剂对心血管保护作用的研究现状 [J]. 心血管康复医学杂志，2020，29（4）：478-481.

[53] 朱斌，赵志刚 .GLP-1 受体激动剂的药代动力学与药效动力学特点 [J]. 药品评价，2014，（15）：43-47.

[54] 赵敏，赵学增 .DPP-4 抑制剂的药代动力学特点 [J]. 药品评价，2011，8（21）：10-13，20.

[55]Gallo LA，Wright EM，Vallon V.Probing SGLT2 as a therapeutic target for diabetes：basic physiology and consequences[J].Diab Vasc Dis Res，2015，12（2）：78-89.

[56]Dziubak A，Wójcicka G，Wojtak A，et al.Metabolic Effects of Metformin in the Failing Heart[J].Int J Mol Sci，2018，19（10）：2869.

[57]Lopaschuk GD，Verma S.Mechanisms of Cardiovascular Benefits of Sodium Glucose Co-Transporter 2（SGLT2）Inhibitors：A State-of-the-Art Review[J].JACC Basic Transl Sci，2020，5（6）：632-644.

[58]Lahnwong S，Chattipakorn SC，Chattipakorn N.Potential mechanisms responsible for cardioprotective effects of sodium-glucose co-transporter 2 inhibitors[J].Cardiovasc Diabetol，2018，17（1）：101.

[59]李思源，邹琳 .Nod 样受体蛋白 3 炎性小体在二甲双胍抑制心肌细胞缺氧复氧损伤中的作用 [J]. 中华老年心血管病杂志，2021，23（2）：192-195.

[60]Rankovic M，Jeremic N，Srejovic I，et al.Dipeptidyl peptidase-4 inhibitors as new tools for cardioprotection[J].Heart Fail Rev，2021，26（2）：437-450.

[61] 马学毅 . 如何安全使用双胍类降糖药物 [J]. 药品评价，2010，7（13）：30-33.

[62] 张幼怡 . 二甲双胍的心脏保护作用机制研究进展 [J]. 中国医学前沿杂志（电子版），2011，3（5）：21-23.

第五章

能量代谢与衰老

    个体衰老的系统生物学特征包括寿命和系统、器官、组织的病理生理学改变，而寿命是目前最为公认的衰老评价指标之一。Lopez-otin 将衰老的特征归纳为以下八项：基因组不稳定、端粒缩短、表观遗传改变、蛋白质稳态丢失、线粒体功能障碍、细胞衰老、干细胞耗竭、细胞间通讯改变。衰老相关的研究领域包括以下七项：应激适应、表观遗传、炎症、生物大分子损伤、代谢、蛋白稳态、干细胞与再生，绝大部分衰老相关的基础研究围绕系统、细胞、分子三个角度开展。流行病学调查显示，年龄是心脑血管病、癌症、骨关节炎、神经退行性疾病、糖尿病、黄斑变性等疾病独立危险因素。因此，与衰老相关的大型研究中，通常会同时记录寿命和几种衰老相关疾病的状态来评价个体的衰老情况。

    细胞是生物体基本的结构和功能单位，细胞总体水平的衰老一般被认为是机体衰老的基础。经典的细胞衰老（Cell Senescence）是指一种不可逆的细胞周期组织状态，衰老的细胞呈现一系列特异表型：①结构变化：体积增大、细胞核凹陷、核膜崩解、线粒体减少；②细胞复制能力丢失、细胞周期停滞、应激敏感性降低；③β-半乳糖苷酶活性增强，这也是目前体内体外鉴定细胞衰老最常用的方法之一，是特异性标识细胞衰老和计算衰老细胞比例的重要工具和手段；④抵抗凋亡的能力增强，这可能是衰老细胞失去分裂能力却能长时间存活的主要原因；⑤衰老相关分泌表型（senescence-associated secretory phenotype，SASP）活跃。SASP 的主要成分有炎性细胞因子、趋化因子、生长因子和蛋白酶。

    大量证据表明，在所有生物体中，能量产生随着年龄的增长而逐渐减少，这主要是由于线粒体功能的下降。衰老的生物体还表现出碳水化合物、氨基酸和脂肪酸（主要生物燃料）的动态平衡被破坏。与衰老相关的能量代谢的确切变化，它们的生理影响，以及它们对衰老的贡献尚不清楚，这阻碍了对衰老机制的理解和基于机制的衰老调控策略的发展。

    线粒体功能随年龄的下降归因于线粒体 DNA 随机损伤的积累，主要是由于在

ATP 产生过程中通过电子传输链（ETC）产生的活性氧物种。虽然线粒体 DNA 的氧化损伤随着年龄的增长而积累，并导致基因表达减少。但是氧化损伤是否是衰老相关的线粒体功能下降或衰老的原因尚无定论。发表最广泛的衰老理论之一涉及活性氧（ROS）。这些分子是线粒体内膜呼吸链的副产物，其中氧化还原反应产生一个质子梯度，驱动 ATP 产生。超氧自由基由呼吸链复合体 I 和 III 产生。三种清除机制：超氧化物歧化酶（SOD；线粒体和细胞质）、过氧化氢酶（过氧化物酶体）和谷胱甘肽过氧化物酶（线粒体和细胞质）逐步作用来清除这些自由基。首先，超氧化物歧化酶解毒超氧化物并产生过氧化氢。如果不去除，这中间产物就会形成更危险的羟自由基。过氧化氢酶和谷胱甘肽过氧化物酶通过将过氧化氢转化为水防止羟自由基的形成。由于线粒体蛋白质和线粒体 DNA 靠近呼吸链，缺乏保护性核小体，尤其容易受到损伤。

衰老细胞能量代谢的改变主要表现在线粒体功能的减弱及胰岛素 /IGF-1（胰岛素 / 胰岛素样生长因子，Insulin/IGF-1）信号通路等能量代谢通路的改变。衰老细胞中线粒体功能减弱，表现为膜电位降低、质子泄漏增加、融合和分裂率降低、质量增加和三羧酸循环代谢物种类增加。虽然衰老细胞中线粒体的数量可能逐渐增加，但其产生 ATP 的能力受到损害。衰老动物包括人类中糖酵解增加，同时组织和血清中乳酸增加，表明衰老动物中有氧代谢减少，无氧代谢增加，ATP 的生成效率明显下降。衰老细胞线粒体的功能受到损伤，产生更多能引起蛋白质和脂质损伤的 ROS，同时 ROS 还会导致端粒的缩短以及 DNA 损伤应答的活化。Insulin/IGF-1 信号通路是从酵母到哺乳动物及人类对长寿和衰老影响最大的通路之一。抑制 Insulin/IGF-1 通路后，可通过控制能量代谢延长酵母、线虫、果蝇和小鼠等模式生物的寿命。这与能量限制（CR）可以通过激活 AMPK 通路、抑制 TOR 通路，以及促进自噬延长寿命一致。因此，能量代谢通过线粒体功能减弱及胰岛素 /IGF-1 信号通路等能量代谢通路影响细胞衰老（图 5-1）。

研究显示线虫在生殖高峰期之后，胞质磷酸烯醇式丙酮酸羧激酶（PEPCK-C）逐渐下降，而丙酮酸激酶（PK）则相反地增加，这是一种衰老的遗传模型，突出表现为细胞内磷酸烯醇式丙酮酸羧激酶（PEPCK-C）的进行性下降和丙酮酸激酶（PK）的相对增加。PK 是一种糖酵解酶，而 PEPCK-C 是一种与长寿相关的代谢酶。这一代谢事件的一个关键后果是能量代谢从氧化代谢分流到无氧糖酵解。在所有好氧物种中，在有氧和无氧的情况下都能产生 ATP。但是，一个葡萄糖分子可以通过氧化代谢产生 30 ~ 36 个 ATP，而厌氧糖酵解只能产生 2 个 ATP。因此，PEPCK-C 和 PK 随年龄的相互变化降低了能量生产的效率和总能量生产。

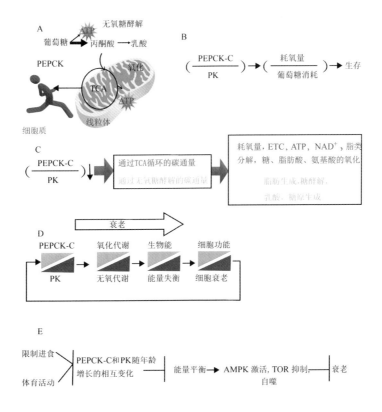

图5-1 能量代谢与衰老

线粒体生物能量学的下降可能会使衰老的有机体处于相对的能量缺乏状态，尽管 PK 驱动的糖酵解增加可能补偿了一些减少的能量产生。由于不匹配的能量需求和供应，能量供应不足会降低许多细胞和组织的功能和完整性，从而影响生物体的生存（图 5-1B）。PEPCK-C 和 PK 随年龄的双向变化是衰老的决定因素。这些机制包括破坏能量稳态，以及改变 AMPK、TOR 信号和自噬。

分子信号、药理试剂、适当的环境压力和卡路里限制（CR）可以延长寿命，也可以改善各种物种的健康。引人注目的是，这些动作中的大多数要么增加氧化代谢和能量产生，要么抑制糖酵解，或者两者兼而有之。除了 AMPK 和 TOR，胰岛素/胰岛素样生长因子信号（IIS）和 sirtuin 也是影响寿命的分子信号。降低的 IIS 和 sirtuin 增加或稳定 PEPCK-C，促进氧化代谢，抑制 PK 和（或）糖酵解。

二甲双胍是 AMPK 的间接激活剂，雷帕霉素是 TOR 信号的抑制剂。二甲双胍、雷帕霉素和糖酵解抑制剂，如 D-氨基葡萄糖和 2-脱氧-D 葡萄糖，可延长包括哺乳动物在内的许多物种的寿命。

参考文献

[1] 赵欢，周斌.细胞衰老研究现状 [J]. 中国细胞生物学学报，2017，39（6）：687–694.

[2]Burd Christin E，Sorrentino Jessica A，Clark Kelly S，et al.Monitoring Tumorigenesis and Senescence InVivo with a p16（INK4a）–Luciferase Model[J].Cell，2013，152（12）：340–351.

[3]Krishnamurthy J，Torrice C，Ramsey MR，et al.Ink4a/Arf expression is a biomarker of aging[J].The Journal of Clinical Investigation，2004，114（9）：1299–1307.

[4]Childs BG，Li H，Van Deursen JM.Senescent cells：a therapeutic target for cardiovascular disease[J].J Clin Invest，2018，128（4）：1217–1228.

[5]Van Deursen JM.The role of senescent cells in ageing[J].Nature，2014，509（7501）：439–46.

[6]Bratic I，Trifunovic A.Mitochondrial energy metabolism and ageing[J].Biochim Biophys Acta，2010，1797（6–7）：961–967.

[7]Barzilai N，Huffman DM，Muzumdar RH，et al.The critical role of metabolic pathways in aging[J].Diabetes，2012，61（6）：1315–1322.

[8]Voet D，Voet J.Biochemistry[M].New York：John Wiley & Sons，Inc，1995.

[9]Miquel J，Economos AC，Fleming J，et al.Mitochondrial role in cell a ging[J].Exp Gerontol，1980，15（6）：575–591.

[10]Sohal RS，Weindruch R.Oxidative stress，caloric restriction and aging[J].Science，1996，273：59–63.

[11]Hamilton ML，Van Remmen H，Drake JA，et al.Does oxidative damage to DNA increase with age？[J].Proc Natl Acad Sci U S A，2001，98（18）：10469–10474.

[12]Xanthoudakis S，Miao G，Wang F，et al.Redox activation of Fos–Jun DNA binding activity is mediated by a DNA repair enzyme[J].EMBO J，1992，11（9）：3323–3335.

[13]Morel Y，Barouki R.Repression of gene expression by oxidative stress[J].Bioch em J，1999，342（Pt 3）：481–496.

[14]Perez VI，Bokov A，Van Remmen H，et al.Is the oxidative stress theory of aging dead？[J].Biochim Biophys Acta，2009，179（10）：1005–1014.

[15]Shokolenko IN，Wilson GL，Alexeyev MF.Aging：A mitochondrial DNA perspective，critical analysis and an update[J].World J Exp Med，2014，4（4）：46-57.

[16]Hohn A，Konig J，Grune T.Protein oxidation in aging and the removal of oxidized proteins[J].J Proteomics，2013，92（Null）：132-159.

[17]Kaplon J，Zheng L，Meissl K，et al.A key role formitochondrial gatekeeper pyruvate dehydrogenase inoncogene-induced senescence[J].Nature，2013，498（7452）：109-112.

[18]Birch J，Barnes PJ，Passos JF.Mitochondria，telomeres and cell senescence：Implications for lung ageing and disease[J].Pharmacol Ther，2018，183：34-49.

[19]Gouspillou G，Bourdel-Marchasson I，Rouland R，et al.Mitochondrial energetics is impaired in vivo in aged skeletal muscle[J].Aging Cell，2014，13（1）：39-48.

[20]Passos GS，Tufik S，Santana MG，et al.Nonpharmacologic treatment of chronic insomnia[J].Braz J Psychiatry，2007，29（3）：279-282.

[21]Fontana L，Partridge L，Longo VD.Extendinghealthy life span—from yeast to humans[J].Science，2010，328（5976）：321-326.

[22]Tatar M，Kopelman A，Epstein D，et al.A mutantDrosophila insulin receptor homolog that extends life-spanand impairs neuroendocrine function[J].Scie nce，2001，292（5514）：107-110.

[23]Ding J，Sackmann-Sala L，Kopchick JJ.Mousemodels of growth hormon e action and aging：a proteomicperspective[J].Proteomics，2013，13（3-4）：674-685.

[24]Yuan Y，Hakimi P，Kao C，et al.Reciprocal changes in phosphoenolpyruvate carboxykinase and pyruvate kinase with age are a determinant of aging in C.elegans[J].J Biol Chem，2016，291（3）：1307-1319.

[25]Weimer S，Priebs J，Kuhlow D，et al.D-Glucosamine supplementation extends life span of nematodes and of ageing mice[J].Nat Commun，2014，5（1）：3563.

[26]Hakimi P，Yang J，Casadesus G，et al.Overexpression of the cytosolic form of phosphoenolpyruvate carboxykinase（GTP）in skeletal muscle repatterns energy metabolism in the mouse[J].J Biol Chem，2007，282（45）：32844-32855.

[27]Yuan Y，Kadiyala CS，Ching TT，et al.Enhanced energy metabolism contributes to the extended life span of calorie-restricted Caenorhabditis elegans[J].J Biol Chem，2012，287（37）：31414-31426.

[28]Schulz TJ，Zarse K，Voigt A，et al.Glucose restriction extends Caenorhabditis elegans life span by inducing mitochondrial respiration and increasing oxidative stress[J].

Cell Metab，2007，6（4）：280-293.

[29]Yu S，Driscoll M.EGF signaling comes of age：promotion of healthy aging in C.elegans[J].Exp Gerontol，2011，46（2-3）：129-134.

[30]Houtkooper RH，Pirinen E，Auwerx J.Sirtuins as regulators of metabolism and healthspan[J].Nat Rev Mol Cell Biol，2012，13（4）：225-238.

[31]Dong MQ，Venable JD，Au N，et al.Quantitative mass spectrometry identifies insulin signaling target s in C.elegans[J].Science，2007，317（5838）：660-663.

[32]Depuydt G，Xie F，Petyuk VA，et al.LCMS proteomics analysis of the insulin/IGF-1-deficient C aenorhabditis elegans daf-2（e1370）mutant reveals extensive restructuring of interme diary metabolism[J].J Proteome Res，2014，13（4）：1938-1956.

[33]Zarse K，Schmeisser S，Groth M，et al.Impaired insulin/IGF1 signaling extends life span by promoting mitochondrial L-proline catabolism to induce a transient ROS signal[J].Cell Metab，2012，15（4）：451-465.

[34]Bharill P，Ayyadevara S，Alla R，et al.Extreme Depletion of PIP3 Accompanies the Increased Life Span and Stress Tolerance of PI3K-null C.ele gans Mutants[J].Front Genet，2013，4（1）：34.

[35]McElwee JJ，Schuster E，Blanc E，et al.Diapause-associated metabolic traits reiterated in long-lived daf-2 mutants in the nematode Caenorhabditis elegans[J].Mech Ageing Dev，2006，127（5）：458-472.

[36]Mouchiroud L，Houtkooper RH，Moullan N，et al.The NAD（+）/Sirtuin Pathway Modulates Longevity through Activation of Mitochondrial UPR and FOXO Signaling[J].Cell，2013，154（2）：430-441.

[37]Jiang W，Wang S，Xiao M，et al.Acetylation regulates gluconeogenesis by promoting PEPCK1 degradation via recruiting the UBR5 ubiquitin ligase[J].Mol Cell，2011，43（1）：33-44.

[38]Sack MN，Finkel T.Mitochondrial metabolism，sirtuins，and aging[J].Cold Spring Harb Perspect Biol，2012，4（12）：a013102.

[39]Kok SH，Hou KL，Hong CY，et al.Sirtuin 6 Modulates Hypoxia-induced Apoptosis I n Osteoblasts via Inhibition of Glycolysis：Implication for Pathogenesis of Periapic al Lesions[J].J Endod，2015，41（10）：1631-1637.

[40]Liu TF，Vachharajani VT，Yoza BK，et al.NAD[+]-dependent sirtuin 1 and 6 proteins coordinate a switch from glucose to fatty acid oxidation during the a cute inflammatory response[J].J Biol Chem，2012，287（31）：2575825769.

[41]De Haes W，Frooninckx L，Van Assche R，et al.Metformin promotes lifespan through mitohormesis via the peroxiredoxin PRDX-2[J].Proc Natl Acad Sci U S A，2014，111（24）：E2501-2509.

[42]Martin-Montalvo A，Mercken EM，Mitchell SJ，et al.Metformin improves healthspan and lifespan in mice[J].Nat Commun，2013，4（1）：2192.

[43]Robida-Stubbs S，Glover-Cutter K，Lamming DW，et al.TOR signaling and rapamycin influence longevity by regulating SKN-1/Nrf and DAF-16/FoxO[J].Cell Metab，2012，15（5）：713-724.

[44]Harrison DE，Strong R，Sharp ZD，et al.Rapamycin fed late in life extends lifespan in genetically heterogeneous mice[J].Nature，2009，460（7253）：392-395.

第六章

干细胞的能量代谢特点及调节

干细胞是指具有自我更新及分化潜能的细胞，包括全能干细胞及多能干细胞等，可分化为多种体细胞，能修复人体受损或患病组织，自我更新和多向分化能力两个特性使其成为细胞治疗和再生医学的最佳选择，临床应用价值巨大。间充质干细胞（mesenchymal stem cells，MSCs）是一种典型的多能干细胞，具有自我更新、多向分化、高度增殖、免疫调控等能力，可以分化为成骨细胞、脂肪细胞、软骨细胞，还可以跨越胚层横向分化为各种组织细胞，如神经细胞和内皮细胞等，MSCs的来源多为骨髓、脐带和脂肪，易于分离和获取。因此，间充质干细胞是目前骨损伤、神经损伤、心力衰竭、肺病及糖尿病等临床试验中广泛使用的细胞类型。

能量代谢是包括干细胞在内的各种细胞实现生物学行为的基础，由于干细胞自我更新和分化的特征，代谢组学和转录组学的最新研究发现干细胞在不同的生物学周期中，其代谢途径会出现相应的变化，多个能量代谢途径参与了干细胞命运的调节。

科学界普遍认为多能性至少存在 2 个从根本上完全不同的状态：幼稚态（naive）和待激活态（primed），在一定的刺激下，进入分化增殖状态，经过反复增殖后，进入衰老状态。能量代谢能响应干细胞分化发生改变，同时，能量代谢在干细胞分化中起到了重要的调控作用。干细胞糖酵解和氧化磷酸化（OxPhos）通量的精细调节外，调节表观遗传变化的代谢物，包括组蛋白甲基化和乙酰化，也被证明是干细胞命运的关键调节因子。干细胞代谢是内在代谢需求和外在代谢约束的结合和平衡。

MSCs 的分化与能量代谢变化：OxPhos 是指线粒体在电子传递链（ETC）和 ATP 合成酶复合物中的一系列耗氧反应，利用 NADH 氧化产生的能量生成 ATP，NADH 氧化产生的能量通过线粒体 Krebs 循环和其他氧化还原反应导致营养物质的氧化。尽管有些细胞依赖于糖酵解驱动的底物水平磷酸化作为主要能量来源，但 OxPhos 是大多数哺乳动物细胞的主要和最有效的能量来源。

幼稚和待激活的 PSCs 在表观基因组状态、幼稚多能标记和谱系特异性标记的基因表达、维持自我更新的信号，以及能量代谢等方面表现出明显的差异。特别是，幼稚的 PSCs 使用更多的 OxPhos，而待激活的 PSCs 几乎完全依赖糖酵解。

糖酵解是胞质中的一系列氧化还原反应，通过底物水平磷酸化，将六碳葡萄糖分子，迅速分解为 2 个三碳丙酮酸分子，并产生 2 个 ATP 分子作为能量来源。在大多数细胞类型中，丙酮酸可以通过乳酸脱氢酶（LDH）分解为乳酸或通过丙酮酸脱氢酶（PDH）分解为乙酰 CoA。糖酵解的中间产物也可以在细胞快速生长期参与大分子合成。因此，糖酵解虽然是一种产能效率较低的途径，但由于这一反应的速度快，它可以在极短的时间内迅速合成能量中间产物和 ATP，从而在干细胞的能量代谢中发挥重要作用。

当从幼稚状态转变到启动的多能性状态时，小鼠 PSCs 固有地降低了它们的 OxPhos 速率，相反，由于葡萄糖转运蛋白的高表达而具有高糖酵解速率，这反过来又导致高葡萄糖摄取和高糖酵解速率。此外，研究表明，这些高水平的葡萄糖也用于磷酸戊糖途径，以便在 PSCs 中合成核苷酸。机体内各种多能干细胞大部分生存在低氧环境中，该低氧环境有利于干细胞未分化状态的维持。在这种特殊的微环境中，干细胞主要利用无氧糖酵解维持其增殖和分化能力。

在干细胞的多能状态中，除了上述糖酵解和 OxPhos 途径外，甘氨酸（Gly）-蛋氨酸（Met）代谢也参与了干细胞的能量代谢过程。甘氨酸通过代谢为叶酸中间体，并与蛋氨酸形成 S- 腺苷 - 蛋氨酸（SAM），参与所有的蛋白质甲基化反应和核苷酸合成，Thr-Gly-Met 代谢途径调节 PSCs 的自我更新，从而长期保持内在的多潜能表观基因组状态。

乙酰 CoA 除了是进入 Krebs 循环的底物外，还在蛋白质乙酰化过程中发挥作用。组蛋白 H3 乙酰化导致开放的常染色质状态，与 H3K4me3 一样，维持 PSCs 的多潜能表观遗传状态和自我更新。在穆萨耶夫等人最近进行的一项研究中，代谢和转录分析表明，PSC 通过糖酵解产生胞液乙酰 CoA，通过 ATP 柠檬酸裂解酶（ACLY）产生丙酮酸衍生的柠檬酸通量，这一代谢途径在 PSC 分化过程中被关闭。在人和小鼠的 PSCs 中，糖酵解衍生的乙酰 CoA 足以阻断组蛋白去乙酰化和干细胞分化。控制组蛋白去乙酰化的糖酵解开关可以维持干细胞的多能性，或者迅速将它们从多能性中释放出来开始分化。

与高增殖的 PSCs 不同，大多数成体干细胞在它们的缝隙中保持静止，除非被应激或损伤激活，因此导致了相当不同的内在代谢需求。静止的成体干细胞通常驻留在组织中缺氧的生态位环境的深处。这种静止状态通常与外源性低氧生态位和内在糖酵解代谢模式相关。在缺氧环境中使用厌氧糖酵解的一个关键好处是减少线粒体 OxPhos 和 ROS 的产生。成体 LT-HSCs 和许多成体干细胞一样，对 ROS 高度敏感。例如，在过量的 ROS 存在下，LT-HSCs 被诱导激活增殖，随后是分化或凋亡。目前的研究结果显示在至少三种类型的成体干细胞（即 LT-HSCs、MSCs 和 NSCs）中，通过在低氧生态位内使用糖酵解来抑制 ROS 可以防止进入常氧条件下更多的增殖和分化状态。

糖酵解代谢在干细胞分化启动后会逐渐减弱。研究发现，骨髓来源的人间充质干细胞（human MSCs，hMSCs）在未分化状态下，促进糖酵解基因表达的低氧诱导因子 1α（hypoxia-inducible factor-1α，HIF-1α）高表达，而在 hMSCs 成骨分化过程中，HIF-1α 基因表达下降；此外，胞外酸化率（extracellular acidification rate，ECAR）显著下降，表明糖酵解中的乳酸产率下降。同样地，在 hMSCs 的成脂分化过程中，ECAR 也出现下降。以上研究表明，在 MSCs 成骨分化和成脂分化过程中糖酵解均减弱，提示糖酵解的减弱是 MSCs 启动分化的必要条件。

线粒体在 MSCs 分化过程中变得活跃，同时 OXPHOS 得到增强。线粒体形态、线粒体的数量、线粒体相关的呼吸酶均发生相应改变，耗氧率（oxygen consumption rate，OCR）增加，ATP 产量显著增加，PPARγ 共激活剂 1α（peroxisome proliferator activated receptor γ coactivator 1α，PGC-1α）表达、丙酮酸脱氢酶（pyruvatedehydrogenase，PDH）、线粒体转录因子 A（mitochondria transcription factor A，TFAM）、解耦联蛋白（uncoupling proteins，UCP）1 和 2 等均增加，OXPHOS 复合物产生增加，但 ATP 含量下降。

线粒体氧化代谢增强的同时，MSCs 分化过程中抗氧能力也得到增强。在骨髓来源的 hMSCs 成骨分化过程中，超氧化物歧化酶 2（superoxide dismutase 2，SOD2）和过氧化氢酶等抗氧化酶的水平提高。成骨分化中 ROS 出现早期下降后期回升的现象。在 hMSCs 成脂分化中，SOD2 和过氧化氢酶持续增加，ROS 是 MSCs 成骨分化和成脂分化过程中能量代谢结果的主要差异，提示 ROS 可能成为决定 MSCs 分化命运的关键因素。

一般地，线粒体氧化代谢增强，ATP 含量会增加。在 hMSCs 成骨分化过程中，ATP 含量在第 0～第 4 天出现先降低后增加的波动，第 4～第 28 天 ATP 逐渐增加，增加幅度相较于未分化的 MSCs 具有显著性。有趣的是，MSCs 成脂分化过程中检测到的 ATP 含量呈现下降趋势。这可能是由于 MSCs 成脂分化为脂肪细胞，脂肪细胞会消耗大量 ATP 产生脂肪酸，因此 MSCs 成脂分化过程中只能检测到较低水平的 ATP，但这还需进一步的研究。

FAO（或 β 氧化）是一系列氧化还原反应，分解线粒体中的脂肪酸分子生成乙酰 CoA，进入三羧酸循环，以及 NADH 和 FADH2，在 ETC 中被氧化为 OxPhos

燃料。

细胞通过分裂增殖产生子细胞的过程必须依赖于细胞内各种物质（包括蛋白质、脂质和核酸）的新生和积累。这些大分子物质的合成主要是通过细胞代谢网络实现的，因而细胞代谢提供了细胞分裂增殖所需的物质基础。

参考文献

[1]Dulak J，Szade K，Szade A，et al.Adult stem cells：hopes and hypes of regenerative medicine[J].Acta Biochim Pol，2015，62（3）：329-337.

[2]Heo JS，Choi Y，Kim HS，et al.Comparison of molecular profiles of human mesenchymal stem cells derived from bone marrow，umbilical cord blood，placenta and adipose tissue[J].Int J Mol Med，2016，37（1）：115-125.

[3]Zhang Y，Bose T，Unger RE，et al.Macrophage type modulates osteogenic differentiation of adipose tissue MSCs[J].Cell Tissue Res，2017，369（2）：273-286.

[4]Kovach TK，Dighe AS，Lobo PI，et al.Interactions between MSCs and immune cells：implications for bone healing[J].J Immunol Res，2015，2015（1）：752510.

[5]Ma Y，Ma J，Zhao Y.Comparison of phenotypic markers and neural differentiation potential of human bone marrow stromal cells from the cranial bone and iliac crest[J].J Cell Physiol，2019，234（9）：15235-15242.

[6]Fujita Y，Kadota T，Araya J，et al.Clinical application of mesenchymal stem cell-derived extracellular vesicle-based therapeutics for inflammatory lung diseases[J].J Clin Med，2018，7（10）：355.

[7]Bi S，Nie Q，Wang WQ，et al.Human umbilical cord mesenchymal stem cells therapy for insulin resistance：a novel strategy in clinical implication[J].Curr Stem Cell Res Ther，2018，13（8）：658-64.

[8]Davidson K，Mason EA，Pera MF.The pluripotent state in mouse and human[J]. Development，2015，142（18）：3090-3099.

[9]ZhouW，Choi M，Margineantu D，et al.HIF1α induced switch from bivalent to exclusively glycolytic metabolism during ESC-to-EpiSC/hESC transition[J].EMBO J，2012，31（9）：2103-2116.

[10]Takashima Y，Guo G，Loos R，et al.Resetting transcription factor control circuitry toward ground-state pluripotency in human[J].Cell，2014，158（6）：1254-1269.

[11]Sperber H，Mathieu J，Wang Y，et al.The metabolome regulates the epigenetic landscape during naive-toprimed human embryonic stem cell transition[J].Nat Cell Biol，2015，17（12）：1523-1535.

[12]Leese HJ.Metabolic control during preimplantation mammalian development[J]. Hum Reprod Update，1995，1（1）：63-72.

[13]Filosa S，Fico A，Paglialunga F，et al.Failure to increase glucose consumption through the pentose-phosphate pathway results in the death of glucose-6-phosphate dehydrogenase gene-deleted mouse embryonic stem cells subjected to oxidative stress[J]. Biochem J，2003，370（Pt 3）：935-943.

[14]Varum S，Rodrigues AS，Moura MB，et al.Energy metabolism in human pluripotent stem cells and their differentiated counterparts[J].PLoS ONE，2011，6（6）：e20914.

[15]Manganelli G，Fico A，Masullo U，et al.Modulation of the pentose phosphate pathway induces endodermal differentiation in embryonic stem cells[J].PLoS One，2012，7（1）：e29321.

[16]Shyh-Chang N，Locasale JW，Lyssiotis CA，et al.Influence of threonine metabolism on Sadenosylmethionine and histone methylation[J].Science，2013，339（6116）：222-226.

[17]Azuara V，Perry P，Sauer S，et al.Chromatin signatures of pluripotent cell lines[J].Nat Cell Biol，2006，8（5）：532-538.

[18]Gaspar-Maia A，Alajem A，Meshorer E，et al.Open chromatin in pluripotency and reprogramming[J].Nat Rev Mol Cell Biol，2011，12（1）：36-47.

[19]Moussaieff A，Rouleau M，Kitsberg D，et al.Glycolysis-mediated changes in acetyl-CoA and histone acetylation control the early differentiation of embryonic stem cells[J].Cell Metab，2015，21（3）：392-402.

[20]Rossi DJ，Jamieson CH，Weissman IL.Stems cells and the pathways to aging and cancer[J].Cell，2008，132（4）：681-696.

[21]Suda T，Takubo K，Semenza GL.Metabolic regulation of hematopoietic stem cells in the hypoxic niche[J].Cell Stem Cell，2011，9（4）：298-310.

[22]Tothova Z，Kollipara R，Huntly BJ，et al.FoxOs are critical mediators of hematopoietic stem cell resistance to physiologic oxidative stress.Cell，2007，128（2）：325-339.

[23]Shum LC，White NS，Mills BN，et al.Energy metabolism in mesenchymal stem

cells during osteogenic differentiation[J].Stem Cells Dev，2015，25（2）：114.

[24]PalomSki S，Pietila M，Laitinen S，et al.HIF-la is upregulated in human mesenchymal stem cells[J].Stem Cells，2013，31（9）：1902-1909.

[25]Chen CT，Shih YR，Kuo TK，et al.Coordinated changes of mitochondrial biogenesis and antioxidant enzymes during osteogenic differentiation of human mesenchymal stem cells[J].Stem Cells，2008，26（4）：960-968.

[26]Zhang Y，Marsboom G，Toth PT，et al.Mitochondrial respiration regulates adipogenic differentiation of human mesenchymal stem cells[J].PLoS One，2013，8（10）：e77077.

[27]Huang T，Liu R，Guan M，et al.Aging reduces an ERRadirected mitochondrial glutaminase expression suppressing glutamine anaplerosis and osteogenic differentiation of mesenchymal stem cells[J].Stem Cells，2017，35（2）：411-424.

[28]Hofmann AD，Beyer M，Krause-Buchholz U，et al.OXPHOS supercomplexes as a hallmark of the mitochondrial phenotype of adipogenic differentiated human MSCs[J].PLoS One，2012，7（4）：e35160.